Michael Klöpper

Emotionsbasierte psychodynamische Psychotherapie.

Emotional begreifen, psychodynamisch verstehen und intersubjektiv arbeiten

Mit einem Vorwort von Wolfgang Mertens

Klett-Cotta

Klett-Cotta

J. G. Cotta'sche Buchhandlung Nachfolger GmbH
Rotebühlstraße 77, 70178 Stuttgart
Fragen zur Produktsicherheit: produktsicherheit@klett-cotta.de

Cover: Bettina Herrmann, Stuttgart
unter Verwendung einer Abbildung von agsandrew / iStock by Getty Images
Gesetzt von Dörlemann Satz, Lemförde
Gedruckt und gebunden von Friedrich Pustet GmbH & Co. KG, Regensburg
Lektorat: Corinna Sigmund, München
ISBN 978-3-608-98933-5
E-Book ISBN 978-3-608-12594-8
PDF-E-Book ISBN 978-3-608-20753-8

Bibliografische Information der Deutschen Nationalbibliothek
Die Deutsche Nationalbibliothek verzeichnet diese Publikation in der
Deutschen Nationalbibliografie; detaillierte bibliografische Daten
sind im Internet über http://dnb.d-nb.de abrufbar.

Dieses Buch ist vier Personen gewidmet, denen ich für mein Leben entscheidende Erfahrungen verdanke:

Beate Adler-Bull (Psychoanalytikerin)
hat mir ermöglicht, die Gewissheit zu finden, dass ich von meiner Energie und Kraft Gebrauch machen darf.

Renate Billig (Studienrätin) und Gisela Worm (Psychoanalytikerin)
haben mir den Raum gegeben, gemeinsam mit Lust und Freude über Rätselhaftes nachzudenken und dessen komplexe Zusammenhänge zu entdecken.

Frank M. Lachmann (Psychoanalytiker, Säuglingsforscher)
hat mich auf wunderbare Weise mitgenommen in die innere Welt der Säuglinge und Kleinkinder und mir gezeigt, was diese mit dem Verständnis von Erwachsenen zu tun hat.

Ihnen allen bin ich zutiefst dankbar.

Inhalt

Vorwort von Wolfgang Mertens ... 11

Vorwort ... 15

1 Das Buch und seine Themen ... 21
1.1 Psychodynamische Psychotherapie und Psychoanalyse ... 22
1.2 Ziel und Inhalt des Buches ... 24
1.3 Gefühl – Emotion – Affekt ... 26
1.4 Emotionen im Theoriepluralismus der Psychoanalyse ... 30
1.5 Emotionale Kompetenz: Fühlen – Reflektieren – Verstehen ... 34
1.6 Die Praxis ... 39

TEIL 1 Theoretische Grundlagen ... 43

2 Erste Entwicklungsschritte des Kindes ... 45
2.1 Implizites Lernen ... 45
2.2 Der Start ins Leben ... 48
2.3 Erste Schritte der Entwicklung emotionaler Kompetenz ... 51
2.4 Implizit-prozedurales Beziehungswissen ... 55
2.5 Der rote Faden der Entwicklung im ersten Lebensjahr ... 59
2.6 Der Erwerb der Sprache und die Entwicklung von Bewusstheit ... 63
2.7 Die Fähigkeit zur Mentalisierung ... 67
2.8 Funktion der Emotionen und psychische Funktionen ... 72
2.9 Repräsentanzen ... 77
2.10 Der rote Faden: Die Entwicklung der basalen Strukturen des Selbst ... 84

3 Das Selbstsystem – Ein emotionales Funktionssystem ... 88
3.1 Das Selbstsystem – Struktur im kontinuierlichen Prozess ... 89
3.2 Die duale Struktur des Selbstsystems ... 91
3.2.1 Das erlebende Selbst ... 92
3.2.2 Der mentale Akteur ... 93
3.2.3 Erlebendes Selbst und mentaler Akteur ... 94

3.3 Der Weg zum präreflexiven Unbewussten ... 94
3.4 Das präreflexive Selbst ... 98
3.5 Das Konzept des Selbstsystems im Überblick ... 103
3.6 Das Selbstsystem in der Praxis ... 105

4 Die Dynamik des Emotionalen ... 109
4.1 Die Regulation des Körperempfindens ... 110
4.2 Die Regulation des Emotionalen ... 111
4.2.1 Zufriedenheit ... 112
4.2.2 Regulation durch Selbstgefühle ... 113
4.2.3 Regulation der Erregung ... 114
4.2.4 Selbstgefühle und Nacharbeit im Dienst der Regulation ... 115
4.2.5 Antagonismus, Spannungstoleranz und Hierarchisierung ... 116
4.2.6 Triangulation der Beziehungserfahrung und Regulation des Emotionalen ... 118
4.3 Störungen der Entwicklung der Regulation des Emotionalen ... 119
4.3.1 Die reife Struktur des Selbst ... 120
4.3.2 Die defizitäre Struktur des Selbst ... 120
4.3.3 Ambitendent-konflikthaft strukturiertes Selbst ... 121
4.3.4 Ängstlich-depressiv vermeidendes Selbst ... 121
4.3.5 Borderline-Organisation ... 122
4.3.6 Transgenerationale Weitergabe eines fremden Selbstanteils ... 123
4.3.7 Das traumatisierte Selbst ... 124
4.4 Das Unbewusste ... 125

5 Die Kompetenz psychodynamischer Psychotherapeut:innen ... 129
5.1 Alles Psychische ist emotional bedingt ... 130
5.2 Die Theorien der psychodynamischen Psychotherapie ... 133
5.3 Herausforderungen der Behandlung ... 134
5.4 Die Kunst der psychodynamischen Arbeit ... 136
5.5 Die emotionale Kompetenz ... 138
5.6 Die psychotherapeutische Beziehungskompetenz ... 141
Teil 1 Zusammenfassung ... 143

TEIL 2 Die Praxis der emotionsbasierten psychodynamischen Psychotherapie ... 147

6 Was wollen wir erreichen? ... 149
6.1 Psychische Gesundheit – Die Referenz für psychogene Krankheiten ... 151
6.2 Psychogene Krankheit, Psychodynamik und das Unbewusste ... 155
6.3 Psychodynamische Psychotherapie – Was ist das? ... 161

7 Der Anfang – Eine spezielle Herausforderung ... 163
7.1 Die erste Begegnung ... 163
7.2 Die emotionale Dynamik unbewusster Inszenierungen ... 166
7.3 Verwicklung – Wenn die Reflexion versagt ... 168

8 Psychodynamik – Die mentale Vorbereitung auf den therapeutischen Prozess ... 173
8.1 Psychodynamik formulieren ... 174
8.2 Der unbewusste Konflikt ... 176
8.3 Prozedurale Erfahrung: Die Vergangenheit in der Gegenwart ... 181
8.4 Die grundlegenden Ursachen psychischer Störungen ... 185
8.4.1 Stete Mikro-Traumatisierungen und Defizite ... 185
8.4.2 Differenzierung, Entdifferenzierung und Spaltung der Basisemotionen ... 187
8.4.3 Kolonisation: Die transgenerationale Weitergabe ... 192
8.4.4 Trauma: Missbrauch und Misshandlung in Beziehung ... 196

9 Die emotionsbasierte Arbeit ... 201
9.1 Der Beginn ... 201
9.2 Empathie – Ein Moment- und ein Prozessgeschehen ... 204
9.3 Die grundlegenden Interventionen ... 207
9.3.1 Achtsamkeit ... 208
9.3.2 Spiegeln, Differenzieren, Symbolisieren, Reflektieren ... 209
9.3.3 Transformation: Der Affekt wird ich-synthon ... 219
9.4 Die Metapsychologie der emotionsbasierten Arbeit ... 223

10 Die psychodynamische Arbeit ... 227
10.1 Die Phänomenologie des Unbewussten ... 228
10.1.1 Übertragung ... 230
10.1.2 Erwartung ... 231
10.1.3 Inszenierung ... 232
10.1.4 Verwicklung ... 232
10.1.5 Flashback ... 234
10.1.6 Abwehr ... 235
10.1.7 Anpassung ... 236
10.2 Die Arbeit mit der Gegenübertragung ... 237
10.3 Kontextualisieren: Die Arbeit mit der Übertragung, der Abwehr und dem Affekt ... 241
10.4 Die Prozessarbeit ... 245

11 Zusammenfassung und Schlussbemerkungen ... 254
11.1 Die Grundlagen der Theorie und Praxis ... 254
11.2 Emotionale Kompetenz: Die Basisfähigkeiten zur Beziehung mit sich selbst und anderen ... 258
11.3 Anwendungsformen ... 260
11.4 Schlussbemerkungen ... 261

Danksagung ... 264

Literatur ... 267

Vorwort von Wolfgang Mertens

Gesichtspunkte und Perspektiven, »die nicht Gegenstand unmittelbarer Beobachtung werden können [...], gehören zu einem spekulativen Überbau der Psychoanalyse, von dem jedes Stück ohne Schaden und Bedauern, geopfert oder ausgetauscht werden kann, sobald eine Unzulänglichkeit erwiesen ist. Es bleibt genug zu berichten übrig, was der Beobachtung näher steht«, schrieb Freud (1925, S. 58) im Rückblick auf seine metapsychologischen, also über die klinisch phänomenologischen Beobachtungen hinausführenden Überlegungen. Aber ohne diese weiterführenden Konstrukte, »ohne metapsychologisches Spekulieren und Theoretisieren – fast hätte ich gesagt: Phantasieren – kommt man hier keinen Schritt weiter« (1937, S. 69).

Die Metapsychologie ist noch zu Freuds Lebzeiten und zunehmend nach seinem Tod immer wieder revidiert, ergänzt oder gar völlig ausgetauscht worden. Es entsprach also durchaus der Empfehlung Freuds, die grundlegenden Konzepte immer wieder in Einklang mit neueren wissenschaftlichen d. h. auch interdisziplinären Befunden zu bringen. Dass er hierbei wohl in erster Linie an neurobiologische Erkenntnisse dachte, geriet allerdings bei einigen seiner Nachfolger in Vergessenheit.

Die vorläufig letzte grundlegende Revision der Metapsychologie erfolgte durch den Neuropsychoanalytiker Mark Solms, der, auf den Befunden des affektiven Neurowissenschaftlers Jaak Panksepp mit der Erforschung von sieben Grundemotionen oder emotionalen Trieben aufbauend, eine neue Triebtheorie entwickelt und das sogenannte Es als bewusst, im Sinne eines primären, präreflexiven Bewusstseins auffasst. Keineswegs sind die emotionalen Triebe deshalb unbewusst. Was aber bedeutet das alles für die klinische Praxis?

Es ist das Verdienst des vorliegenden Buches, dass Michael Klöpper an diese neue Metapsychologie anknüpft und die noch relativ abstrakt bleibenden neuropsychoanalytischen Überlegungen von Solms mit der Ebene der klinischen Tätigkeit verknüpft. Sehr sorgfältig und mit einem differenzierten Theoriewissen macht er die Handlungs- und Verstehensperspektive auf diese Weise für psychodynamisch denkende und handelnde Psychotherapeuten nachvollziehbar.

Für die erforderlichen Zwischenschritte zwischen metapsychologischer und klinischer/behandlungspraktischer Ebene dienen ihm die Erkenntnisse der Gedächtnis-, Kleinkind- und Bindungsforschung, insbesondere die Unterscheidung eines nicht-deklarativen von einem deklarativen Gedächtnis, das Affektattunement und die Markierung von Affekten im Mutter-Kind-Dialog sowie eine neue und originelle Betrachtung des Selbstsystems beziehungsweise des Selbst als Agenten der Vermittlung zwischen gehirnlichen und emotional erlebbaren Prozessen. Es ist – als empfindungsfähige Subjektivität gedacht – die Scharnierstelle zwischen der biologischen und der psychischen Seite des ganzheitlichen Leib-Seele-Wesens Mensch. Die neuropsychoanalytische Beschäftigung mit den emotionalen Trieben darf das erlebende Selbst selbstverständlich nicht ausschließen, welchem das Hauptaugenmerk des Klinikers gilt. Denn Patienten weisen unterschiedliche Schwierigkeiten und Einschränkungen im Umgang mit den Grundemotionen auf.

Wie werden aus den zwar primär bewusstseinsfähigen, aber damit noch keineswegs sprachlich und reflexiv verfügbaren Emotionen gedanklich bewusstseinszugängliche Phänomene, mit denen sich auf sprachlicher Ebene gekonnt umgehen lässt? Denn ohne diese eminent wichtigen Leistungen müssen die drängenden primären Emotionen zum Beispiel in sinnlosen und selbstschädigenden Verhaltensweisen ausagiert oder die mangelnde Verfügbarkeit mit Süchten aller Art kompensiert werden. Die implizit enkodierten Erfahrungsnachwirkungen aus dem nicht-deklarativen Gedächtnis, die zumeist aufgrund mangelnder Spiegelung und Mentalisierung seitens der Eltern oftmals keine Gelegenheit hatten, sich mit sprachlich zugänglichen Erinnerungen aus dem deklarativen Gedächtnis zu verbinden, können sich bei vielen der heutigen Patienten nur in Affektdurchbrüchen, sinnlosen Handlungen und im besten Fall als heftige Übertragungen äußern.

Die außerordentliche Leistung eines Therapeuten, wie Klöpper vor allem im zweiten Teil seines Buches detailliert ausführt, besteht nun darin, dass die mehr oder weniger im reflexiven, also im höheren Bewusstsein unrepräsentierten Emotionen des Patienten eine Repräsentanz im Therapeuten selbst finden müssen. Dieser Prozess läuft nun aber keineswegs als ein sprachlich elaborierter Vorgang bei ihm ab, sondern es sind anfänglich zumeist nur körperliche Empfindungen, Grübeleien, flüchtige Wahrnehmungen, Bilder, Erinnerungen an erlebte Situationen, kurzum kognitive und emotionale Prozesse, die zunächst erst einmal als verwirrend und rätselhaft erscheinen können. Was sollen all diese Zustände und Empfindungen mit dem Patienten zu tun haben? Aber aus dem Nebel dieser vagen Eindrücke und Ungewissheiten kann dann doch nach und nach ein deutlicheres Bild, wie etwa die Figur eines schrecklich verängstigten und eingeschüchterten Kindes oder gar eine deutliche Szene, auftauchen.

Viele Psychoanalytiker haben mittlerweile die Freud'sche Triebtheorie zurecht als veraltet eingeschätzt, aber zu Unrecht diese mit den Grundgedanken der Psychoanalyse insgesamt gleichgesetzt und als Folge davon zum Beispiel die psychodynamischen Konzeptualisierungen von Emotion/Trieb, Abwehr und Konflikt für unbedeutend oder gar vernachlässigenswert erklärt. Das tut Klöpper nicht, gleichwohl zieht er es vor, seinen therapeutischen Ansatz als psychodynamisch und nicht mehr als psychoanalytisch zu bezeichnen. Vielleicht weil ihm die Vorstellung wichtig ist, dass sein Buch von der therapeutischen Zunft wirklich als etwas Neues wahrgenommen wird und nicht mit der angeblich überholten Psychoanalyse gleichgesetzt werden soll?

Wie dem auch sei, seine theoretischen wie praktischen Ausführungen sind im besten Sinne psychoanalytisch und knüpfen an viele Traditionen an. Fonagys Mentalisierungstheorie etwa, die für Klöpper einen wichtigen Stellenwert einnimmt, ruht stark auf den Gedanken des Post-Kleinianers Wilfred Bion. Seine Überlegungen haben wiederum spätere Psychoanalytiker wie Thomas Ogden und Antonino Ferro inspiriert, den Geisteszustand der Träumerei ernst zu nehmen, um mit den dabei ablaufenden Prozessen dem symbolischen Denknetzwerk eines repräsentierungsschwachen Patienten zu wichtigen Transformationen zu verhelfen. Andere Konzepte, die Klöpper verwendet, stammen vor allem aus der psychoanalytischen Kleinkindforschung und der Post-Selbstpsychologie, wie etwa den wertvollen Untersuchungen und Analysen von Beatrice Beebe und Frank Lachmann.

Höhepunkt des vorliegenden Buches ist ein über zehn Seiten langes Fallbeispiel, in dem Klöpper in über 30 Interventionen sehr differenziert ausführt, wie er psychodynamisch arbeitet. Allein diese schrittweise Verdeutlichung der verschiedenen Überlegungen in Form von stillen Gefühlsverarbeitungen, Überlegungen, Deutungsentwürfen und schließlich auch explizit mitgeteilten Überlegungen, wie er intersubjektive »now moments« herstellen, den Widerstand der Patientin ansprechen und verschiedene Übertragungsformen in einem Dreieck der Einsichtsgewinnung deuten kann, ist es wert, dieses Buch zu lesen, beziehungsweise die subtilen Überlegungen, die Klöpper in exzellent didaktischer Form Schritt für Schritt entfaltet, nachzuvollziehen.

Inhaltlich ist nicht unbedingt alles neu, was Klöpper in seinen Kapiteln vorträgt, aber, wie er die verschiedenen Konzepte schrittweise und mit großer Einfühlung in einen Leser mit Anschaulichkeit füllt, stellt sicherlich ein Novum in der psychoanalytischen und psychodynamischen Literatur dar. Bescheiden führt Klöpper selbst aus, dass er eigentlich nichts Neues beschreiben und auf vielen Schultern stehen würde, deren Gedanken bereits veröffentlicht worden sind, aber er fügt hinzu, dass er die oftmals doch noch recht abstrakt bleibenden Gedanken anderer Autoren für die tägliche Praxis aufbereitet habe, um seinen Lesern die Durchführung einer emotionsbasierten psychodynamischen Psychotherapie im intersubjektiven Beziehungsverständnis ermöglichen zu können. Und diese Absicht ist ihm sicherlich hervorragend gelungen.

Ohne Übertreibung kann man deshalb die vorliegende Schrift von Michael Klöpper als sein Opus Magnum betrachten.

Wolfgang Mertens, München, Februar 2026

Literatur

Freud, S. (1925). Selbstdarstellung. GW 14, 31–96.
Freud, S. (1937). Die endliche und unendliche Analyse. GW, 16, 59–99.

Vorwort[1]

Liebe Leser:innen,

bitte nehmen Sie sich den kurzen Moment für die Lektüre dieses Vorworts. Sie werden danach besser verstehen, wie ich dazu gekommen bin, dieses Buch *so* zu schreiben, wie Sie es jetzt lesen können. Es hat eine sehr lange Vorgeschichte.

Diese Geschichte beginnt mit einer Entscheidung meiner Lehranalytikerin, von der ich jahrelang keine Ahnung hatte. Erst weit nach dem Ende meiner Analyse hat sie mir davon berichtet. Es ging darum, dass sie sich während unserer analytischen Arbeit entscheiden musste, ob sie den damals von mir eingeschlagenen Lebensweg als agierenden Widerstand oder als den Beginn einer autonom-progressiven Entwicklung verstehen sollte. Ich war damals in den Anfängen meiner Berufstätigkeit und in der analytischen Ausbildung, als in meinem Ausbildungsinstitut eine berufspolitische Entscheidung getroffen wurde, die von den Teilnehmer:innen meines Jahrgangs entschieden abgelehnt wurde. Damals wurde ich zum Sprachführer des Widerspruchs gegenüber der Institutsleitung; daraus ging später die Gründung eines (heute analytischen) Ausbildungsinstitutes hervor. In genau dieser Situation hatte meine Analytikerin im Stillen für sich die Entscheidung getroffen, mich nicht im Widerstand, sondern in berechtigter Opposition zur Leitung desselben Hauses zu sehen, dessen Lehrkörper sie angehörte.

Heute bin ich ihr nicht nur dankbar für diese Entscheidung und die damit bezogene Haltung der Abstinenz. Vielmehr bin ich nach wie vor beeindruckt, dass sie damals erkannt hat, dass ich ihre analytische Begleitung benötigte bei der Bewältigung meiner mir zu diesem Zeitpunkt noch unbewussten Konflikte und den damit verbundenen Ängsten auf dem Weg der Entwicklung einer inhaltlich eigenen, erwachsenen Position. Sie hatte offenbar erkannt, dass ich empört sein konnte und auch mit Fug und Recht empört war. Aber auch, dass ich noch gar nicht wusste,

1 Bei Personenbezeichnungen im Plural wird eine gendergerechte Schreibweise mit Doppelpunkt verwendet; im Singular kommt aus Gründen der leichteren Lesbarkeit das generische Maskulinum zur Anwendung. Gemeint sind jeweils Personen aller Geschlechter.

wie es emotional zu bewältigen war, mich in der Welt der Erwachsenen angemessen behaupten und durchzusetzen zu können. Den Weg dieser Entwicklung hat sie begleitet: aufmerksam, kritisch, förderlich und in bleibender Abstinenz. Sie hat den Mangel in meiner damaligen emotionalen Kompetenz erkannt, so möchte ich es heute aus der Perspektive dieses Buches nennen, und deren Entwicklung konsequent begleitet. Dabei hat sie vermutlich einen Fokus auf die Entwicklung meiner assertiven, selbstbehauptenden Kompetenz gelegt und zugleich die heftigen unbewussten Konflikte, die mich damals blockierten, mit mir bearbeitet. Sie hat in ihrer analytischen Arbeit mit mir genau das getan, was ich erst in meiner jetzigen Lebensphase in diesem Buch beschreiben kann: Sie hat synchron eine emotionsbasierte und eine psychodynamische Arbeit mit mir geleistet und mir damit die Möglichkeit eröffnet, das in mir schlummernde Potenzial zu entfalten. Ich kann kaum ausdrücken, wie dankbar ich ihr für diese analytische Erfahrung bin.

Im Rückblick lässt sich heute erkennen, dass es die Arbeitsweise, die ich in diesem Buch beschreibe, im Grunde schon lange als intuitiv geübte Praxis gibt. Jedoch wurde sie bisher noch nicht als kohärentes Behandlungskonzept psychodynamischer Methoden beschrieben.

Das Ende meiner Ausbildung in den 80er-Jahren des letzten Jahrhunderts fiel in eine Phase der Entwicklung der Psychoanalyse, die geprägt war vom enorm wachsenden Pluralismus ihrer Theorien, der damals auf der Grundlage zunehmender Forschungsaktivität entstand. Das hat sich gewiss auf den Stil meiner Analytikerin ausgewirkt, ebenso wie auf die Arbeitsweise meiner Supervisor:innen. In deren Denken und Behandlungspraxis waren Trieb und Triebschicksale eher ein Hintergrundthema, während die Themen der Entwicklung nach der »psychischen Geburt«, die Margret Mahler beschrieb, im Vordergrund der Reflexion standen. Die Auseinandersetzung mit Mahlers Buch *Symbiose und Individuation* ([1975] 1978) war derzeit das ›Modernste‹, womit man sich in Psychoanalyse und Psychotherapie befassen konnte. Mahlers Entwicklungstheorie war gleichsam die ›Schiene‹, auf die ich geriet und die ich letztlich bis heute nicht verlassen habe. Ich hatte stets die Frage im Kopf: Wie geht es weiter nach der physischen Geburt des Menschen?

In den 90er-Jahren war es die psychoanalytische Selbstpsychologie, welche wertvolle Antworten auf meine Frage lieferten. Den Kristallisationspunkt dafür bildeten jährliche Arbeitstagungen, die von Wolfgang Milch, Hans-Peter Hartmann und Siegbert Kratzsch in Dreieich organisiert wurden. Hierher luden sie die Spitzenverteter:innen der amerikanischen Selbstpsycholog:innen ein: Joseph Lichtenberg, Anna und Paul Ornstein, Frank M. Lachmann, Michael Basch u. a. Mit Lichtenberg und Lachmann begann mein erster persönlicher Kontakt mit amerikanischen Säuglingsforscher:innen und ich begann zu begreifen, welch langer Reifungsprozess im Begriff »psychische Geburt« verborgen ist. Die Psychoanalyse, die ich bis dahin an meinem Ausbildungsinstitut kennengelernt hatte, hatte davon nichts zu berichten gewusst. Und so tat sich mir mit diesem Forschungsbereich eine ganz neue Welt auf, die ich in der Folge in Nordamerika vertiefen konnte. Bei mehreren Besuchen und Teilnahmen an Kongressen, Seminaren und persönlichen Gesprächen lernte ich nicht nur die Forschungsarbeit von Beatrice Beebe kennen, sondern vor allem auch die jahrzehntelange Kooperation zwischen Beebe und Lachmann, beide Säuglingsforscher:innen und Psychoanalytiker:innen. Dabei wurde mir immer deutlicher, welch große Bedeutung die Mutter-Kind-Beziehung für die Reifung der Psyche des Kindes hat. Ich bin besonders Frank Lachmann dankbar für die zahlreichen Gespräche, in denen er mich mitgenommen hat in ein tieferes Verständnis der Zusammenhänge zwischen der frühkindlichen Erfahrungswelt und deren Auswirkungen auf die erwachsene Psyche.

1998 hat die Boston Process of Change Study Group die Ergebnisse ihrer langjährigen Arbeit zur Säuglingsforschung und Psychoanalyse vorgestellt. Unmittelbar danach wurden sie zum Thema der regelmäßigen Jahrestagungen der deutschen Selbstpsycholog:innen in Dreieich. Das verhalf mir zu einem weiteren Verständnis, nämlich dem Begreifen dessen, was implizit prozedurales Beziehungswissen für das Verständnis des Unbewussten bedeutet. In der Folge von zahlreichen Veröffentlichungen zu diesen Inhalten nahm am Anfang des 21. Jahrhunderts die Auseinandersetzung mit der psychischen Entwicklung in den ersten Lebensjahren Fahrt auf. In der Zeitschrift *Psyche* war es unter der Herausgeberschaft von Werner Bohleber immer häufiger möglich, die Entwicklung der erkennbaren Gemeinsamkeiten von Psychoanalyse und den Ergebnissen der Säuglingsforschung zu studieren; das Gleiche geschah im *Forum der Psychoanalyse*.

Zwei weitere Entwicklungen in der Psychoanalyse traten um die Jahrtausendwende aus dem Theorienpluralismus hervor, die Bindungstheorie und die Theorie der Mentalisierung. Beide begannen in einem Prozess zunehmender Differenzierung die psychischen Fähigkeiten des Menschen, die Fähigkeit zur Bindung und die der Mentalisierung herauszuarbeiten und zu beschreiben. Peter Fonagy und seine Mitarbeiter:innen haben in ihren Veröffentlichungen die Mentalisierung im Zusammenhang mit der *Entwicklung des Selbst* (2004) erarbeitet und damit einen enorm wichtigen Schritt auf dem Weg des metatheoretischen Verständnisses der menschlichen Psyche zum Wissenskorpus der Psychoanalyse beigesteuert. Daraus lassen sich Modifikationen der Behandlungstechnik ableiten, die in dieses Buch eingeflossen sind.

Neben dem schrittweisen Wandel im metatheoretischen Verständnis der Psyche erfolgte beinahe unbemerkt ein Wandel im Verständnis der analytischen/therapeutischen Beziehung. Er brach sich 2006 Bahn in der Veröffentlichung *Die vernetzte Seele. Die intersubjektive Wende in der Psychoanalyse*, herausgegeben von Martin Altmeyer und Horst Thomä. Das Buch stellte gleichermaßen eine Provokation sowie die Beschreibung von etwas im Grunde Bekannten dar. Einerseits war der Analytiker nicht mehr wie bisher der ›Meister‹, der das Unbewusste zu deuten vermag, und andererseits war er genau das, was 20 Jahre zuvor meine Supervisorin schon einmal über sich gesagt hatte, ein Ko-Profiteur vom analytischen Prozess: Nicht einer sagt's dem anderen aus meisterhafter Position, sondern *beide* profitieren in einem ko-kreierten Prozess. Und das geschieht genauso, wie auch Mutter und Kind in stets einander umkreisenden Bewegungen voneinander profitieren.

Mit diesem Erkennen der *Intersubjektivität als Kernmerkmal jeder lebendigen Zweier-Beziehung* geriet auch das Verständnis des Unbewussten unverkennbar in einen Wandel. Was Joseph und Anna-Maria Sandler bereits 1985 formuliert hatten, wurde nun offensichtlich. Es gibt ein Gegenwarts-Unbewusstes und das ist in der therapeutischen Dyade transformativ wirksam, vielleicht so wie Daniel Stern es 2005 als now moment beschrieb, der sich zum moment of meeting steigern kann; oder so wie Beebe und Lachmann es 1994 als ongoing regulation in einem Prozess mit high affective moments bezeichnet hatten. Die *Psyche* widmete dem Unbewussten 2013 ein Doppelheft. Darin hob Mark Solms die Psychoanalyse (partiell) aus den Angeln, als er konstatierte, dass das Es *bewusst* sei. Diese Feststellung hat er 2023 mit *The Hidden Spring: Warum wir fühlen, was wir sind* auf breiter neurowissenschaftlicher Basis untermauert. Darin wird zum wiederholten Male in der Geschichte der Psychoanalyse und der ihr Verständnis ergänzenden Neurowissenschaften deutlich, dass *Basisemotionen* diejenigen motivational wirksamen Kräfte sind, die dem Menschen Lebendigkeit und Vitalität vermitteln.

Ich habe diese Geschichte der Entwicklung der Psychoanalyse in meinem Berufsleben miterlebt und mich dabei immer wieder befragt, ob und wenn ja, wie sich die Ergebnisse dieser hier nur subjektiv und schlaglichtartig skizzierten Veränderungen in Theorie und Praxis der Psychoanalyse in meine praktische Arbeit integrieren lassen. Mein kritisch suchender Blick auf mich und meine Arbeit hat viele Jahre in Anspruch genommen, ehe ich den Eindruck gewann, mental ordnen und strukturieren zu können, welche Anforderungen diese vielfältigen Entwicklungsschritte der Psychoanalyse an die tägliche Behandlungspraxis und an das Verständnis ihrer theoretischen Grundlagen stellen.

Herausgekommen ist dieses Buch. Ich beschreibe darin eigentlich nichts Neues. Fast alles, was ich hier beschreibe, ist schon einmal veröffentlicht worden. Ich habe es lediglich so zusammengefügt, wie ich es für die tägliche Praxis als sinnvoll, emotional stimmig und konzeptionell kohärent ansehe, um eine Emotionsbasierte psychodynamische Psychotherapie im intersubjektiven Beziehungsverständnis durchführen zu können.

Michael Klöpper, März 2026

KAPITEL 1

Das Buch und seine Themen

Dieses Buch führt Sie in die basalen Grundlagen der Theorie und Praxis der psychodynamischen Psychotherapie auf der Grundlage der primären Affekte oder Basisemotionen ein. Es vermittelt ein zunehmend differenziertes Verständnis der Basisemotionen, der Entwicklung emotionaler Kompetenz und des Entstehens grundlegender emotionaler Erfahrungsmuster sowie deren Schicksal im Lebensverlauf. Es zeigt die Präsenz der Emotionen im reichhaltigen, weitgehend unbewussten Repräsentanzenwissen und es lässt auf dieser Grundlage verständlich werden, welche Energie und Dynamik Emotionen auf dem Weg zu deren bewusstem Erleben entfalten. Dabei wird deutlich, wie sinnvoll die Ausstattung des Menschen mit Basisemotionen und -affekten ist und wie grundlegend notwendig sie für die alltägliche Lebensbewältigung sind. Es wird vor allem aber deutlich, dass das Scheitern der Entwicklung emotionaler Kompetenz während der Kindheit gravierende Folgen für das Entstehen psychischer Gesundheit hat.

Die Reflexion und Beschreibung von psychodynamischer Psychotherapie und Psychoanalyse unter dem Gesichtspunkt der Emotionen (z. B. Krause 2002; Plassmann 2021) und der Entwicklung ihrer Bewältigungsfähigkeit in der Frühkindheit (z. B. Dornes 1993b, 2000; Beebe & Lachmann 2004; Gergely & Watson 2004 u. v. a. m.) ist nicht neu. Allerdings sind psychodynamische Psychotherapien bislang noch nicht stringent konzipiert und beschrieben worden als eine Gruppe von emotionsbasierten Methoden, die in Theorie und Praxis aus der Psychoanalyse abgeleitet sind, ihre Ziele jedoch mit wesentlichen Modifikationen der Praxis anstreben.

Die Entdeckung der grundlegenden Motivation des Menschen auf der Basis der von der Neurobiologie seit über 30 Jahren beschriebenen sieben Affektsysteme erfordert eine Schwerpunktverlagerung im Theorieverständnis und Modifikationen des therapeutischen Verfahrens. Denn die Ergebnisse der Säuglingsforschung, der Bindungstheorie, die Theorie der Mentalisierung und die Befunde der Neurowissenschaften gemeinsam ermöglichen es erst, zu verstehen, welche große Bedeutung die Entwicklung des Kindes in der gesamten Vorschulzeit als eine Periode der schrittweisen Integration der Emotionssysteme ins Selbst hat. Auf der Grundlage dieses Verständnisses lässt sich ein neuer Aspekt der Reifung der Psyche erkennen, die Entwicklung der Fähigkeit zur emotionalen Kompetenz. Damit und in der Gesamtsicht der Forschungsergebnisse der vergangenen Jahrzehnte ergibt sich die Notwendigkeit eines erneuerten metapsychologischen Konzeptes des Selbstsystems. Dieses Verständnis macht wiederum eine Modifikation des therapeutischen Verfahrens erforderlich, indem eine Verlagerung der Aufmerksamkeit von der Deutung der Objektbeziehung hin zur intersubjektiv-reflexiven Beziehungsarbeit erfolgt und eine Schwerpunktverlagerung der Aufmerksamkeit vom unbewussten Handlungsgeschehen (= Abwehr) in der Beziehung hin zur Arbeit am unbewussten emotionalen Erleben in der Beziehung stattfindet.

Ziel psychodynamischer Behandlungen in einer emotionsbasierten Konzeption ist es nicht mehr – wie noch unter dem Leitbild der Triebtheorie – anzustreben, dass für die beiden Triebe und deren affektiven Ausdruck eine reife Abwehr entsteht. Vielmehr wird jetzt mittels intersubjektiver und stets psychodynamisch verstandener Therapiearbeit die Integration und Hierarchisierung der gesamten Bandbreite der Basisemotionen und der von ihnen abgeleiteten sekundären Emotionen ins Selbstsystem angestrebt. Dabei wirken die teilweise antagonistisch wirksamen Affektsysteme der Basisemotionen untereinander regulativ und verhindern auf diese Weise die Entwicklung einer reduktionistischen Entdifferenzierung der kategorialen Affekte in zwei antipodisch gespaltene Affektgruppen. Bei dieser therapeutischen Arbeit erfahren die psychischen Funktionen die zur Entwicklung emotionaler Kompetenz erforderlichen Reifungsschritte.

1.1 Psychodynamische Psychotherapie und Psychoanalyse

Psychodynamische Psychotherapie ist die Weiterentwicklung der am Beginn des letzten Jahrhunderts von Sigmund Freud entwickelten Psychoanalyse. Freud hatte beginnend zur Zeitenwende ins 20. Jahrhundert die Psychoanalyse als ein Verfahren der Behandlung psychogener Erkrankungen kreiert und dazu eine komplexe Theorie entworfen, die zu seiner Zeit gleichermaßen von den einen als revolutionär gewürdigt und von den anderen empört abgelehnt wurde. Im Laufe der Jahrzehnte ihrer

Weiterentwicklung sind inhaltlich unterschiedliche Schulrichtungen der Psychoanalyse entstanden. Dazu gehören die der Lehren von Carl Gustav Jung und Alfred Adler in Deutschland, die von Jacques Lacan in Frankreich, die von Melanie Klein und die der Vertreter:innen der sogenannten Middlegroup in England, die von Heinz Kohut sowie diejenige der Vertreter:innen der Intersubjektivität und der relationalen Psychoanalyse in den USA.

Mit diesen Schulrichtungen der Psychoanalyse ist deren heutiges, inhaltlich breit gefächertes Spektrum entstanden. Ausgehend von der Mitte des 20. Jahrhunderts erfuhr der Theoriekorpus der Psychoanalyse weitere wertvolle Ergänzungen durch vielfältige Forschungsergebnisse benachbarter Wissenschaften. Das hatte zeitweise heftige, kontroverse Auseinandersetzungen um die Auffassungen der Grundpositionen der Psychoanalyse zur Folge. Zugleich steuerten Entwicklungspsycholog:innen, Säuglingsforscher:innen, Bindungstheoretiker:innen, Philosoph:innen und Neurowissenschaftler:innen bis in die Gegenwart weitere Ergebnisse ihrer Forschung zur Theorie der Psychoanalyse bei. Damit entstand ein wissenschaftlich breit gefächertes Spektrum der Theorie und Praxis der Psychoanalyse.

Der Begriff *psychodynamische Psychotherapie* wird hier verwendet als Bezeichnung der Verfahren und Methoden auf der Basis dieser Grundlagentheorien, d. h. für die verschiedenen Anwendungsformen der Psychoanalyse, die im Laufe der Jahrzehnte aus dem klassischen psychoanalytischen Verfahren, wie Freud es einst entwickelt hat, hervorgegangen sind. Mit diesem Buch soll eine Ergänzung der zumindest im deutschsprachigen Raum erkennbaren ›Mainstream-Psychoanalyse‹ möglich werden, womit deren grundlegend entwicklungsfördernder Ansatz konzeptionell um den Aspekt der Basisemotionen erweitert wird.

Um diese konzeptionelle Erweiterung zu beschreiben, greife ich im vorliegenden Buch lediglich einen Ausschnitt aus dem Pluralismus der Theorien auf und stelle ihn im Kontext der Emotionsbasierung psychodynamischer Psychotherapien dar. Auf diese den theoretischen Blickwinkel bewusst begrenzende Weise soll das Buch den Leser:innen eine Orientierung und gedanklich-inhaltliche Kohärenz vermitteln, wo bisher noch leicht Verwirrung im komplexen Pluralismus der Theorien und Verfahren entstehen kann.

In diesem Text wird die gedankliche und inhaltliche Kohärenz dadurch hergestellt, dass die Psyche und die Behandlung ihrer Störungen entlang des roten Fadens der

Entwicklung von emotionaler Kompetenz des Individuums beschrieben werden. Zu diesem Vorgehen geben die Ergebnisse der zeitgenössischen wissenschaftlichen Forschung Anlass. Denn es ist inzwischen evident, dass es Emotionen sind, welche das eigentliche *agens movens*, den primären Antrieb aller menschlichen Aktivität, liefern.

Zur jüngeren Entwicklung der Theorie der Psychoanalyse gehört, dass Otto F. Kernberg (2023) »Modifikationen der klassischen Theorie der Psychoanalyse« vorgeschlagen hat:

> »So stellen die Vorstellung von Libido und Aggression (bzw. Todestrieb) als grundlegende Quellen intrapsychischer Konflikte und der enorme Einfluss unbewusster intrapsychischer Faktoren auf die Entstehung und Ausformung neurotischer Symptome und klassischer Charaktereigenschaften die Kernaussage der klassischen psychoanalytischen Theorie dar. [...] Angesichts des heutigen Wissens und Verständnisses muss diese Grundannahme modifiziert werden [Es braucht eine] Modifikation der klassischen psychoanalytischen Theorie der Motivation von der ursprünglichen 2-Triebe-Theorie hin zu einer auf der Neurobiologie von Affektsystemen aufbauenden Theorie [...]« (S. 361 f.).

Damit bringt Kernberg wie aktuell kaum ein Autor der Psychoanalyse zum Ausdruck, dass die Zeit reif ist für die Konzeption und Beschreibung einer auf den Basisemotionen gegründeten Theorie und Praxis der psychodynamischen Psychotherapien.

1.2 Ziel und Inhalt des Buches

Psychodynamische Psychotherapie zu beschreiben und dabei den von Kernberg empfohlenen Weg »hin zu einer auf der Neurobiologie von Affektsystemen aufbauenden Theorie« und Methode einzuschlagen, bedeutet nicht, die bewährten Methoden, Arbeitsweisen und Theorien, die den Common-Ground der zeitgenössischen Psychoanalyse in ihrer Vielgestaltigkeit bilden, zu verlassen. Vielmehr geht es darum, eine Modifikation der Theorie und psychoanalytischen Methode zu erarbeiten und sie als Konzeption zu beschreiben, die nicht allein die Affektsysteme in die Reflexion einbezieht. Denn mit der Modifikation der Theorie geht unvermeidlich die Frage einher, welche Folgen und Konsequenzen es hat, wenn man die »2-Triebe-Theorie« (Kernberg 2023) durch das Konzept der Basisemotionen ersetzt. Das erfordert eine sorgfältige Auseinandersetzung mit den Grundlagen der Theorie und der

Arbeitsweise in der psychodynamischen Psychotherapie einschließlich der analytischen Behandlung selbst. Im vorliegenden Buch werden Antworten auf diese Frage gegeben.

Dazu wird in einem ersten Schritt ein kohärentes Konzept der Entwicklung emotionaler Kompetenz entwickelt. Der Erwerb dieser Kompetenz ist angesichts der Vielgestaltigkeit der Basisaffekte, wie sie im Hirnstamm gebildet werden, für die Reifung der Psyche unverzichtbar. Es wird beschrieben, wie Kinder auf dem Entwicklungsweg vom Säugling zum Schulkind diese Kompetenz in kleinen *implizit* erfolgenden Lernschritten erwerben. Der Erwerb der dabei entstehenden *mentalen Fähigkeiten* bedarf einer kontinuierlichen Entwicklung in intersubjektiver Verbundenheit mit den primären Beziehungspersonen. Die dabei entstehenden Fähigkeiten operieren weitgehend unbewusst. Dieser Entwicklungsprozess ist äußerst komplex und daher leicht störbar. Das ist ein Grund dafür, dass in dieser Entwicklungszeit des Kindes vielfältige Ursachen psychogener Erkrankungen zu suchen und zu finden sind.

Das Verständnis der Entwicklung der emotionalen Kompetenz ist im hier vorgestellten Konzept der Modifikation der bisherigen analytisch-psychotherapeutischen Arbeitsweise von zentraler Bedeutung. Nur mit diesem Verständnis lassen sich diejenigen Parallelen erfassen, die zwischen dem Entwicklungsprozess in der Kindheit und den entscheidenden Elementen der Behandlungstechnik der emotionsbasierten psychodynamischen Psychotherapie bestehen. Das behandlungstechnische Instrumentarium der emotionsbasierten psychotherapeutischen Haltung bildet nämlich den Entwicklungsprozess der emotionalen Kompetenz während der Kindheit mithilfe spezifischer Interventionen nach. Die Gemeinsamkeiten im Interaktionsgeschehen der Mutter-Kind-Dyade und im therapeutischen Paar bilden die transformativ wirksamen Elemente, womit die emotionale Kompetenz in der Kindheit entsteht und in der therapeutischen Situation nachreift. Dabei erfolgt der Transformationsprozess weitgehend mittels impliziten Lernens.

Als Ergebnis des mehrjährigen Entwicklungsprozesses während der Kindheit entsteht eine Strukturierung der Psyche, die an bereits bestehende Konzepte der Psychoanalyse erinnert und doch eine eigene Strukturgestalt annimmt. Es entsteht ein *Selbstsystem*, das vom Individuum als *dual strukturiert* erlebt und empfunden wird. Aus dem analytischen Blickwinkel des Denkens in unbewussten Zusammenhängen muss das Selbstsystem jedoch als *triadisch strukturiert* konzipiert werden.

Das psychotherapeutisch-analytische Arbeiten mit den Konzepten der emotionalen Kompetenz und dem Selbstsystem beinhaltet zwei wesentliche Modifikationen der Theorie und Technik. Als dritte Modifikation tritt ein Wandel im Verständnis des dynamisch wirksamen Unbewussten hinzu. Basierend auf den Entdeckungen der Säuglingsforschung und der Neurowissenschaften wird hier ein Bereich der psychischen Repräsentanzen beschrieben, der dem Bewusstsein nicht zugänglich ist. Implizit erworbene, im Handlungsgeschehen mit den primären Bezugspersonen entstandene und als prototypisch identifizierte Erfahrung wird in Form von nichtdeklarativen, prozeduralen Repräsentanzen gespeichert. Sie vermögen eine machtvolle Wirkung im subjektiven Erleben des Individuums zu entfalten. In zahlreichen Kasuistiken wird gezeigt, wie das Vergangenheits-Unbewusste des prozeduralen Beziehungswissens das Erleben in der Gegenwart kontaminiert.

Bei der Behandlungspraxis der emotionsbasierten psychodynamischen Psychotherapie steht die Arbeit an der emotionalen Kompetenz der Patient:innen zwar im Fokus der Aufmerksamkeit der Therapeut:innen, jedoch nicht ausschließlich im Zentrum der dialogischen Arbeit. Vielmehr greifen kontinuierlich emotionsbasierte und psychodynamisch orientierte Interventionen ineinander und bedingen einander häufig gegenseitig. Diese Arbeit wird an zahlreichen, z.T. sehr ausführlichen Vignetten illustriert. Dabei gebührt dem intersubjektiven Geschehen in der Dyade große Aufmerksamkeit und entfaltet eine Wirksamkeit, ohne die kein analytisches Verfahren transformativ sein kann.

Das Buch ist in zwei Teile gegliedert. Im ersten Teil werden die Grundthemen der Theorie skizziert, die zum Verständnis der Entwicklung der emotionalen Kompetenz des Kindes und zur Entwicklung der Kompetenz der Therapeut:innen notwendig sind. Im zweiten Teil werden die Themen der Praxis beschrieben. Dort wird gezeigt, mit welchen grundlegenden Behandlungsmaßnahmen in der emotionsbasierten psychodynamischen Psychotherapie gearbeitet wird.

1.3 Gefühl – Emotion – Affekt

Im zweiten Kapitel des Buches wird die Entwicklung der emotionalen Kompetenz des Kindes beschrieben.

> Mit dem Begriff ›emotionale Kompetenz‹ wird die Fähigkeit des Individuums bezeichnet, mit Gefühlen, Emotionen oder Affekten so umzugehen, dass sie im alltäglichen Leben die passende und angemessene Orientierung zu geben vermögen und zur Bewältigung der allfälligen Lebensaufgaben genutzt werden können.

Umgangssprachlich reden wir häufig von *Gefühlen*, bemerken allerdings nicht, dass diesem Begriff eine semantische Unschärfe innewohnt. Alltagssprachlich haben wir beispielsweise das Gefühl, zu spät zu kommen, uns geirrt zu haben, Kopfschmerzen zu bekommen, etwas Dummes gesagt zu haben u. Ä. Damit werden keine Emotionen oder Affekte zum Ausdruck gebracht, wohl aber der Umstand, dass sensorische Signale verschiedener Art im eigenen Innenraum wahrgenommen werden. Diese Art von introzeptiver Wahrnehmung wird umgangssprachlich als Gefühl bezeichnet. Und tatsächlich verfügen wir über ein Zeitgefühl, über die Fähigkeit, Widersprüchliches und gedanklich nicht Zusammenhängendes diffus fühlend zu erfassen, ehe es klar wird. Ebenso können wir uns auf reichhaltige Weise in unserem Körper fühlen; auch haben wir eine sensorische Wahrnehmung dafür, ob und wie wir mit unserem inneren Wertesystem in Übereinstimmung stehen. Diese Gefühle, also Wahrnehmungen innerer Zustände, unterscheiden sich aber deutlich von der Wahrnehmung kategorialer Emotionen oder Affekte: Bei Wahrnehmungen im eigenen Innenraum handelt es sich um das Fühlen von Zuständen in uns selbst. Mit den Begriffen ›Emotion‹ und ›Affekt‹ bezeichnen wir kategorial benennbare Zustände, die in Momenten des Begegnungserlebens in uns auftauchen, in Begegnungen mit der belebten und unbelebten Umwelt: Wir sind ängstlich, traurig, wütend oder fröhlich, neugierig, lustvoll u. v. a. m.

Fragt man sich, ob es für die Begriffe Gefühl, Emotion und Affekt wissenschaftlich einheitliche Definitionen und eine konzeptionelle Klarheit gibt, so findet sich keine Antwort. 2025 stellten Peter Walla, Angelika Wolman und Georg Northoff fest, dass »[e]in Aufruf zur konzeptionellen Klarheit, ›Emotion‹ als Oberbegriff [zu definieren nicht funktioniert hat.] Der Begriff ›Emotion‹ wird vorwiegend als umfassende Bezeichnung verwendet, die Phänomene wie Gefühle, affektive Verarbeitung, Erfahrungen, Ausdrucksformen und gelegentlich auch kognitive Prozesse umfasst [...]« (S. 929; Übersetzung M. K.). Jedoch gebe es keine Einigkeit darüber, wie der Begriff Emotion definiert werden solle.

Neurowissenschaftler:innen gebrauchen die Begriffe Emotion und Affekt häufig synonym. Und so werden die Begriffe auch hier gebraucht und vom Begriff ›Gefühl‹ abgegrenzt, indem dieser wie oben beschrieben allgemeiner als Bezeichnung für fühlend wahrgenommene innere (körperliche wie psychische) Zustände gebraucht wird. Demgegenüber bezeichnen hier die Begriffe Emotion und Affekt qualitativ genau zu beschreibende psychische Zustände, welche als Reaktion auf die Wahrnehmung von Begegnungs- bzw. Beziehungsreizen auftauchen.

Emotionen werden als Reaktionen auf Stimuli, die im Beziehungsgeschehen auftauchen (Northoff & Dümpelmann 2016; Solms 2023), verstanden. Jaak Panksepp (1998)[2] beschreibt sieben primäre Systeme der Affekte oder auch Basisemotionen in ihren kategorial-qualitativen Eigenschaften:

- das Lust-System mit Emotionen wie Appetenz, sexueller Lust, Verlangen, Gier
- das Such-System mit Emotionen wie Neugier, Interesse, Forscherdrang
- das Wut-System mit Emotionen wie Aversion, Unzufriedenheit, Ärger, Wut, Zorn, Hass, Verachtung
- das Furcht-System mit Emotionen wie Zweifel, Unsicherheit, Furcht, Schock
- das Panik- oder Verlassenheitspanik-System mit Emotionen der Einsamkeit, Verlassenheit, Trauer, Schmerz, (Verlust-)Panik [das Gegenstück zum Erleben von Bindung; Anm. M. K.]
- das Care-(Fürsorge-)System mit Emotionen der Empathie, der Sorge, der Hingabe und der Verbundenheit [auf der aktiven Seite und das Bedürfnis nach Bindung auf der passiven Seite; Anm. M. K.]
- das Play-(Spiel-)System mit den universalen Emotionen der Lust und Freude im spielerischen Erwerb sozialer Rollen in sozialen Hierarchien

(aufgeführt nach Solms 2023, S. 101 ff.)

Northoff und Dümpelmann 2016, (S. 148) haben für die mit diesen kategorialen Affekt-Systemen verbundenen Emotionen den Begriff ›emotionales Gefühl‹ eingeführt. Sie heben damit die semantische Unschärfe auf, die dem Begriff ›Gefühl‹ eigen ist, und machen auf ein wichtiges neurobiologisches Phänomen aufmerksam: Emotionale Kompetenz ist eine komplexe psychische Fähigkeit, die sich erst schrittweise über Jahre hin entwickelt! Die qualitative Spezifizität der vom Hirnstamm gebildeten Emotionen, beispielsweise Freude, Traurigkeit oder Furcht, kann vom Individuum nämlich noch gar nicht selbstverständlich als das, was sie ist, empfunden werden. Ehe das möglich wird, sind entscheidende Lernschritte notwendig.

Neurobiologisch verstanden entstehen Basisemotionen im Hirnstamm und werden vom zentralen Nervensystem (ZNS) als *physiologischer* Stimulus gebildet. Das Individuum fühlt/spürt einen solchen physiologischen Stimulus subjektiv lediglich als erregend, beunruhigend, irritierend und damit als einen signalgebenden intra-

---

2 Panksepp gilt als einer der Begründer der affektiven Neurowissenschaften.

psychischen Erregungsreiz, d.h. nicht bereits als eine qualitativ benennbare Emotion wie z.B. Freude, Traurigkeit oder Furcht. Der emotionale Stimulus wird zwar subjektiv gefühlt (als eine Zustandsveränderung des Systems wahrgenommen) und kann auch motorisch zum Ausdruck gebracht werden[3], aber er wird qualitativ nicht bewusst identifiziert. Blickt man beispielsweise einem Säugling an, der sich freut, traurig ist oder sich fürchtet, so lässt sich in seiner Mimik, seinem Weinen und der Unruhe des Körpers ablesen, dass das Kind Emotionen empfindet. Es lässt sich auch mithilfe der Empathie des Betrachters identifizieren, um welche emotionale Qualität es sich dabei handelt. Aber Emotionen zu empfinden und sie qualitativ differenziert zu identifizieren, sind zwei unterschiedliche mentale Arbeitsschritte! Diese Leistung kann vom fühlenden Subjekt erst vollbracht werden, nachdem sich für jede spezifische Emotion, die der Hirnstamm produziert, eine zugehörige qualitativ prototypische *Repräsentanz* gebildet hat, welche die jeweils spezielle Zustandsqualität der wahrgenommenen Emotion abspeichert. Dabei wird nicht die Emotion des Moments, sondern die spezifische somatisch-physiologische Zustandsveränderung in ihrer prototypischen Qualität gespeichert[4]. Erst mit der Repräsentanzbildung wird es möglich, gleichartig auftretende emotionale Stimuli als wiederauftauchende spezifische Stimuli zu identifizieren. Der empathische Erwachsene verfügt über diese Fähigkeit, da seine emotionale Zustandserfahrung in der Fülle – oder wie die Neurobiologen sagen: in den Karten – seiner prototypischen emotionalen Repräsentanzen abgespeichert ist. Außerdem hat er darüber hinaus die Fähigkeit erworben, die spezifischen emotionalen ›Färbungen‹ seiner Emotionen mit ebenso spezifischen Worten zu benennen. Das ist ein weiterer Schritt auf dem Weg der Entwicklung emotionaler Kompetenz. Mit anderen Worten: Der weinende Säugling muss (1) erst prototypische Repräsentanzen seiner differenten Emotionsqualitäten bilden, um erfassen zu können, dass es spezifische emotionale Qualitäten sind, die ihn von Moment zu Moment bewegen; er muss (2) erst die dazu passenden Worte lernen und diese neurobiologisch in weiteren Repräsentanzkarten speichern, ehe er auch kognitiv begreifen kann, welche emotionale Qualität ihn in Erregung versetzt; darüber hinaus muss er (3) lernen, die Erregungsmenge, die in jeder Emotion gebunden ist,

---

3 Basisemotionen sind biologisch gegeben synaptisch verknüpft mit motorischen Neuronen, welche ein automatisches Ausdrucksverhalten der jeweilig aktivierten Emotion zur Folge haben.

4 Vergleichen Sie diese Aussage mit Ihrem Empfinden beim Sehen von Farben. Sehen Sie beispielsweise eine rote Fläche, so geht mental in Ihnen zweierlei vor: Sie nehmen die Tönung als spezifischen optischen Eindruck auf und genauso, wie Sie es in der Kindheit erst lernen mussten, fällt Ihnen in Sekundenbruchteilen ›augenblicklich‹, aber eben doch in zwei mentalen Arbeitsschritten dazu ein, dass es sich bei diesem Farbeindruck um die Farbe Rot handelt. Die qualitative Wahrnehmung und die kognitive Erkennung/Benennung sind zwei mentale Arbeitsschritte. Mit Emotionen ist es nicht anders.

zu regulieren, ehe er mit dem nunmehr bewusst erfassten *emotionalen Gefühl* in der Beziehung, in der die Emotion auftaucht, umgehen kann. Erst wenn der Säugling all diese Fähigkeiten erworben hat, muss er seinen Affekt nicht mehr eruptiv unreguliert motorisch zum Ausdruck bringen. Dann allerdings ist er schon lange kein Säugling mehr.

Wenn nun der Eindruck entsteht, dass das Kleinkind nach dem Erwerb dieser Fähigkeiten, mit seinen Emotionen umgehen kann, also bereits emotional kompetent sei, so trügt das. Ein kritischer Blick auf die Emotionssysteme, wie sie oben aufgelistet sind, zeigt, dass die Ausstattung mit diesen motivational wirksamen Emotionen vom ersten Tag an Anlass für das Auftauchen von Konflikten sind. Denn es sind entweder antagonistisch wirksame Affektkonstellationen, die entstehen, sobald *zwei* dieser Systeme gleichzeitig aktiviert sind, oder es werden auch zwei oder mehrere Affektsysteme aktiviert, die sich gegenseitig verstärken. Z. B. kann die Lust zum Spielen augenblicklich mit der Furcht verbunden sein, etwas Verbotenes zu wollen; die Neugier, etwas erforschen zu wollen, kann sofort die Angst vor dem Verlust des Kontaktes zur Mutter oder dem Vater und damit Verlustsangst auslösen; Lust- und Appetenzempfinden gegenüber der Mutter können mit Wutgefühlen ihr gegenüber konfligieren u. v. a. m. Die primären Affektsysteme treten also häufig nicht isoliert auf, sondern werden gleichzeitig aktiviert und konkurrieren miteinander oder verstärken einander. Das stellt das Kind vom ersten Lebenstag an vor die Herausforderung, konfligierende oder einander verstärkende Basisemotionen zu bewältigen. D. h. das Kind muss erst weitere Fähigkeiten wie die zur Spannungstoleranz, zur priorisierenden Hierarchiebildung oder zur Kombination der verschiedenen Basisemotionen entwickeln, ehe der Umgang mit derlei motivationalen Konflikten gelingt.

Der Erwerb all dieser Reifungsschritte der Entwicklung von Fähigkeiten, die es dem Kind ermöglichen, mit den auftauchenden Emotionen und den mit ihnen einhergehenden Handlungsimpulsen kompetent umzugehen, wird in Kapitel 2 im Detail beschrieben.

1.4 Emotionen im Theoriepluralismus der Psychoanalyse

Die Geschichte der Psychoanalyse zeigt, dass Emotionen in deren Theorie und Praxis schon lange eine wichtige Rolle spielen. Jedoch hat sich die ihnen zustehende Bedeutung bislang nicht in dem Sinne durchgesetzt, dass sie im Behandlungskonzept klar erkennbar wäre. Hier sollen kurz einige Stationen der historischen Entwicklung erwähnt werden, in denen die Bedeutung des Emotionalen hervorgetreten ist. Ohne das kann wohl nicht verstanden werden, warum es so lange dauern musste, ehe sich in der Psychoanalyse ein schulenübergreifendes Verständnis für die Bedeutung der Emotionen während der Entwicklung in der Kindheit und im Behandlungsverlauf etablieren konnte.

Der englische Kinderarzt und Analytiker Donald Woods Winnicott (1886–1971) hat das psychoanalytische Verständnis der Bedeutung der frühen Kindheit für die psychische Reifungsentwicklung des Kindes maßgeblich geprägt. Mit seiner Metapher der »haltenden Umwelt« (1965, dt. 2002, S. 71), worin er die »vielleicht einzige Art, wie eine Mutter dem Säugling Liebe gibt« (ebd., S. 63) sieht, hat er die Mutter-Liebe und damit die Bedeutung der Mutter-Kind-Beziehung in den Fokus der Aufmerksamkeit gehoben. Und er fügte hinzu: »Es wäre falsch, wollte man die Triebbefriedigung [...] oder Objektbeziehung (Beziehung zur Brust) als wichtiger ansehen als die Ich-Organisation (d. h. die Verstärkung des Ich des Säuglings durch das der Mutter)« (ebd.). Es wird oft übersehen, dass Winnicott damit auf einen Aspekt der kindlichen Entwicklung hingewiesen hat, der künftig zunehmend an Aufmerksamkeit gewinnen sollte, nämlich dass die liebevolle Beziehung und das Ich der Mutter die *zwei* Bestandteile der »fördernde[n] Umwelt« (1971) sind, welche das Kind zur Entwicklung seines *Ich* braucht, also für die Entwicklung jenes Strukturanteils im ›psychischen Apparat‹, der – wie wir heute wissen – Träger der psychischen Funktionen ist und damit maßgeblich verantwortlich ist für die Entwicklung der emotionalen Kompetenz des Individuums. Doch es war zu dieser Zeit noch nicht möglich, bis in Detail zu beschreiben, worin diese »Verstärkung des Ich« des Säuglings besteht.

Noch vor dieser Zeit hat John Bowlby (1907–1990) seine Arbeit an der Bindungstheorie mit einer WHO-Studie über den Zusammenhang zwischen mütterlicher Pflege und seelischer Gesundheit begonnen. Seine 1969 veröffentlichte Theorie beschreibt ›Bindung‹ als das zentrale Band zwischen Mutter und Kind, das bereits im ersten Lebensjahr auf der Grundlage der Qualität der Feinfühligkeit der Mutter für die emotionalen Zustände des Kindes in vier unterschiedlichen Formen[5] entsteht. Diese Konzeption wurde zunächst von der psychoanalytischen Gemeinschaft ignoriert, teilweise sogar abgelehnt. Erst nach seinem Ableben hat sich daraus eine bis heute in ihrer Bedeutsamkeit ständig umfangreicher werdende Basistheorie der psycho-

5 (1) sicher, (2) unsicher-vermeidend, (3) unsicher-ambivalent, (4) desorganisiert gebunden; das gilt für die Bindung an Mutter und Vater; mit beiden werden eigenständige Bindungsmuster entwickelt.

analytischen Entwicklungslehre entwickelt. – Die Nähe zwischen den Konzepten von Winnicott und Bowlby ist unverkennbar.

Einem ähnlichen Ansatz wie Winnicott folgte auch Kohut (1913–1981) in den USA. Er begründete in den 70er-Jahren des letzten Jahrhunderts die psychoanalytische Selbstpsychologie. Bis heute steht darin der Begriff ›Selbstobjekt‹ im Zentrum. Dabei »handelt es sich um einen speziellen Aspekt jeder Objektbeziehung, der innere Funktionen und emotionale Stabilität für die Aufrechterhaltung der Selbstkohärenz[6] bereithält« (Milch 2001, S. 65). Nach Kohut sind Selbstobjekt-Funktionen in jeder Beziehung nötig, für Erwachsene ebenso wie für Kinder. Gemeint sind all die Stabilität gebenden psychischen Funktionen beispielsweise der Mutter, welche das Selbst des Kindes reifen lassen, oder im späteren Lebensalter die von Partner:innen, wenn das Selbst der/des anderen zu dekompensieren droht. Mit dem Konzept der ›Selbstobjekt-Funktion‹ und mit der Einführung der ›Selbstobjekt-Übertragung‹ in den therapeutischen Prozess schuf Kohut eine bis dahin unbekannte Erweiterung der Behandlungspraxis, die im Unterschied zur bisherigen Deutung von Handlung-Affekt-(bzw. Trieb-)Zusammenhängen emotionale Selbstzustände adressiert und deren dialogische Bearbeitung ermöglicht. Mit dieser konzeptionellen Neuerung rückte er das Emotions- und Affekterleben in den Mittelpunkt der Aufmerksamkeit der analytisch-therapeutischen Arbeit. – Dieser Ansatz traf vielerorts auf kritische Zurückhaltung, die sich in einigen psychoanalytischen Kreisen bis zu vehementer Ablehnung steigerte.

Kohuts Nachfolger Lichtenberg, Lachmann und James Fosshage haben 1992 (dt. 2000) eine Theorie der motivationalen Systeme vorgeschlagen, die sie auf der Grundlage der kategorialen Affekte entwickelten. Dabei handelt es sich um fünf Bedürfnissysteme, bezogen auf die Bedürfnisse nach (1) psychischer Regulierung physiologischer Erfordernisse, (2) Bindung, (3) Exploration und Selbstbehauptung, (4) sinnlichem Genuss und sexueller Erregung sowie danach, (5) aversiv zu reagieren. Sie sind der Auffassung, dass es »die fundamentale unbewusste Geistestätigkeit [ist,

6 Der Begriff ›Selbstkohärenz‹ beschreibt eine Eigenschaft der Psyche, wonach sie in der Lage ist, nicht in ihre Teile zu zerfallen. So wie im physikalischen Verständnis der Verband zahlreicher Moleküle durch adhäsive Kräfte vor dem Zerfall geschützt ist, kann man sich dieses auch für das Selbstempfinden vorstellen. Zerfällt das subjektive Selbsterleben in Teile (Fragmentation des Selbst), so geht das mit mächtiger Angst und dem Gewahrwerden von innerem Kontaktverlust mit vertrauten Eigenschaften oder Fähigkeiten einher.

die] in ihrem Kern Schemata der fünf motivationalen Systeme organisiert«[7]. Diese Systeme initiieren »gelebte Erfahrung«, die in ihrem »fundamentale[n] Kern [...] als *Selbst-Gefühl* zu einem subjektiven ›Wissen‹« wird. D.h. die mit den motivationalen Systemen in Beziehungen erworbene Erfahrung wird in Form von Repräsentanzen im ZNS abgespeichert; daraus resultiert ein ›Selbst-Gefühl‹, das sich von Moment zu Moment der Motivation emotional äußert in Empfindungen wie ›stimmig‹, ›sicher‹, ›ängstlich‹, ›vorsichtig‹, ›kraftvoll‹ u.Ä. Die Grundbedürfnisse der motivationalen Systeme (= der Antrieb) leiten sich aus den kategorialen Affekten ab. In ihrer Ausführung werden ›Vitalitätsaffekte‹ (= die Ausprägung des kategorialen Affekts, die sich individuell höchst unterschiedlich in Intensität, Verlaufskurve und Dauer zeigt) erkennbar (Lichtenberg et al. 2000, S. 110).

Mit dieser Theorie der motivationalen Systeme hat die psychoanalytische Selbstpsychologie eine eigene Theorie der Motivationen vorgelegt, die nicht mehr auf der Annahme von Trieben, sondern auf primären Affekten basiert. Sie geht zusammen mit der Beschreibung des Selbst-Gefühls und des Vitalitätsaffektes[8] deutlich über eine reine Theorie der Motivation hinaus. Allerdings ist sie in weiten Kreisen der Psychoanalyse bis heute umstritten oder wird ignoriert oder auch abgelehnt. Im Verlauf dieses Buches wird sich zeigen, dass sie insbesondere mit späteren Veröffentlichungen aus der Neurobiologie (Solms 2013, 2023) in weitgehender Übereinstimmung steht.

Der deutsche Affektforscher Reinhard Krause (2002) sieht das Auftreten von Affekten stets im klinischen Bezugsrahmen und dort in vier verschiedenen Zusammenhängen: (1) Affekt wird »als Folge von Trieben und/oder kognitiven Prozessen verstanden«; (2) »Zustände [...] wie Scham, Schuld oder Stolz [...] setzen verinnerlichte Strukturen voraus und können teilweise als der Niederschlag von realen Beziehungen verstanden werden«; (3) traumatische Affekte sind als Ausdruck »von vollständiger Hilf- und Hoffnungslosigkeit [verbunden mit] einer emotional-kognitiven Entdifferenzierung der erlebenden Person« aufzufassen; und (4) beziehungsorientierte pri-

7 In der Annahme einer unbewussten Geistestätigkeit, welche die motivationalen Systeme (von Moment zu Moment) organisiert, wird eine Konzeption sichtbar, wie sie bereits von Winnicott beschrieben wurde (s.o.), nämlich dass es eine unbewusste mentale Tätigkeit, ein *Ich* geben müsse, welches für das Zustandekommen mentaler Aktivität im Kontext von emotionalem Erleben verantwortlich ist. Im Laufe des Buches wird die neurobiologische Aktivität des ›Entscheidungsdreiecks‹ im Mittelhirn (Solms 2023) beschrieben, in der so eine unbewusste Geistestätigkeit abläuft.

8 Das Konzept des Vitalitätsaffektes wird auch von Stern und der Boston Process of Change Study Group (1998) vertreten.

märe Affekte »wie Freude, Wut, Ekel, Angst, Trauer, Interesse, Verachtung«, können ungewollt spezifische Wirkungen wie beispielsweise Affektansteckung hervorrufen (ebd. S. 31 f.). Im klinischen Bezugsrahmen beschreibt er weiter »drei Formen von übergreifenden Strukturen«, die durch eigene Affektkonstellationen auffallen: (1) die »sogenannten frühen Störungen [zeichnen sich] durch eine generelle Reduktion des Affektausdrucksverhaltens« aus; (2) Konfliktpathologien entstehen bei »Personen, die frühe Beziehungserfahrungen von früher affektiver Abstimmung und Verfügbarkeit gemacht haben, aber später mit konfliktbedingten Exzessen und ambivalenten Beziehungsangeboten konfrontiert werden« und (3) Personen mit narzisstischer Entwicklung entstehen, »weil der elementare Lernprozess [...] darin besteht, dass es sinnlos ist, sich und die Welt affektiv zu beeinflussen. Die Affekte als Interruptursysteme zur Beendigung maligner Prozesse verlieren ihre Funktion« (ebd., S. 34 f.).

Die beschriebenen Etappen der Historie der Theoriebildung der Psychoanalyse haben zunehmend Einfluss genommen auf die Entwicklung der Behandlungstechnik und die Handhabung der therapeutischen Beziehung, indem Psychoanalytiker:innen dem emotionalen Erleben ihrer Patient:innen viel Raum, Zeit und Aufmerksamkeit widmen. Dem liegt allerdings bislang noch keine ausreichend klare Konzeption zugrunde, welche (1) die entwicklungspsychologischen Bedingtheiten der emotionalen Kompetenz ebenso beschreibt wie (2) die psychodynamischen Zusammenhänge, die zu deren Störung führen, und schließlich (3) die Möglichkeiten darstellt, wie auf solcherart gestörtes Gefühlserleben transformativ Einfluss genommen werden kann. Um eine solche Konzeption zu entwickeln, ist es notwendig, den Weg der Reifung der emotionalen Kompetenz differenziert zu beschreiben.

1.5 Emotionale Kompetenz: Fühlen – Reflektieren – Verstehen

Säuglinge spüren zwar, dass sie fühlen, aber sie können noch nicht ausdrücken, *was* sie fühlen. Die in Kapitel 1.3 beschriebenen Basisemotionen sind vom ersten Lebenstag an für sie spürbar, aber sie vermögen sie weder als das, was sie qualitativ sind, zu identifizieren noch sie zu regulieren. Erst nachdem im Laufe von etwa sechs Jahren eine Reihe von psychischen Fähigkeiten (= psychische Funktionen) im heranwachsenden Kind entstanden ist, mit deren Hilfe es seine Emotionen regulieren und steuern kann, hat es die Basiskompetenz der Bewältigung seiner Emotionalität erworben.

Emotionale Kompetenz ist eine komplexe mentale Fähigkeit. Sie befähigt das psychisch reifende Kind und in weiter zunehmendem Maße den Jugendlichen ebenso wie später den Erwachsenen,

1. Emotionen zu erfassen als **Reaktion** auf Reize und Ereignisse in seiner belebten und unbelebten Umwelt oder in sich selbst,
2. sie in ihrer **Qualität** zu identifizieren,
3. sie in ihrer **Intensität** zu regulieren,
4. sie in **Worte** zu fassen und zu kommunizieren,
5. sie kontextuell zu **reflektieren**,
6. zu ihnen angemessene **Handlungsantworten** zu kreieren und
7. diese zeitlich und kontextuell passend zu agieren, d.h. zu steuern.

Der Erwerb der emotionalen Kompetenz ist in der Mehrzahl psychogener Erkrankungen nicht gelungen (siehe Kap. 1.4: Krause). Ihre Entwicklung hat in diesen Fällen durch nicht entwicklungsförderliche Erfahrungen oder gar Traumatisierungen in der frühen Eltern-Kind-Beziehung Störungen erfahren und ist in deren Folge defizitär geblieben. Derartige Störungen der Entwicklung erfolgen häufig in den ersten Lebensjahren und unterliegen daher der frühkindlichen Amnesie. Um mit diesen früh erworbenen Störungen und Beeinträchtigungen der emotionalen Kompetenz therapeutisch effizient arbeiten zu können, hat sich in der internationalen Psychoanalyse schulenübergreifend das Paradigma der Intersubjektivität etabliert. Empathie, Resonanz und reflektierte Authentizität sind an die Seite der bewährten Stilmittel der seit S. Freud kontinuierlich fortentwickelten psychoanalytischen Behandlungstechnik getreten. Darüber hinaus haben sich als Fortentwicklung der psychoanalytischen Selbstpsychologie und der Säuglingsforschung die Stilmittel der Bildung *sekundärer Emotions-Repräsentanzen* durch spiegelnde und verbalisierende Interventionen herausgebildet und in der Breite der klinischen Praxis etabliert.

Dieses nur skizzenhaft dargestellte Ensemble verschiedener therapeutischer Interventionsmöglichkeiten zur Arbeit an der gestörten emotionalen Kompetenz verfolgt das gleiche Ziel, das S. Freud bereits mit seiner deutungsbasierten psychoanalytischen Methode verfolgte. Es geht darum, Patient:innen bei der Entdeckung zu unterstützen, dass sie bei der Verfolgung ihrer Lebensziele immer von Neuem in Zustände desjenigen emotionalen Erlebens geraten, die sie seit ihrer Kindheit unbewusst entwickelt haben, und dass sie zur Bewältigung dieser emotionalen Zustände *Modi der Anpassung und der Abwehr* entwickelt haben, die sie bis in die Gegenwart benutzen. Aber diese sind in der Realität der Gegenwart nicht (mehr) tauglich zur Bewältigung von Problemen und Konflikten.

›Modi der Anpassung‹, das sind nicht nur jene Verhaltensweisen, wie sie beispielsweise als Beziehungsmuster in der Übertragung auftauchen, sondern es sind vor allem auch psychische oder Ich-Funktionen, die nicht situationsadäquat ausgebildet sind (s. o. Winnicott).

Während der Geschichte der psychodynamischen Psychotherapien haben sich die Basics der Freud'schen Methode (Arbeit mit der Übertragung und Gegenübertragung, Deutung und Auflösung pathologischer Beziehungs- und Verhaltensmuster in einer Beziehungsatmosphäre therapeutischer Allianz) mit den Hintergrundannahmen der Triebtheorie etabliert und weitgehend bewährt. Aber die Erkenntnis, dass Affektsysteme – nicht duale Triebe – die tatsächlichen Motivationskräfte der Psyche sind, erfordert jetzt zu verstehen, dass die bisherige Theorie und Arbeitsweise Ergänzungen und Modifikationen benötigt. Das Rad der Psychoanalyse muss deswegen nicht neu erfunden werden. Bei der psychoanalytischen Arbeit muss jedoch der Bedeutung der Affektsysteme, anders als bislang den Trieben, mehr Aufmerksamkeit geschenkt werden. Und ebenso muss die Bedeutung der Ich-Funktionen für die Entwicklung der emotionalen Kompetenz neu verstanden werden; sie werden in den ersten Lebensjahren im Rahmen der Mutter-Kind-Beziehung[9] ausgebildet und sind zur Integration der Affektsysteme in das psychische System unverzichtbar.

Vor diesem Hintergrund steht im Kern der notwendigen Modifikation der bisherigen Behandlungspraxis eine Umkehrung der Arbeitsweise.

Für die meisten Psychoanalytiker:innen und Psychotherapeut:innen steht die Arbeit mit der Übertragung und der Gegenübertragung im Vordergrund der Aufmerksamkeit. Aufgrund des in der Beziehung erkennbaren Verhaltens (der Abwehr) ihrer Patient:innen erschließen sie, welche Affekte es sind, die die unbewusste motivationale Kraft für das Verhalten (die Abwehr) ihrer Patient:innen liefern. Das gelingt ihnen u. a. dadurch, dass sie mittels Empathie und Gegenübertragung erfassen, welche

9 Der Begriff *Mutter-Kind-Beziehung* wird in diesem Buch metaphorisch verstanden und bezeichnet über die Beziehung mit der Mutter hinaus all jene frühen Bindungsbeziehungen, welche einen *prägenden* Einfluss auf das Kind haben. Dazu zählen nicht nur familiäre Beziehungen (Vater, Geschwister, Großeltern), sondern darüber hinaus auch jene zu Pflegepersonen, die mit der regelmäßigen Betreuung (z. B. in Kitas und später in Schulen) beauftragt sind.

Emotionen/Affekte in ihnen auftauchen. Nach einem reflexiven Abgleich mit ihren psychodynamischen Hypothesen geben sie *Deutungen*, mit denen sie das Verhalten und die unbewusste Emotion in einen verständlichen Zusammenhang zu bringen versuchen. Aber das Stilmittel der Deutung, die einen Zusammenhang von Verhalten und Emotion kognitiv beschreibt, setzt die Reflexionsfähigkeit der Patient:innen voraus, mit der sie die Deutung verstehen und nutzen können. Dazu benötigen Patient:innen die Fähigkeit, Emotion und Abwehrverhalten gleichzeitig als zusammengehörig kognitiv erfassen und emotional spüren zu können. Nur dann können sie begreifen, dass der gedeutete Zusammenhang emotional zutreffend ist. Gelingen Patient:innen diese Mikroschritte mentaler Arbeit, so zeigt sich darin das Vorhandensein grundlegender Fähigkeiten der emotionalen Kompetenz: Sie können emotionales Fühlen und kontextuelles Denken zusammenführen, d.h. integrieren zu einem sinnvollen Zusammenhang. Damit verfügen sie über eine komplexe Vielfalt psychischer Funktionen, welche sie in die Lage versetzt, emotionale Kompetenz entstehen zu lassen.

Diese bereits von Freud entwickelte Methode setzt, damit sie transformatorisch wirksam ist, voraus, dass Patient:innen über ein Mindestmaß an emotionaler Kompetenz verfügen: Sie müssen reflexiv über ihr Verhalten nachsinnen können, um auf diese Weise emotional wahrnehmend zu entdecken, welche Emotionen sich in ihrem Verhalten Ausdruck verleihen. Das ist eine zweifellos wirksame Methode. Das emotionale Gefühl wird dabei zeitlich *nach* einem Mikroprozess reflexiven Denkens entdeckt. – Solche Art psychoanalytischer Arbeit ist allerdings nur mit strukturell gut integrierten Patient:innen möglich.

Die Mehrzahl der Patient:innen jedoch, die in die Psychotherapie kommen, verfügen gar nicht über diese Fähigkeiten zur emotionalen Selbstwahrnehmung und zum reflexiven Denken. Und manche regredieren genau in den Momenten, in denen ihre kritischen, unbewussten Emotionen berührt werden, auf die Entwicklungsstufe *vor* der Fähigkeit zur bewussten Selbstwahrnehmung und kritischen Selbstreflexion und reagieren auf Abwehrdeutungen möglicherweise mit Angst, Panik oder gar Dissoziation. Sie müssen diese Fähigkeiten der emotionalen Kompetenz überhaupt erst erwerben!

Aufgrund dieser Zusammenhänge muss im Zuge der Arbeit mit der Übertragung die emotionale Kompetenz des Patienten bzw. deren Mängel in den Vordergrund der Aufmerksamkeit gerückt werden, nicht das unbewusste emotionale Ausdrucksverhalten. Sobald das geschieht, entsteht eine Arbeitsweise in zwei Schritten: Zunächst werden diejenigen psychischen Funktionen bearbeitet, welche zur emotionalen Kompetenz befähigen. Im zweiten Schritt wird das Beziehungsverhalten im psychodynamischen Kontext bearbeitet, das – verstanden als Widerstandsverhalten[10] – den Zugang zu den basalen motivationalen Kräften – den Basisemotionen – verstellt.

Erst fühlen, dann denken, statt *erst denken, dann fühlen*. So lautet die Kurzformel der Umkehrung der bislang vielfach geübten Arbeitsreihenfolge.[11] Hinter dieser Reihenfolge verbergen sich zahlreiche mentale Arbeitsschritte, für die Patient:innen, die erst die dazu notwendigen psychischen Fähigkeiten erwerben und in gelingende Ich-Funktionen umsetzen müssen. Sie müssen

1. sich emotional selbst *wahrnehmen* können,
2. die Qualität der erfassten Emotion *differenzieren* können,
3. einen *regulierenden* Umgang damit finden und
4. die so neu entdeckte Emotion treffend *verbalisieren* lernen, ehe sie damit
5. *reflexiv*, d.h. in Beziehungszusammenhängen, *denken* können.
   Und selbst das ist nicht auf Anhieb einfach, denn zum reflexiven Denken gehört die weitere Fähigkeit,
6. sich reflektierte Zusammenhänge auf *imaginative* Weise bildlich-szenisch (im Als-ob-Modus der Mentalisierung) vorstellen zu können.

Im zweiten Teil des Buches wird beschrieben, wie mit diesen Zusammenhängen in der Praxis gearbeitet wird. Dabei wird deutlich werden, wie die beschriebene Zwei-Schrittigkeit des behandlungstechnischen Vorgehens in einem miteinander verwobenen Prozess von Sitzung zu Sitzung neu beginnt. Dabei geht das eine, die kontextuelle Reflexion von Fühlen und Verhalten, immer wieder aus dem anderen, dem sorgfältigen Erarbeiten der Emotionen des Moments, hervor. Wichtig ist dabei,

10 Hier wird Widerstand nicht verstanden als Ausdruck der Abwehr gegen das Bewusstwerden einer Triebregung, sondern als Abwehrverhalten, das im psychodynamischen Kontext verstanden werden muss, um erkennen zu können, wovor der Patient sich damit (bis dahin noch unbewusst) schützt, nämlich vor der Wiederholung einer schmerzlichen oder gar traumatischen Erfahrung in der therapeutischen Beziehung.

11 Historisch betrachtet findet sich in der Reihenfolge *erst denken, dann fühlen* die alte psychoanalytische Regel, dass erst die Abwehr und dann das Abgewehrte zu bearbeiten ist. Sie besagt: Damit ein Patient die Tätigkeit seiner Abwehr erkennen kann, ist ein selbstreflexiver (= denkender) Schritt notwendig, ehe das Abgewehrte (= der Affekt als Ausdruck des Triebes) fühlend erfasst werden kann (vgl. Greenson 1975, S. 108 ff.).

dass sich Therapeut:innen stets von Neuem fragen, welcher der beiden Aufgaben – Arbeit an den Fähigkeiten der emotionalen Kompetenz vs. Arbeit in der Übertragung mit dem unbewussten Verhalten der Patient:innen– von Moment zu Moment der Vorzug zu geben ist. Der stete Wechsel zwischen diesen beiden Arbeitsweisen, emotionsbasiert und psychodynamisch, führt dazu, dass die Patient:innen in kleinen Schritten ihre emotionale Wahrnehmungsfähigkeit verbessern, diese zunehmend gut kontextuell reflektieren können und dabei Schritt für Schritt entdecken, wie sich ihr Leben subjektiv als häufig wiederkehrende Erfahrung in Beziehungszusammenhängen verstehen lässt. So erwerben sie im Arbeitsstil der therapeutischen Sitzung auf implizite Weise die Fähigkeit, sich emotional fühlen, reflektieren und kontextuell verstehen zu können, und das in dieser Reihenfolge (vgl. Doering 2022; Klöpper et al. 2023). Darin besteht der zentrale transformatorische Effekt der Reifung der emotionalen Kompetenz, der mithilfe emotionsbasierter psychodynamischer Psychotherapieverfahren möglich ist.

1.6 Die Praxis

Die theoretischen Ausführungen, wie sie bis hierher dargestellt wurden, muten einigen Leser:innen vielleicht recht komplex an. Und Sie mögen sich fragen: Wie soll ich diese komplizierten Zusammenhänge denn bloß in der Praxis anwenden? Darum erfolgt hier ein kurzer Ausblick auf die vielfältigen Anwendungsmöglichkeiten, welche das Grundverständnis der psychodynamischen Psychotherapie unter dem Primat der Basisaffekte/-emotionen erlaubt.

Zunächst sei betont: Emotionsbasierte Psychotherapie ist nicht, wie man annehmen könnte, eine romantische Angelegenheit, bei der eine oberflächliche Gefühlsharmonie angestrebt wird. Annahmen dieser Art liegt das verbreitete Vorurteil zugrunde, die vorrangige Beachtung von Gefühlen führe dazu, dass dem wahren Ernst des Lebens und dessen schwierigen Herausforderungen aus dem Weg gegangen würde. Nur die Vernunft sei in der Lage, dem Verführungsdruck der Emotionen und Gefühle zu widerstehen.

Dieser Lebenspraxis der Vernunft, die zahlreiche Menschen vertreten, tritt der hier beschriebene Ansatz entschieden entgegen. Es werden damit nicht die romantischen, oft im Drama endenden Gefühle wie Liebe und Hass, sexuelles Verlangen, Gier und Sucht oder auch Blumengarten-Illusionen in den Vordergrund der Auseinandersetzung gestellt. Vielmehr wird ganz nüchtern festgestellt, dass *alle täglichen Verrichtungen* auf Emotionen und Affekten beruhen. Das allerdings wird uns Menschen in der Regel nicht bewusst.

Emotion ist die Reaktion des ZNS auf die Wahrnehmung eines Reizes.

Solch ein Reiz kann von außen oder von innen kommen und die Reaktion darauf verspüren viele Menschen häufig gar nicht als ein emotionales Gefühl, sondern lediglich als einen Handlungsimpuls, und sei er noch so gering. Jedem Handlungsimpuls liegt aber ein – überwiegend unbemerktes – emotionales Empfinden zugrunde, und sei es, dass wir beispielsweise nur mal eben aus dem Fenster schauen. Wir spüren kaum, dass irgendetwas unsere Neugier (= Emotion des Such-Systems) geweckt hat. Die meisten Handlungsroutinen des Alltags laufen vor dem Hintergrund unbemerkter Mikrosequenzen ab, die aus der Wahrnehmung eines Reizes und einer emotionalen Antwort des ZNS bestehen, die beide wiederum eine Handlungsreaktion (einen Impuls) zur Folge haben. Der gesamte Alltag von uns Menschen besteht aus Millionen solcher Mikrosequenzen, ohne dass wir eine bewusste Wahrnehmung für die Mikroschritte solcher Handlungssequenzen haben. Das ist die ökonomischste Art, wie das zentrale Nervensystem das psycho-physische Agieren des Menschen im Alltag organisieren kann. Auf dessen Kehrseite steht das Handeln im Stress. Es ist einem jeden Menschen wohlbekannt und in der Regel mit dem Empfinden verbunden, dass es sich dabei um eine kolossale Anstrengung handelt.

Es ist ein normales Phänomen, die vielen dezenten alltäglichen emotionalen Impulse, die ihrerseits Handlungsimpulse zur Folge haben und mit denen wir die Routinen des Tages bewältigen, nicht zu bemerken. Allerdings kann das Nicht-Bemerken von Emotionen besorgniserregend werden, wenn selbst starke Emotionen nicht wahrgenommen werden. Im Fall von psychischer Krankheit ist das Ausbleiben der Wahrnehmung solcher Makro-Emotionen ein Kennzeichen der Erkrankung. Als Makro-Emotionen bezeichne ich die alltäglichen emotionalen Gefühle wie Freude, Angst, Traurigkeit, Wut, Lust, Neugier, Interesse, Ohnmacht, Scham, Schuld und die vielen davon abgeleiteten ›kleineren‹ emotionalen Empfindungen, die das tägliche Leben begleiten. Wenn diese Emotionen nicht mehr wahrgenommen werden oder gar Zustände von Leere (Abwesenheit von empfundenen emotionalen Gefühlen) eintreten, so sind es Symptome einer psychischen Störung.

Emotionsbasierte psychodynamische Psychotherapie setzt an der Symptomatik psychischer Erkrankungen an, dem Nicht-Wahrnehmen-Können von Emotionen. Darin ist nicht allein die Wirkung von Abwehr zu erkennen, sondern die Folge eines primären Unvermögens im Sinne eines strukturellen Defizits.

Emotionsbasierte psychodynamische Psychotherapie stellt das theoretische Verständnis und die praktischen ›Werkzeuge‹ zur Verfügung, mit deren Hilfe die erkennbaren Defizite der emotionalen Kompetenz von psychisch erkrankten Menschen behandelt werden können. Und indem sie eine psychodynamische Methode ist, geht sie einen Schritt weiter und untersucht gemeinsam mit den Patient:innen die Zusammenhänge, die sich in ihren lebensgeschichtlich entstandenen, unbewussten Beziehungserfahrungen verbergen und die zur emotionalen Inkompetenz geführt haben.

Mit dem dualen Ansatz an der emotionalen (In-)Kompetenz der Patient:innen einerseits und an ihren unbewussten Beziehungserfahrungen andererseits ergeben sich vielfältige methodische Möglichkeiten, mit denen die emotionsbasierte psychodynamische Arbeit geleistet wird.

TEIL 1

Theoretische Grundlagen

KAPITEL 2

Erste Entwicklungsschritte des Kindes

Die psychische Reifungsentwicklung des Säuglings auf dem Weg bis zum Schulkind ist für beide, das Kind ebenso wie die Mutter (und alle weiteren prägenden Pflegepersonen) voller spezifischer Herausforderungen. Die dabei zu bewältigende Entwicklungsarbeit ist von schwer zu überblickender Vielfalt geprägt. Und die psychische Struktur, die sich auf diesem Weg möglichst differenziert entwickeln soll, ist hochkomplex. Psychoanalytiker:innen und Psychotherapeut:innen müssen in der Lage sein, diesen Entwicklungskomplex emotional und kognitiv sehr genau zu durchdringen. Denn das Verständnis der Reifungsentwicklung der kindlichen Psyche bildet eine wesentliche Basis dafür, psychopathologische Entwicklungen in ihren Details zu verstehen, und stellt die Grundlage dafür dar, die Wirkmechanismen der emotionsbasierten psychodynamischen Psychotherapie zu verstehen.

2.1 Implizites Lernen

Wie gelingt dem Neugeborenen die Entwicklung seiner Fähigkeiten, wenn er zunehmend rasch wächst und aktiver wird? Wie gelingt ihm die Entwicklung seiner motorischen und psychischen Funktionen, die sich in einem offensichtlichen Reifungsprozess entfalten? Die Antwort lautet: mithilfe von implizitem Lernen. Dazu ist der Säugling auf der Basis biologisch gegebener Präformierungen in der Lage. Aus dieser rudimentären mentalen und körperlichen Aktivität resultiert von Moment zu Moment *Erfahrung*. Diese ist aufgrund der in jedem Augenblick damit verbundenen Emotionalität motivierend wirksam. Die Reifung der psychischen und körperlichen Fähigkeiten des Kindes ist ein Entwicklungsprozess von kontinuierlich sich wiederholenden kreisförmigen Abfolgen von Handlungserfahrungen mit sich selbst und der Umwelt, begleitet von dabei auftretenden Emotionen. Implizites Lernen bildet die Basis dafür. Dazu ist das Kind von seinem ersten Lebenstag an befähigt.

Implizites Lernen ist das Ergebnis der angeborenen Fähigkeit, auf der Basis von Handlungsgeschehen mit dazu gehörigen emotionalen Gefühlen Erfahrungen zu bilden und diese repräsentational in den Speicherkernen des limbischen Systems im ZNS zu speichern. Als Ergebnis entstehen prozedurale Repräsentanzen, deren Inhalt dem Bewusstsein nicht zugänglich ist.

Ausgangspunkt für die Auseinandersetzung mit der Frage, wie dem Kind die Reifungsentwicklung gelingt, kann ein Blick auf das Konzept der Homöostase sein. »Homöostase bedeutet, dass lebende Organismen sich innerhalb eines begrenzten Bereichs physischer [und psychischer] Zustände befinden müssen« (Solms 2023, S. 146, Einfügung M. K.). Was dieser Satz bedeutet, wird rasch klar, wenn wir an die Körpertemperatur denken: Sie beträgt im Durchschnitt 36,5 °C und wird vom Körper stabil auf diesem Wert reguliert. Diese Temperatur kennzeichnet den alltäglichen Wohlfühlbereich. Sinkt sie ab oder steigt sie an, so sind für den Körper Maßnahmen erforderlich, um die Durchschnittstemperatur wiederherzustellen.

Das gleiche Prinzip gilt für das emotional-motivationale Selbsterleben. Lichtenberg 1991 (S. 40) beschreibt, dass Säuglinge in verschiedenen ›States‹ ihrer emotionalen Erregung leben: Non-REM-Schlaf, REM-Schlaf, ruhige Wachheit, aufmerksame Wachheit und Distress-Schreien. Diese Zustände von Säuglingen und Kleinkindern sind den meisten Erwachsenen wohlbekannt, obgleich sie auch nicht von allen bewusst wahrgenommen werden. Es lässt sich erkennen, dass die ruhige Wachheit ein hinsichtlich emotionaler Erregung mittlerer Bereich des Selbsterlebens ist, vergleichbar der durchschnittlichen Körpertemperatur auf der somatischen Ebene. Es ist ein Zustand emotionaler Homöostase, ein Zustand gelassener innerer Ruhe, der keiner regulierenden Aktivität bedarf. Säuglinge müssen die Fähigkeit, sich selbst im Bereich dieser fünf ›States‹ zu regulieren, erst erlernen, ehe sie von der Funktion zur Selbstregulierung etwa ab dem 6. Lebensmonat autonom Gebrauch machen können (Beebe & Lachmann 2004 (S. 91).

Implizites Lernen entsteht für den Säugling immer dann, wenn er aus inneren oder äußeren Gründen aus dem homöostatischen Zustand der ruhigen Wachheit herausgerät. Das ist im Säuglingsleben ganz überwiegend der Fall: Innere oder äußere Reize lassen das Kind aus dem Zustand der emotionalen Homöostase herausgeraten und fordern seine Aktivität heraus.

> Während also auf der somatischen Ebene der kontinuierliche Erhalt der Homöostase der Körpertemperatur unverzichtbar ist, ist es für den psychischen Entwicklungsprozess unverzichtbar, dass die emotionale Homöostase kontinuierlich gereizt und verlassen wird, damit Reifungsschritte in Form des impliziten Lernens angestoßen werden.

In der zweiten Hälfte des letzten Jahrhunderts hat eine große Gruppe von Psychoanalytiker:innen und Säuglingsforscher:innen untersucht und äußerst detailreich beschrieben, wie die psychische Reifungsentwicklung von Kindern im kontinuierlichen Austausch mit deren Bezugspersonen voranschreitet. Beatrice Beebe und Frank M. Lachmann (1998, 2004), Martin Dornes (1993a, 1993b, 2000, 2006), Robert Emde (1991), György Gergely und John S. Watson (2004), Lotte Köhler (1990, 1992), Joseph Lichtenberg (1990) und Daniel Stern (1979, 1992) haben als herausragende Autor:innen die Ergebnisse dieser Forschungsrichtung ausführlich dokumentiert. Stephan Doering (2022) hat – ausgehend von zahlreichen der von diesen Autor:innen beschrieben Befunde – differenziert ausgeführt, wie die Prozesse der impliziten Kommunikation im Eltern-Kind-Dialog ebenso wie auch in der therapeutischen Beziehung gelingen.[12]

Diesen Arbeiten ist gemeinsam, dass sie den menschlichen Säugling als ein primär und vom ersten Tag an aktives, kommunikatives Wesen beschreiben. Er wird ständig von den Basisemotionen (siehe Kap. 1.3) angestoßen, seine emotionale Homöostase zu verlassen. Er nimmt daraufhin Kontakt mit seiner Umwelt auf und tritt mit ihr in den Austausch, insbesondere mit seinen primären Bezugspersonen. Der Säugling ist dabei in der Lage, dank eines angeborenen Kontingenz-Entdeckungsmoduls (Fonagy et al. 2004), Zusammenhänge in genau dem Geschehen zu erfassen, das sich aufgrund seiner Aktivität ereignet (Beebe & Lachmann 2004, S. 86). Und er reagiert auf das Geschehen und auf die Reaktion seiner Umwelt augenblicklich emotional-affektiv (ebd., S. 88; Emde 1991, S. 765).

Immer von Neuem tritt der Säugling – angeregt von inneren oder äußeren Stimuli und die dadurch aktivierten motivational wirksamen Basisemotionen – mit seinen verfügbaren körperlichen und psychischen Mitteln in Handlungskreisläufe mit sei-

12 Es ist wichtig zu erkennen, aber auch zu unterscheiden, welche Gemeinsamkeiten die Prozesse der impliziten Kommunikation für die Entwicklung des kindlichen Selbst auf der einen und für die Reifung des Selbst in der therapeutischen Beziehung auf der anderen Seite haben. Das wird in Teil 2 dieses Buches ausführlich beschrieben.

ner belebten und unbelebten Umwelt ein. Er erkennt die sich ergebenden Handlung-Wirkung-Zusammenhänge und reagiert darauf mit emotionalen Gefühlen, positiv ebenso wie negativ – mit Lust und Freude einerseits und mit Frustration, Ärger oder schmerzhafter Enttäuschung andererseits. Im Erkennen der Handlung-Wirkung-Zusammenhänge und im Erleben der damit verbundenen Emotionalität findet kontinuierlich implizites Lernen von Handlung-Wirkung-Emotions-Komplexen statt. Und indem der Säugling in derartige Handlungskreisläufe mit seinen primären Bezugspersonen eintritt, ergeben sich Handlungsdialoge und daraus resultierende Beziehungshandlung-Erfahrungen, in denen sich zunehmend feste Verknüpfungen von Handlung und begleitenden Emotionen (Rituale) entwickeln. Dabei entstehen durch implizites Lernen allerfrüheste Beziehungserfahrungen, die in prozeduralen Repräsentanzen abgespeichert werden und auf diese Weise den Erfahrungen entsprechende Beziehungserwartungen entstehen lassen. Das ist auf der Grundlage der angeborenen Fähigkeit zur Kontingenzentdeckung möglich und wird vom Säugling sogar bereits in utero genutzt (Beebe & Lachmann 2004, S. 84 f.).

> Prozedurale Repräsentanzen sind die nicht bewussten, auf der Grundlage von implizitem Lernen entstehenden elementaren Bausteine, aus denen die ersten Grundstrukturen des Selbst hervorgehen.

Für das Verständnis der Wirkweise von psychodynamischer Psychotherapie ist es von entscheidender Bedeutung, diese Zusammenhänge emotional und kognitiv zu erfassen und zu erkennen, dass es sich dabei um *nicht bewusste* Abläufe und Prozesse handelt, die auch später der bewussten Erinnerung nicht zugänglich sind. Gleichwohl laufen derartige prozedurale Prozesse auch weiterhin und lebenslang in ähnlicher Weise ab. Die entstehenden prozeduralen Repräsentanzen sind lebenslang wirksam und nehmen unbewusst Einfluss auf das Erleben und Handeln des Individuums.

2.2 Der Start ins Leben

Das Kind ist bei seiner Geburt mit einigen rudimentären Fähigkeiten ausgestattet und tritt damit in die Welt belebter und unbelebter Objekte. Lediglich die Mutter ist dem Neugeborenen bei seiner Geburt bereits mit ihrer Stimme (Beebe & Lachmann 2004, S. 84), ihrem Geruch und der Dynamik ihrer gesamten Körperlichkeit vertraut:

Sie ist für ihn ein *Subjekt*, zu dem bereits seit der funktionellen Reifung seiner Sinnesorgane im Mutterleib eine intersubjektive Verbindung als eine Art Ur-Gewissheit entsteht. Die Mutter existiert für den Säugling bereits in utero als vertraute Sicherheit und Wärme gewährleistende Umwelt, bis diese immerwährende Existenz mit der Geburt schlagartig verlorengeht. Die permanente Existenz von körperlich umfassender Sicherheit und Wärme wird bei der Geburt eingetauscht gegen einen Raum, in dem sich die bereits präsente Suche (= Neugier/Interesse, eine Basisemotion) nach Stimulation in Verbindung mit der Bereitschaft zur Basisemotion der Aktivität (Lust auf Bewegung) entfalten kann. Augenblicklich aber entsteht mit der Geburt eine ›dialektische Spannung‹, weil all dies vom Kind gebraucht und auf rudimentäre Weise auch gewollt wird: umfassende Sicherheit und körperliche Wärme versus Verlangen nach Stimulation und Bereitschaft zur Aktivität. Ohne dass sich das Kind dessen bewusst wäre, entsteht nach der Geburt zwischen seinen passiven Bedürfnissen nach Sicherheit, Schutz, Nahrung und Wärme auf der einen und seinen aktiven Strebungen – Neugier, Interesse und Bewegungsdrang – auf der anderen Seite unvermeidlich eine konfliktartige Spannung, die sich in sofortiger diffuser Erregung und einer Aktivierung der Basisemotion des Verlassenheitspanik-Systems Ausdruck verleiht. Regulation und Stabilisierung sind dann augenblicklich notwendig. Die entstandene ›dialektische Spannung‹ kann nur durch eine Hierarchisierung der momentanen Wichtigkeit der konfligierenden Bedürfnisse bewältigt werden. Aber weder ein Regulationsvermögen noch die Möglichkeit zur Hierarchisierung seiner widerstrebenden Bedürfnisse stehen dem Säugling zur Verfügung. Für die Bewältigung dieser Aufgabe muss die Mutter ›einspringen‹, sie muss zum externen Teil des internen Systems ihres Kindes werden, sie muss einfühlend seinen inneren Zustand erfassen und regulatorisch und hierarchisierend für eine Beruhigung (= Wieder-Erreichen der Homöostase/Beruhigung) des Kindes zur Verfügung stehen.

> Mutter und Kind werden vom ersten Tag an zu einem *intersubjektiv-regulatorischen System*, von dem beide profitieren.

In diesem System erlangt das Kind Befriedigung seiner aktiven und passiven Bedürfnisse sowie Beruhigung seiner Emotions- und Erregungszustände und vice versa erlangt die Mutter (physisch messbar!) Beruhigung ihrer eigenen Erregung, sobald das Kind beruhigt ist. Danach kann sie sich wieder ihren individuellen Bedürfnissen und Notwendigkeiten zuwenden. Sorgfältige Untersuchungen der physiologischen Parameter beider, Mutter und Kind, haben nicht nur gezeigt, dass in den beschriebenen Situationen beide Beteiligte erregt sind; vielmehr ließ sich auch zeigen, dass der Zustand von Erregung und Beruhigung der Mutter stets dem Zustand des Kindes hinterherlief (z. B. Beebe & Lachmann 1988, 2004, S. 61 f.), d. h., dass die Mutter erst zur physiologischen (!) Ruhe finden kann, wenn es ihr gelungen ist, dem Kind Beruhigung zu vermitteln.

Wie noch zu zeigen sein wird, stellt das Zustandekommen dieses frühen intersubjektiven Systems die basale Voraussetzung dafür dar, dass dem Neugeborenen die physische und psychische Reifungsentwicklung gelingt. Oder anders ausgedrückt: Die Erfahrungen des Kindes im Aufwachsen in intersubjektiven Systemen/Beziehungen (mit Mutter, Vater und weiteren bedeutsamen Pflegepersonen) »wirken als starke Einflüsse auf die Entwicklung während der ganzen Kindheit fort und werden in ähnlichen Beziehungszusammenhängen während des ganzen Lebens aktiviert« (Emde 1991, S. 755).

> Als Basis für dieses intersubjektive Beziehungssystem fungiert das emotionale Band des evolutionär und damit primär gegebenen Bindungsbedürfnisses beider.

»Die zuerst von M. Balint vertretene These der von Anfang an bestehenden wechselseitigen Bezogenheit von Kind und Pflegeperson wurde in besonders nachdrücklicher Weise von John Bowlby [1984] verfochten« (Hartkamp 2002, S. 125). Nach Bowlbys Auffassung und wie später von der modernen Säuglingsforschung (z. B. Beebe & Lachmann 1998, 2004) nachgewiesen wurde, entstehen bereits in den ersten sechs Lebensmonaten die Grundlagen für Bindungsstile der Mutter-Kind-Beziehung, die bis ins Erwachsenenalter des Kindes stabil bleiben. Diese Ergebnisse ergänzend können Neurowissenschaften zeigen, dass es die Basisemotionen des ›Care-Systems‹ aufseiten der Mutter und des ›Systems der Verlassenheitspanik‹[13] aufseiten des Kindes sind, welche die emotional-affektiven Grundlagen für das primäre Bindungsbedürfnis aller Menschen und Primaten bilden.

13 Panksepp versteht die von ihm gedachten Basisemotionen als Systeme (siehe Kap. 1.3), die neben ihrem emotionalen Gehalt vor allem als motivationale Systeme wirksam sind.

2.3 Erste Schritte der Entwicklung emotionaler Kompetenz

Alle Aktivität des Menschen geht von Emotionen aus (Ekman et al. 1972; Emde 1991; Fonagy et al. 2004; Solms 2023). Ein Set von primären oder Basisemotionen (siehe Kap. 1.3) stellt das entscheidende ›agens movens‹ dar und ist Motivator der physischen und psychischen Aktivität.
Unter den Gefühlen der Basisemotionen sind die des Such-Systems »gewissermaßen unsere ›Standard‹-Emotionen« (Solms 2023, S. 103). Ohne es bewusst wahrzunehmen, ist ein Großteil menschlicher Aktivität ständig damit beschäftigt, für die alltäglichen Aufgaben des Lebens die situativ angemessenen Formen der Bewältigung zu suchen. Dem Säugling hingegen geht es damit anders als dem im Alltag etablierten Erwachsenen. Alles oder zumindest das Meiste, dem er täglich in seiner äußeren Welt begegnet, ist ihm neu, erregt seine Neugier und lässt ihn aktiv werden. Rasch bemerkt er dann aufgrund seiner Fähigkeit zur Kontingenzentdeckung, ob er mit seiner Aktivität Reaktionen bewirken kann, etwa ein Mobile in Bewegung versetzen, oder ob seine Aktivität wirkungslos bleibt. Vergnügen und Frustration sind die Folgen. Neugierde und Aktion sind die Modi, mit denen der Säugling seine Umwelt erkundet und in Mikroschritten impliziten Lernens erste Zusammenhänge erfasst, Erfahrungen sammelt und repräsentiert.

Ganz anders als dem Erwachsenen ergeht es dem Kind auch mit den Erfahrungen seiner eigenen Innenwelt. Was Erwachsene in größter Selbstverständlichkeit als Gefühle bezeichnen, als emotionale Stimuli, die wir in unserer inneren Welt erfassen können, ist für den Säugling ein noch unbekanntes Phänomen. Unbekannt bedeutet nicht unvertraut! Vielmehr ist der Säugling von zahlreichen emotionalen Stimuli bewegt und nimmt sie auch wahr: Er weint, lacht, wirkt zufrieden, er ist zornig, traurig, nachdenklich u. s. w. Sein Körper, seine Mimik und seine Bewegungen drücken innere Zustände aus, die der betrachtende Erwachsene als Ausdruck emotionaler Zustände des Kindes aufzufassen in der Lage ist. Der Säugling ›weiß‹ jedoch noch nicht, dass er fühlt, obgleich er fühlt (Fonagy et al. 2004, S. 160). Und erst recht ist er noch nicht in der Lage, seine Gefühle zu bewältigen. Vielmehr spürt er seine emotionalen Zustände als innere Erregung. Er ist somit wohl in der Lage, diese als angenehm oder unangenehm zu erfassen; allerdings können selbst angenehme Erregungen für ihn ins Unangenehme kippen, beispielsweise wenn sie zu intensiv werden.

Im Versuch zu verstehen, wie die Psyche des Kindes in einem Prozess der Entwicklung zu der emotionalen Kompetenz reift, die dem gesunden Erwachsenen eigen ist, gilt es diejenigen Schritte zu erfassen, die zu ihrem Erwerb befähigen. Denn diese

Schritte haben für das Verständnis der Arbeit in der psychodynamischen Psychotherapie höchste Bedeutung.

Die Basisemotionen, die der Säugling empfindet, gehen neurobiologisch verstanden vom Hirnstamm aus. Sie werden vom Mittelhirn detektiert sowie mit motorischen Efferenzen gekoppelt, woraufhin das mimische Ausdrucksverhalten der ausgelösten Emotionen entsteht. Das sind zunächst rein physiologische Prozesse, die für den Säugling subjektiv lediglich als Erregung spürbar sind. Sie können qualitativ in ihrem hedonischen Tonus als angenehm oder unangenehm erfasst werden. Aber diese Erregungen können von ihm noch nicht differenziert werden oder gar je einzeln als kognitiv erfassbare Qualitäten differenzierter emotionaler Stimuli begriffen werden.

Emotionale Kompetenz – die Fähigkeit,

1. Gefühle in ihren jeweiligen Qualitäten zu unterschieden und nuanciert zu empfinden,
2. sie bewusst wahrzunehmen,
3. als solche mental zu repräsentieren und
4. sie schließlich verbal auszudrücken,

muss erst in einem Prozess des schrittweisen Erwerbs während der Säuglings- und Kleinkindzeit entwickelt werden.

Psychoanalytische Säuglingsforscher:innen und die Vertreter:innen der Theorie der Mentalisierung gehen davon aus, dass »der Säugling die Gruppen der Signale für innere Zustände, die auf Kategorien diskreter Emotionen hinweisen, noch nicht wahrnimmt« (Fonagy et al. 2004, S. 159). Damit dem Säugling das gelingt, braucht es ein Gegenüber, welches ihm signalisiert, dass es die ihm innewohnenden Gefühle wahrnimmt. Das machen Erwachsene ihren Kindern gegenüber intuitiv, indem sie im emotionalen Austausch mit ihnen zum lautmalerischen ›affect-attunement‹ greifen. Damit bringen sie die im Säugling (und oft genug auch noch im Kleinkind) wahrgenommenen Gefühle lautmalerisch in melodiösen Tönen zum Ausdruck und in der Regel begleiten sie das mit einem zum empathisch wahrgenommenen Gefühl passenden mimischem Ausdruck. Dadurch, dass dieser Handlungsdialog des wortmalerischen und mimischen Gefühlsaustausches immer wieder geschieht, begreift bereits der Säugling mithilfe seines Kontingenzerkennungsmoduls, dass ein Austausch über seine inneren Zustände nicht nur möglich ist, sondern sogar zu einem vergnüglich-lustvollen Dialog werden kann. Auf diese Weise wird die Aufmerksamkeit des Kindes für seine emotionale Innenwelt und deren Reichhaltigkeit geweckt und gefördert. Und weil es aufgrund der Wirksamkeit seiner Spiegelneurone[14] (Bauer 2006) die Fähigkeit besitzt, den emotionalen Zustand des anderen, also der spiegelnden Pflegeperson, nicht nur zu erfassen, sondern ihn in sich selbst mit dem identischen Gefühl zu erleben, entsteht eine Akzentuierung des emotionalen Erlebens. Der wiederholte Ablauf der Affektspiegelung im Mutter-Kind-Spiel[15] ermöglicht die Aufmerksamkeit des Kindes für die Reichhaltigkeit seiner emotionalen Innenwelt und führt Schritt für Schritt dazu, dass es seine Emotionen schließlich auch ohne Affektspiegelung qualitativ differenziert wahrnimmt. Auf der Kehrseite hat eine geringe oder auch nicht erfolgende Spiegelung der Emotionen zur Folge, dass Kinder, die solches ›mismatch‹ erleben, mit einem Defizit in ihrer emotionalen Kompetenz groß werden.

Fonagy et al. 2004 (S. 161) »postulieren [...], dass das Wahrnehmungssystem zu Beginn des Lebens mit einem Bias ausgestattet ist, die Aufmerksamkeit der äußeren Welt zuzuwenden und diese zu erforschen, und dass Repräsentanzen in erster Linie auf der Basis exterozeptiver Reize aufgebaut werden. [...] Das heute vorherrschende bio-soziale Verständnis der emotionalen Entwicklung geht davon aus, dass Mutter und Säugling vom ersten Augenblick an ein affektives Kommunikationssystem bilden [...], in dem die Mutter durch die Modulierung der Affektzustände des Säuglings eine entscheidende interaktive Funktion erfüllt« (ebd. S. 163). Die Autor:innen beschreiben, »dass die mütterliche Affektspiegelung eine Art natürliches soziales Biofeedback-Training für den Säugling ist« (ebd. S. 170). Nach ihrer Auffassung ist die Fähigkeit des Säuglings, seine differenten Gefühle bewusst wahrzunehmen, davon abhängig, dass er auf der Grundlage des Feedbacks *sekundäre Repräsentanzen* seiner Emotionen bildet.

---

14 Spiegelneurone sind Nervenverbindungen im Gehirn, die beim Anblick mimischer Gefühlsausdrücke und Körperhaltungen anderer im Betrachtenden aktiviert werden. Sie bewirken, dass die bei anderen wahrgenommenen Emotionen im Betrachtenden selbst ausgelöst werden. Sie bilden die biologische Grundlage dafür, dass die Affektspiegelungen, die Betreuungspersonen anbieten, im Säugling wirksam werden können und deren emotionales Erleben zusätzlich verstärken.

15 Es sei darauf hingewiesen, dass im Zusammenhang der psychischen Entwicklung des Kindes die Formulierung ›Mutter-Kind‹ stets metaphorisch in dem Sinne zu verstehen ist und der Begriff ›Mutter‹ sowohl für die Personenbeziehung der beiden steht als auch für die Beziehungen mit weiteren entwicklungsrelevanten Bezugspersonen des Säuglings/Kleinkindes.

Sekundäre emotionale Repräsentanzen sind komplexe Speicherprodukte des Gehirns. In ihnen ist der primäre emotionale Stimulus des Säuglings, die Emotion, gekoppelt an die Art und die Qualität der Feedback-Erfahrungen mit den primären affektspiegelnden Pflegepersonen. Indem es sich dabei um eine *markierte Spiegelung* handelt, vermittelt dieses Feedback dem Baby zwei Informationen gleichzeitig:

1. Es wird durch die Spiegelung darauf aufmerksam, dass sein Erleben im Moment durch eine spezielle emotionale Qualität geprägt ist. Dass diese Spiegelung notwendig ist, hängt mit der Arbeitsweise des Gehirns zusammen. Die im Hirnstamm von Moment zu Moment entstehenden emotionalen Stimuli sind für den Säugling zwar als physiologische Erregungen spürbar. Aber um erkennen zu können, dass es sich dabei um eine differenzierte emotionale Qualität handelt, benötigt es den Reiz der Spiegelung. Das Gehirn ist daraufhin und, weil dies wiederholt geschieht, in der Lage, die spezielle vom Hirnstamm gebildete Emotion mit dem Informationsgehalt der Spiegelung (i. S. v. »Achtung, du spürst gerade Wut, Angst, Traurigkeit« u. s. w.) als je eigenständige emotionale Qualität repräsentational zu speichern. Das Kind entwickelt damit die Fähigkeit, seine Emotionen qualitativ zu identifizieren und zu differenzieren.
2. Die Markierung der Spiegelung besteht darin, dass ihr gleichzeitig eine zweite handlungsdialogische Botschaft beigefügt wird. Mimisch, gestisch und prosodisch wird beispielsweise zum Ausdruck gebracht, dass die Wut nicht so schlimm ist, dass die Angst rasch vorbeigeht, dass die Traurigkeit tatsächlich schwer auszuhalten ist u. Ä. Solcherart Markierung stärkt das Bindungsempfinden. Vor allem aber gibt die Markierung Orientierung hinsichtlich ihrer subjektiven und intersubjektiven Bewertung der Emotion. Und sie wirkt regulativ auf die mit der Emotion verbundene Erregung.

> Das Individuum erfasst erst durch den nicht bewusst erfolgenden mentalen Abgleich eines emotionalen Stimulus mit seinen sekundären Repräsentanzen die emotionale Qualität des wahrgenommenen Stimulus und dessen subjektive sowie intersubjektive Wirkung. Sekundäre Repräsentanzen vermitteln dem Individuum implizit erworbenes, emotionales Beziehungswissen über sich und andere. Deren Erwerb geschieht im Rahmen eines sozialen Biofeedbacks vom ersten Lebensjahr an und wird später mittels Wortsprache fortgesetzt.

Dieser Zusammenhang macht deutlich, dass die Entwicklung der emotionalen Kompetenz des heranwachsenden Kindes in Relation steht zur Qualität des affektspiegelnden Austausches in den primären Dyaden, in denen es aufwächst. Dabei besteht ein weiterer wichtiger Aspekt darin, dass die sekundären emotionalen Repräsentanzen eine Koppelung an den zutreffenden Sprachbegriff des betreffenden Gefühls erfahren müssen. Denn zum bewussten Wahrnehmen und mentalen Umgang mit einer Emotion ist die Sprache unverzichtbar (siehe Kap. 3.6; vgl. auch Lorenzer 2002, S. 167 ff.). Erst Sätze der stillen inneren Zwiesprache wie »ich habe Angst« oder »ich bin wütend« ermöglichen es uns Menschen, mit Gefühlen angemessen umzugehen.

Die Fähigkeit zur Verbalisierung emotionaler Zustände bildet die Voraussetzung für die weitere Entwicklung emotionaler Kompetenz. Und wie dargestellt, gelingt dieser Entwicklungsprozess nur auf der Basis von Beziehungen, die als ein intersubjektiv agierendes System funktionieren, worin die Partner handlungsdialogisch miteinander kommunizieren. Handlungsdialog ist die ›Sprache‹ in Eltern-Kind-Beziehungen, solange die Wortsprache noch nicht erworben worden ist.

2.4 Implizit-prozedurales Beziehungswissen

Die jüngeren Theorien der Säuglingsforschung und der Bindungstheorie sowie die Theorien der Mentalisierung und der Neurowissenschaften sind darin einig, dass die Entwicklungszeit des Kindes vor dem Erwerb der Sprache nicht szenisch erinnert werden kann; sie unterliegt der frühkindlichen Amnesie. Die Fähigkeit zur bewussten szenischen Erinnerung entsteht erst, sobald die Hirnrinde[16] (der Kortex) die Kapazität zur Speicherung bildhaft szenischer Erfahrung entwickelt hat. Diese Form der symbolischen Repräsentation erfolgt in der Großhirnrinde, die biologisch erst in den Jahren nach der Geburt ausgebildet wird. Im Zeitraum vor deren Speicherkapazität speichert das im Mittelhirn gelegene limbische System die Erfahrungen des Kleinkindes als prozedurale Repräsentanzen des implizit erworbenen Beziehungswissens ab. Dieses Wissen ist »nicht-symbolisch, nonverbal, prozedural und unbe-

16 Der Säugling wird mit einem rudimentären Kortex geboren, der besonders in den ersten Lebensjahren an Volumen zunimmt und rasch mit den Zentren des Mittelhirns und des Hirnstamms synaptisch vernetzt wird. Die Hirnreifung ist erst gegen Ende des zweiten Lebensjahrzehnts abgeschlossen und geht danach über in einen Zustand lebenslanger weiterer Reifungsschritte.

wusst in dem Sinne, dass es nicht bewusst reflektiert wird« (Stern 2005, S.123). Es vermag seine Wirkung lebenslang zu entfalten (Solms 2023) und hat für das psychodynamische Verständnis während der psychotherapeutischen Arbeit große Bedeutung.

Die Boston Process of Change Study Group (BPCSG) hat 1998 die Ergebnisse ihrer breit angelegten Studie zu der Frage vorgelegt, was in psychodynamischen Psychotherapien Veränderungen bewirkt. Darin entwickeln die Autor:innen die »Psychologie von der Sprache und den konzeptuellen Rahmenbedingungen der Psychoanalyse weiter zu neuen Vokabeln der Chaos-Theorie und non-linearen dynamischen Systemen, indem sie versuchen, den Fortschritt [›process‹ im Orig.] in der therapeutischen Interaktion zu beschreiben« (Sander 1998, S.280, Übersetzung M.K.). Nach ihrer Auffassung hat sich das Verständnis von Veränderungen im therapeutischen Prozess gewandelt, indem Einsicht und Deutung von Unbewusstem gegenüber der Beschreibung von Veränderungen der Organisation des Bewusstseins in den Hintergrund treten.

> »Diese Veränderungen des Bewusstseins kommen zustande durch Momente der geteilten Aufmerksamkeit – die von Tronick [in ders. Veröffentlichung] angenommenen Zustände dyadischen Bewusstseins – zwischen Patient und Therapeut, worin sie ›Momente der Begegnung‹ in ihrer ›intersubjektiven Umgebung‹ erfahren. Mit diesem Wechsel des Erklärungsmodells richten wir unser Denken aus an neuen Informationen über die Arbeitsweise des Gehirns, wenn dieses Wahrnehmung und Erinnerung speichert und die Morphologie des Gehirns geformt wird von früher Erfahrung« (Sander 1998, S.280, Übers. und Anm. in eckigen Klammern: M.K.).

Mit Blick auf die Arbeitsweise des Gehirns schreibt Solms über 30 Jahre später:

> »Lernen verlangt Bewusstsein, während wir nach und nach das Vertrauen in unsere neu erworbenen Vorhersagen stärken. Das Ideal allen Lernens aber ist die Automatisierung. [...] Dies geschieht bis hinunter zur Ebene der Systeme des nicht-deklarativen Gedächtnisses. Das Ziel des Lernens aus Erfahrung besteht darin, möglichst viele Langzeiterinnerungen aus dem deklarativen in den nicht-deklarativen Zustand zu versetzen [...] Die nicht-deklarative Erinnerung ist die zuverlässigste Form der Erinnerung [...] Viele Langzeitvorhersagen werden direkt ins nicht-deklarative Gedächtnis konsolidiert, und die meisten Formen des Lernens finden in beiden Systemen gleichzeitig statt. [...] Das

wichtigste Merkmal nicht deklarativer Erinnerungen ist die Tatsache, dass sie nicht deklarativ sind. Sie erzeugen prozedurale Reaktionen, während deklarative Erinnerungen erlebte Bilder generieren. Dies deckt sich mit einem anatomischen Unterschied: deklarative Erinnerungen sind kortikal, nicht-deklarative hingegen subkortikal« (2023, S. 209 f.).

Beide Forschungszweige, die Säuglingsforschung ebenso wie die Neurowissenschaften, unterscheiden zwischen den prozeduralen, nicht-deklarativen und den szenisch-deklarativen Erinnerungen. Die Neurowissenschaften lassen verständlich werden, warum Erfahrung in den ersten beiden Lebensjahren anatomisch anders als später abgespeichert wird: Die Hirnrinde muss nach der Geburt erst anatomisch und physiologisch entwickelt werden, ehe sie die komplexen Funktionen der Speicherung und und informellen Vernetzung leisten kann, die das adulte Gehirn auszeichnen. In der Zeit bis dahin wird Erfahrung im handlungsdialogischen Modus des Austausches mit den wichtigen Pflegepersonen erworben und im limbischen System des Mittelhirns als prozedurale (d. h. körpersprachlich ausgetauschte) Erinnerung ohne verbal-sprachliche Verknüpfung gespeichert. Zeitgleich mit dem im zweiten Lebensjahr einsetzenden Spracherwerb und dem fortschreitenden Wachstum der Hirnrinde wird es möglich, dass szenisches Erleben bildhaft gespeichert werden kann. Erfahrung wird damit nach den bereits bei der Geburt vorhandenen olfaktorischen und akustischen Fähigkeiten in weiteren sinnlich wahrnehmbaren Qualitäten gespeichert: motorisch, körperlich, bildlich und verbal symbolisiert. Die fortschreitende Sprachentwicklung, deren Daten ebenfalls in der Hirnrinde gespeichert werden, lässt schrittweise weitere Fertigkeiten des Kindes entstehen: die Fähigkeit, szenisch abgespeicherte Erfahrung zunehmend komplex zu Episoden und Geschichten zusammenzufügen. Damit taucht das szenisch-deklarative Gedächtnis auf und daraus geht das biografische Gedächtnis hervor, gemeinsam mit der Entwicklung narrativer Fähigkeiten.

Welche Bedeutung die Ergebnisse der BPCSG und der neurowissenschaftlichen Forschung für die zeitgemäße emotionsbasierte psychodynamische Psychotherapie haben, zeigt sich, wenn verständlich und vorstellbar wird, dass die Inhalte des nicht bewussten prozeduralen Gedächtnisses eine lebenslange Wirkung entfalten.

Die Inhalte des prozeduralen Gedächtnisses

1. werden in der präverbalen Entwicklungszeit des Kindes auf dem Wege impliziten Lernens erworben;
2. sie bilden die unbewusste Wissens-/Erfahrungsbasis dafür, welche Möglichkeiten und Unmöglichkeiten in den Primärbeziehungen bestehen, vital zu sein;
3. sie wirken auf selbstverständliche Weise lebenslang;
4. sie wirken außerhalb der bewussten Aufmerksamkeit;
5. sie haben unbewusste Erwartungen zur Folge, die sich in anderen Beziehungen auswirken;
6. sie beinhalten normales und pathologisches Beziehungserfahrungswissen;
7. sie können durch lebenslange Updates neuerlicher Erfahrung im gleichen emotionalen Kontext ›überschrieben‹ werden.

Mit diesen Beschreibungen auf der Grundlage der Säuglingsforschung und der Arbeit in der psychotherapeutischen Prozessforschung nehmen die Forscher:innen der BPCSG Ergebnisse vorweg, die mehr als drei Jahrzehnte später miteinander vergleichbar aus der Hirnforschung (s. o.) beschrieben werden.

Weiter zeigen psychoanalytische Säuglingsforscher, dass sie die affektiv aufgeladenen »Momente der Begegnung« für die entscheidenden Ereignisse halten, welche das implizite Beziehungswissen sowohl in der Eltern-Kind-Beziehung wie auch in der Psychotherapie ›katalysieren‹: »Im Verlauf dieser fortwährenden, auf Gegenseitigkeit beruhenden Regulation innerhalb der Beziehung wird der interaktive Bereich zwischen Kind und Pflegeperson immer komplexer und besser ausdrückbar und gibt Anstoß zum Auftreten immer neuer Formen der Interaktion« (BPCSG 1998, S. 286). Ähnlich sehen es auch Beebe und Lachmann (1994, 2004), wenn sie die Auffassung vertreten, dass es »Momente erhöhter affektiver Aufmerksamkeit« sind, die sowohl in der Mutter-Kind-Dyade als auch in der Erwachsenentherapie zu den »Drei Prinzipien der Heilung« gehören. Diese sind:

1. Die kontinuierliche gegenseitige Regulation des Emotions- und Erregungslevels der Beziehung.
2. Die permanente Beachtung der unvermeidlichen Prozesse von Unterbrechung und Wiederherstellung (disruption and repair) der Bindung im Prozess der Beziehung.

3. Die kontinuierliche Beachtung von Momenten erhöhter affektiver Aufmerksamkeit« (hightened affects) sind die drei Prinzipien der Heilung (Three Principles of Salience) in jeder Beziehung, besonders der therapeutischen (Beebe & Lachmann 1994, 2004, S. 163 ff.).

Margaret Lyons-Ruth fasst den Standpunkt der BPCSG in den gleichen therapeutischen Situationen so zusammen: »Solche Momente der intersubjektiven Begegnung werden von Kindern und Eltern erfahren und im impliziten Beziehungswissen repräsentiert. Sie werden ebenso in der Patient-Therapeut-Interaktion erlebt und daraus resultieren ähnliche Veränderungen im impliziten Beziehungswissen des Patienten. Solche ›Momente der Begegnung‹ zwischen Patient und Therapeut mögen zum Gegenstand von Interpretationen werden oder auch nicht. In jedem Fall öffnen solche Begegnungsmomente den Weg dafür, dass sich immer komplexere und kohärentere Formen des Zusammenseins entwickeln können und damit assoziiert Veränderungen im impliziten Beziehungswissen beider repräsentiert werden« (ebd. S. 288, Übersetzung M. K.).

Ich möchte betonen und ausdrücklich darauf aufmerksam machen, dass die beiden Forschergruppen, die BPCSG sowie Beebe und Lachmann auf der Basis ihrer jahrzehntelangen gemeinsamen Forschung,[17] wiederholt hervorheben, wie umfangreich die grundlegenden Gemeinsamkeiten in den Modalitäten reifungsfördernder Reaktions- und Handlungsweisen in der Mutter/Eltern-Kind-Beziehung und der therapeutischen Beziehung sind. Das wird in Teil 2 des Buches aufgegriffen und vertieft.

2.5 Der rote Faden der Entwicklung im ersten Lebensjahr

Sobald es gelingt zu verstehen, dass die in den Speicherkernen des limbischen Systems abgelegten prozeduralen Repräsentanzen eine immense Menge an implizit erworbenem Beziehungswissen bergen, taucht ein roter Faden des Verstehens für die komplexen Zusammenhänge der psychischen Entwicklung des Säuglings auf seinem Weg zum Kleinkind auf. Wenn wir die bisherigen Entwicklungsschritte zusam-

---

17 Beebe und Lachmann haben über 30 Jahre gemeinsame Forschungstätigkeit durchgeführt und dabei regelmäßig einmal pro Woche die Ergebnisse ihrer Arbeit miteinander besprochen (persönliche Mitteilung von Lachmann).

menfassen, so werden die Zusammenhänge und deren Bedeutung für die Entwicklung der Psyche des Kindes deutlich.

Der Säugling wird mit rudimentären psychischen Funktionen geboren, die ihm vom ersten Lebenstag an eine primäre Aktivität ermöglichen. Mithilfe des ebenfalls angeborenen Kontingenz-Erkennungsmoduls ist er in der Lage, Zusammenhänge zwischen seinem Tun und dessen Folgen, dem Geschehen in seiner Umwelt, zu begreifen. Zu dieser Fähigkeit eines basalen Kontextverständnisses gehört im Besonderen, dass das Kind in der Lage ist, im Handlungsdialog mit seinen prägenden Pflegepersonen die Existenz emotionaler Zusammenhänge zu erfassen.

Die im Handlungsdialog entstehenden Eltern-Kind-Dyaden haben im Zuge ihres kontinuierlich erfolgenden emotionalen Austausches die Wirkung von funktional wirksamen Systemen. Derartige dyadisch-intersubjektive Beziehungssysteme haben die Eigenschaft, die Entwicklung von sich selbst organisierenden und sich permanent weiterentwickelnden intrapsychischen Strukturen anzustoßen.

Das heißt: Im Verlauf der Entwicklung der intersubjektiven Beziehungssysteme in den Eltern-Kind-Dyaden entstehen auf der Basis emotionaler Erfahrungen im Miteinander-Sein zunehmend differenzierte intrapsychische Strukturen, die sich *in beiden* ständig weiter ausdifferenzieren.

Diesen Zusammenhang zu verstehen, ist enorm wichtig. Denn darauf basiert das Verständnis der Entwicklung der Struktur der Psyche und das Verständnis von psychodynamischen Zusammenhängen, mit deren Hilfe psychogene Erkrankungen erst begriffen werden können. Psychodynamik beschreibt das Wechselspiel und die Austauschprozesse emotional-intersubjektiver Abläufe in Beziehungssystemen der Gegenwart und in Relation zu den sie bedingenden Austauschprozessen in der Vergangenheit. Und die entstehenden Repräsentanzsysteme als Bestandteile der Struktur der Psyche tragen die Ursache für die Zusammenhänge von Entwicklung und Pathologie in sich.

Der Prozess der intrapsychischen Strukturbildung ist ein Reifungsprozess. Er setzt in beiden am intersubjektiven System der Beteiligten ein. Dabei werden in Beziehung entstehende Erfahrungen in Form von prototypischen Repräsentanzen abgespeichert. Das bedeutet, es werden die miteinander ausgetauschten Handlungen und Gefühle mit den dabei gleichzeitig erfolgenden intrapsychischen Reaktionen, in der Regel weiteren begleitenden Gefühlen[18], verknüpft. Der gesamte Komplex derartiger, stets subjektiver Erfahrungen wird in prototypischer Gestalt seiner mentalen Zusammenhänge in den Repräsentanzen des synaptischen Netzwerks des ZNS abgelegt. Dieser Prozess der Entwicklung der psychischen Strukturbildung geht – insbesondere beim Kind – einher mit der parallel erfolgenden biologischen Hirnreifung. Es finden also im Kind zwei gleichzeitige Entwicklungsprozesse statt. Das Gehirn schafft bei seiner Reifung und Entwicklung die anatomischen und physiologischen Voraussetzungen dafür, dass die psychologische (= emotional erlebte) Dimension der Beziehungserfahrung in den vielfältigen Speicherzentren des ZNS repräsentiert und neuronal vernetzt werden kann. ›Hardware‹ (die organische Gehirnstruktur) und ›Software‹ (die psychische Struktur der in vielfältigen Modi verknüpften und gespeicherten Beziehungserfahrungen) entstehen während dieser Entwicklung gewissermaßen Hand in Hand, jedenfalls bis in die späte Adoleszenz zeitlich parallel.

Bei diesem Prozess der parallel verlaufenden ›Hard- und Software‹-Entwicklung während der ersten Lebensjahre wird die emotionale Erfahrung des intersubjektiven Geschehens innerhalb der Kind-Pflegepersonen-Systeme in Form von *Repräsentanzen* abgebildet.[19]

---

18 Handlungsabläufe in Beziehungen mobilisieren die primär kategorialen Emotionen, beispielweise Freude, Ärger, Schmerz, Traurigkeit, Angst u. Ä. Daneben entstehen zugleich sekundär reaktive Empfindungen wie Lust auf Wiederholung der Freude, Irritation und Verunsicherung gegenüber einer Ärger oder Schmerz auslösenden Person, Sehnsucht nach Sicherheit bei Traurigkeit, Angst vor deren Wiederholung u. v. a. m.

19 Hier muss auf eine Diskrepanz hingewiesen werden, wie sie in der Konzeption der Repräsentanz zwischen Säuglingsforschung und Neurowissenschaften auftaucht. Säuglingsforscher:innen beschreiben, dass Repräsentanzen das repräsentierte Handlungsgeschehen gemeinsam mit dem emotionalen Erleben abspeichern. Dagegen beschreiben Neurowissenschaftler:innen Repräsentanzen als Speicherproduktion von Handlungserfahrung, deren emotionaler Gehalt jeweils neu gebildet wird, sobald der Inhalt der Repräsentanz aktiviert wird (persönliche E-Mail-Mitteilung Solms 2025). Phänomenologisch haben beide Konzeptionen zur Folge, dass die Aktivierung von prozeduralen Repräsentanzen mit dem Erleben der ursprünglichen Emotionen einhergeht.

Die immense Vielzahl handlungsdialogischer Beziehungserfahrungen integriert sich während der ersten zwei bis drei Lebensjahre zur Gestalt des implizit-prozeduralen Beziehungswissens. Das geschieht, indem ein umfangreiches psychisches Netzwerk der entstehenden Repräsentanzen gebildet wird. Dafür stellt das Gehirn sein komplexes neuronales Netzwerk zur Verfügung. Im Laufe dieses Entwicklungsprozesses entsteht

- die Basis der emotionalen Kompetenz des Kindes in Abhängigkeit von der Qualität und Differenziertheit des emotionalen Austausches in den Eltern-Kind-Beziehungen;
- die erste, grundlegende emotionale Erfahrungsbasis für das subjektive Beziehungserleben des Kindes und bildet sich in den handlungsdialogisch organisierten Repräsentanzsystemen ab.

Darin wird die Grundlage dafür gelegt, dass und wie intersubjektives Handlungserleben unmittelbar mit Gefühlserleben verbunden ist.

Diese Entwicklung implizit-prozeduralen Beziehungswissens und der aufkommenden emotionalen Kompetenz erfolgt *zeitlich vor und während* der Entwicklung der differenzierten Wortsprache. Auf diese Weise entsteht ein präverbaler und somit auch präreflexiver (!) Anteil der psychischen Struktur. Dieses präverbale Beziehungswissen bleibt lebenslang existent. Es ist dem Bewusstsein nicht zugänglich. Es nimmt aber lebenslang psychodynamischen Einfluss auf das emotionale Selbsterleben.

Das alles heißt, dass in den ersten beiden Jahren des Lebens der Grundstock für die unbewusste Dimension des späteren Beziehungserlebens gelegt wird.

Die während dieser Entwicklung entstehenden prozeduralen Repräsentanzen können allerdings zeitlebens auf der Grundlage weiterer Beziehungserfahrungen fortentwickelt und differenziert werden. Das stellt einen Ansatzpunkt dar für die Möglichkeit transformativer Prozesse, wie sie mit der emotionsbasierten psychodynamischen Psychotherapie eingeleitet werden können.

2.6 Der Erwerb der Sprache und die Entwicklung von Bewusstheit

Im zweiten Lebensjahr setzt der Gebrauch der Sprache ein. Darin zeigt sich der Übergang des Säuglings vom körperlich handelnden zum mental aktiven Kleinkind. Geistig-expressive Aktivität beginnt zunehmend neben die körperlich-motorische zu treten. Mit seinen ersten Begriffen wie z. B. ›Mama‹ bringt das Kind den Beginn des Begreifen-Könnens zum Ausdruck, dass die Bezeichnung ›Mama‹ etwas anderes ist als das Bezeichnete. Das kurzfristige Verweilen des Kindes in der *Ein-Begriff-Sprache* lässt den Beobachtenden erkennen, dass der Mama-Begriff noch Teil einer inhaltlich reichhaltigen Interaktion ist: Hunger, Angst, Traurigkeit, Schmerz, Müdigkeit, Unbehagen, Langeweile, Neugier, Ärger u.v.a.m. wird damit an die Mutter herangetragen, damit sie hilfreich regulierend aktiv wird. Das Kind steht noch vor der Schwelle des Erwerbs der Viel-Wort-Sprache. Erst deren Erwerb geht damit einher, dass die ›Handhabung‹ von Bezeichnungen in zunehmender Differenzierung als Austausch mentaler Inhalte entwickelt werden kann. Die Kommunikation wird zunehmend vom verbalen Dialog übernommen. Und was dabei entsteht, ist Bewusstheit, eine neue Qualität mentaler Aktivität.

Wenn wir den Beginn des Entwicklungsprozesses zur Sprachfähigkeit zu dem Zeitpunkt ansetzen, an dem Kinder mit der Nutzung des Begriffs ›Mama‹ anfangen, so ist das nur zu einem Teil zutreffend. Sofern wir Sprache als mentales Kommunikationswerkzeug, als Mittel der Bezeichnung verstehen, so zeigt die Verwendung des Mama-Begriffs gewiss den Beginn des Spracherwerbs in Gestalt des Sprechens an. Sofern wir aber Sprache als Werkzeug des mentalen Austausches über zu Bezeichnendes verstehen, so ist dessen Beginn weit früher erkennbar. Die Säuglingsforschung (siehe Kap. 2.2) beschreibt das ›affect-attunement‹ als frühe Form der Kommunikation über emotionale Zustände. Alfred Lorenzer (2002) spricht abstrahierend von der ›Sachvorstellung‹, die dabei ausgetauscht wird: Emotionen sind die ›Sachen‹, die lautmalerisch kommuniziert werden. In Anlehnung an S. Freud verwendet er die Begriffe ›Wortvorstellung‹ und ›Sachvorstellung‹ und beschreibt mit deren Hilfe minutiös, wie er die Entwicklung der Sprachfähigkeit versteht. Erst wenn es gelingt, die komplex verwobenen Zusammenhänge zwischen Sach- und Wortvorstellung beim Erwerb der Sprachfähigkeit zu verstehen, kann nachvollzogen werden, welche Bedeutung die Sprache für das Gelingen der Reifungsentwicklung der Psyche hat.

Nach Lorenzer geht die Sprache aus dem Interaktionsspiel zwischen Mutter und Kind hervor. Dabei bietet die Mutter dem Kind beispielsweise immer wieder und vor allem unterschiedlich den Klang ›Mama‹ an. Das akustisch hörbare Klangbild

›Mama‹ gehört wie alle mütterlich-kindlichen Interaktionsspiele zu den frühesten »einsozialisierten Interaktionsformen. […] Die Mutter tritt nicht irgendwann einmal zu den Interaktionen des Kindes hinzu, sondern ist schon immer Teil dieser Interaktionen gewesen. Wie komplex auch der mütterliche Part der Mutter-Kind-Einheit zusammengesetzt sein mag […], das Kind im Uterus ist doch schon in diese Praxis eingebettet. Seine Interaktion ist ab ovo Teil menschlicher Praxis, seine Interaktionsformen sind als Erinnerungsspuren an das lebenspraktische Zusammenspiel mit der Mutter in seinen Körper eingelassene, soziale ›Praxisfiguren‹« (Lorenzer 2002, S. 163).

Für das Verständnis der Entwicklung von Bewusstheit – und darum geht es, wenn die Entwicklung der Sprachfähigkeit verstanden werden soll – ist es unerlässlich, erkennen zu können, dass die klanglich differenziert gehandelte Kommunikation, also der in der gesprochenen Sprache enthaltene Handlungsdialog der Säuglingszeit, die Brücke bildet vom nicht bewussten zum bewussten Gewahrsein.

> Bewusstheit ist geprägt durch die Fähigkeit, den eigenen emotionalen Zustand reflektieren zu können. Das ist eine höhere kognitive Fähigkeit als die der bloßen Wahrnehmung des eigenen Zustandes. Durch den Erwerb der Fähigkeit zur Selbstreflexion wird der Mensch vom emotional-impulsgesteuerten Wesen zum mental-reflektierenden Akteur in seiner Umwelt.

Lorenzer beschreibt, dass der Erwerb der Sprache die zentral wichtige Voraussetzung für diese Entwicklung darstellt und wie sie geschieht.

Indem die Mutter sich immer wieder als ›Mama‹ bezeichnet, signalisiert sie dem Kind ihr Mama-Sein, sie fügt die Bezeichnung mit dem Bezeichneten zusammen. Damit »schließt sich der zweite Kreis der Situationsregistrierung [des Kindes], [es] tritt neben den sensomotorischen Situationsniederschlag (die unbewusste Interaktionsform) ein lautsensorisch-motorischer Erfahrungskreis« (S. 163). Die nicht bewusste Erfahrung nennt Lorenzer »Praxisfigur«. Sie stammt aus der Mutter-Kind-Interaktion. Dieses prozedurale Beziehungswissen erfährt mit dem ›Mama‹-Begriff eine transmodale Überführung in den Bereich des Mentalen: Die wiederkehrende Erfahrung der reichhaltigen mütterlichen Klanghandlung ›Mama‹ lässt die Sachvorstellungen zahlloser Handlungsepisoden vom ›Erleben-und-Gefühl-mit-Mama‹ zur Wortvorstellung ›Mama‹ werden. Damit wird zugleich die Basis gelegt für die Entwicklung der deklarativen Mutter-Repräsentanz, worin der Ein-Wort-Begriff ›Mama‹ eine Vielzahl von Erfahrungen vereint.

Mit dem Beispiel des Entstehens der sprachlichen Verwendung des Mama-Begriffes ist beschrieben, wie die Fähigkeit des Kindes entsteht, die Vielzahl seiner Erfahrungen (Sachvorstellungen) generalisieren und mental transformieren zu können zu Bezeichnungen (Wortvorstellungen), aus denen sich im Zuge einer mehrjährigen Entwicklung die generelle Sprachfähigkeit des Heranwachsenden entwickelt. Dabei ist es die *Sprech-Handlung* der Mutter, welche die Entwicklung der *Sprach-Kompetenz* des Kindes ermöglicht. Noch einmal Lorenzer:

> »Worauf bei der Spracheinführung es aber allemal ankommt, das ist:
> - dass sich die sensomotorischen Situationserfahrungen zu einem Gefüge von Interaktionsformen, d.h. Praxisfiguren, zusammengefunden haben und
> - dass in einer konkreten Situation die Erfahrung der Szene ergänzt wird durch einen anderen zweiten Erfahrungskreis, der dieselbe Szene nun mit einem ›Namen‹ versieht – und damit verfügbar macht« (ebd. S. 164).

Mit der Spracheinführung entsteht ein zweites Erfahrungssystem, indem neben das bereits existente Repräsentanz-System des implizit-prozeduralen Beziehungswissens das »Sprachsystem« mit seinen zunehmend umfangreichen »Sprachfiguren« (ebd. S. 168) tritt.

Zwischen beiden besteht eine nicht unerhebliche Differenz, die sich darin zeigt, »dass die Interaktionsformen individuelle psychophysische Komplexe in Kopf und Körper eines jeden Menschen sind, während die Sprache ihrerseits als ein objektives System vorgegeben ist. Gesprochene Sprache freilich muss angeeignet sein durch [...] Vermittlungsprozesse, [...]. *Gesprochene Sprache ist das Resultat der geglückten oder missglückten Vermittlung zwischen der objektiven Sprache und den stets ›individuellen‹ Interaktionsformen*« (ebd. S. 178, Hervorhebung M. K.).

Halten wir fest:

Die in der erlebten Mutter-Kind-Dyade gesprochene Sprache lässt den Inhalt des kindlichen Sprachsystems entstehen, das sich auf dem Wege der zunächst handlungsdialogischen Sprachvermittlung seitens der Mutter mit dem Kind in unzählbaren dialogischen Mikroschritten über Jahre entwickelt. Oder anders ausgedrückt: Alles gemeinsam erzeugte Erleben im Handlungsdialog von Mutter und Kind (und entsprechend auch alle weiteren prägenden Handlungsdialoge des Kindes mit seinen bedeutsamen Anderen), das *nicht* in gesprochene Sprache transformiert wird, gerät in Gefahr, nicht zum Bestandteil des kindlichen Sprachsystems und damit nicht Bestandteil seines Bewusstheit schaffenden Reflexionsraumes zu werden.

Weiter ist wichtig festzuhalten, dass das im Sprachsystem des Kindes entstehende Vokabular, die erworbenen Sprachfiguren und Wortvorstellungen kein bloßes lexikalisches Wissen sind, sondern eingebunden werden in eine komplexe mentale Vernetzung. So werden alle emotionalen Bezeichnungen, beispielsweise Worte wie Schmerz, Freude, Angst, Neugier, Lust u. s. w. – wie bereits in Kap. 2.3 beschrieben – als notwendige Informationen mit den entsprechenden sekundären Repräsentanzen der vielfältigen Gefühlsqualitäten vernetzt. Begriffe wie Mutter, Vater u. Ä. werden mental vernetzt mit zahllosen generalisierten Interaktionsrepräsentanzen der Beziehungserfahrung. Auf diese Weise erfährt das lexikalische Wissen von Worten eine stete Erweiterung hin zu repräsentierten Sprach-Ereignis-Figuren und Wort-Handlung-Gefühl-Erfahrungen, die bleibende Assoziationen miteinander eingehen. Oder auch nicht! Dann bleibt implizit erworbenes, im primären Handlungsdialog noch nicht in die gesprochene Sprache einbezogenes Beziehungswissen ohne sekundäre sprachliche Repräsentanzen. Es bleibt nicht bewusst *existent*.

Wir können jetzt verstehen,

1. dass das Repräsentanz-System Sprache aus dem handlungsdialogischen Miteinander der frühesten prägenden Bindungspersonen mit dem Kind hervorgeht;
2. dass die Qualität der darin enthaltenen emotionalen Spiegelungsprozesse bis hinein in die treffend differenziert gesprochene Sprache darüber entscheidet, wie gut das Kind lernt, Bezeichnetes differenziert wahrzunehmen, dessen treffende Bezeichnung zu entdecken und von Ähnlichem unterscheiden zu können;
3. dass Bezeichnetes – jedwede emotionale Qualität – erst dann als solches bewusst werden kann, wenn es eine Bezeichnung erhält.

In den Worten von Lorenzer: »Wortvorstellung plus Sachvorstellung gleich Bewusstsein« (S. 179).

Ähnlich betont Solms (2023), dass ›Bewusstsein‹ erst entsteht, wenn man ein ›Bewusstsein davon hat‹, was es ist, das man fühlt. Dafür ist es notwendig, dass es gelingt, für das zu Bezeichnende eine Bezeichnung zur Verfügung zu haben. Nur dann kann das sensorisch erfasste Signal wie beispielsweise eine Emotion mental ›gehandhabt‹, d. h. in seiner Erregung reguliert und in seiner Impulshaftigkeit gesteuert werden.

Dazu allerdings benötigt es über die Fähigkeit zur Verbalisierung von sensorischen Zuständen hinausgehende Fähigkeiten.

2.7 Die Fähigkeit zur Mentalisierung

Die Entwicklung der Fähigkeit zur Mentalisierung ermöglicht dem heranwachsenden Kind, die mit dem Spracherwerb entstandene Möglichkeit, Emotionen bewusst wahrzunehmen, um einen weiteren mentalen Arbeitsschritt zu erweitern. Gewährt die Wahrnehmung und sprachliche Benennung emotionaler Zustände des psychischen und körperlichen Binnenraumes dem Kleinkind bereits erste Schritte der mentalen Sicht nach innen (Introspektion), so wird mit dem Aufkommen der Mentalisierung ein weiterer Schritt der Reifung seines Selbstsystems möglich. Kinder können die bereits seit dem zweiten Lebensjahr entstandene Fähigkeit der Imagination nutzen, indem sie zunehmend in der Lage sind, über imaginativ Vorgestelltes reflexiv nachzudenken.

Der Begriff ›Mentalisierung‹ fand erst gegen Ende des letzten Jahrhunderts Eingang in die psychoanalytische Theoriebildung, als Fonagy und sein Forscherteam ihn im Zusammenhang mit schweren psychischen Störungen verwendeten (Piegler & Dümpelmann 2016). Seitdem hat sich die mit diesem Begriff verbundene komplexe Theorie (Fonagy et al. 2004) im Theoriekorpus der psychodynamischen Psychotherapie etabliert und findet allgemein Anerkennung.

> Mentalisierung ist diejenige psychische Funktion, die es dem Individuum ermöglicht, die mithilfe der Sprachbildung entstandene Fähigkeit, Emotionen zu benennen und sich dabei ihrer bewusst zu werden, dahingehend weiterzuentwickeln, dass das Individuum über alles emotional Empfundene reflexiv in Kontexten nachdenken kann.

Mit der Entwicklung dieser Fähigkeit, Emotionales in der eigenen Vorstellungswelt mental zu bearbeiten, erreicht die sich entwickelnde Psyche des heranwachsenden Kindes, sein Selbstsystem, eine neue, noch weit über die Symbolisierungsfähigkeit mithilfe der Sprache hinausgehende Differenzierung und Reifung seiner psychischen Funktionen.

Die Entwicklung der Mentalisierung geschieht in einer Abfolge von Reifungsschritten und findet etwa im sechsten Lebensjahr den vorläufigen Abschluss im Erwerb der Funktion des *reflexiven Modus*.

Am Ende des ersten und in der ersten Hälfte des zweiten Lebensjahres entsteht zunächst der *teleologische Modus* der Mentalisierung. In diesem Alter erreichen Säuglinge »eine qualitativ neue Ebene des Verstehens zielgerichteter Aktionen«. Bei der Durchführung von intentional (willentlich) zielgerichteten Aktionen bemerken Kleinkinder nicht nur, dass sie die Fähigkeit zur Mittel-Zweck-Koordination erworben haben, sondern sie können auch »die Aktionen anderer als zielorientiert und rational [...] interpretieren« (Fonagy et al. 2014, S. 229). D. h. im teleologischen Modus erkennen und empfinden Säuglinge sich selbst als intentional wirksam, erkennen eine solche von ihnen selbst unabhängige Wirksamkeit auch in ihrem Gegenüber und erleben dabei sichtbar (beispielsweise in Videostudien von Mutter-Kind-Interaktionen) Freude über ihre Selbstwirksamkeit und den Austausch mit anderen. Es ist leicht vorstellbar, dass in diesem Alter im spielerischen Austausch der Mutter-Kind-Interaktionen erste Prägungen und Differenzierungen der Basis-Emotionen des Play-Systems (siehe Kap. 1.3) erfolgen.

Im zweiten und dritten Lebensjahr findet die mentale Verarbeitung des Kindes im *Äquivalenzmodus* statt. Es ist dies die Phase, in der der soziale Austausch mit den prägenden Pflegepersonen des Kindes vom spiegelnden Interaktionsmodus geprägt ist und gleichzeitig der Spracherwerb Fahrt aufnimmt. Dabei sieht das Kind sich nicht nur subjektiv im Anderen gespiegelt, sondern erlebt andere mit sich und sich mit anderen als weitgehend identisch. Innere und äußere Welt werden als gleich erlebt. Das gilt nicht nur für die Gefühlswelt, sondern auch für die zunehmend reichhaltiger werdende innere Welt der Fantasie des Kindes über seine Umwelt. Auch darin sind innen und außen gleich. In diesem Alter gilt der (vom Kind selbstverständlich noch nicht gesprochene) Satz: Du bist genauso, wie ich dich sehe. Darin wird unschwer eine Form der Sicht von sich selbst und anderen erkennbar, wie sie auch in psychischen Krankheitszuständen auftauchen kann.

Mit Beginn des vierten Lebensjahres erfolgt eine »Entkoppelung der Gleichsetzung von innerer und äußerer Welt. Kinder können Handlungen anderer und später auch die eigenen mit innerem Abstand wahrnehmen und die Sichtweisen anderer von den eigenen differenzieren« (Piegler & Dümpelmann 2016, S. 182). Mit dieser Entkopplung geht ein deutlicher Reifungsschub der *Fähigkeit zur Imagination* einher. D. h. Kinder entwickeln in diesem Alter die Fähigkeit zu wissen, dass die von ihnen fantasierten Inhalte und die konkrete Realität zwei unterschiedliche Dimensionen mentaler Verarbeitung sind: der fliegende Teppich, auf dem eine Reise um die Welt im *Als-ob-Modus* der Fantasien möglich ist, ist in keiner Weise identisch mit dem real immobilen Teppich, auf dem das Kind mit seinem Spielzeug spielt. Erst diese Entkopplung der Inhalte der Imagination vom Wissen der Realität ermöglicht es Kindern, die bis dahin ungeahnten Möglichkeiten der Mentalisierung im Als-ob-Modus (= Imagination) zu nutzen:

> »In der Welt des Spiels wird es möglich, Repräsentationen partiell von ihren Referenten abzulösen; diese freigesetzten Repräsentationen können dann modifiziert werden, sodass eine flexiblere Denkweise entsteht, die das Auftauchen von zuvor latenten mentalen Strukturen fördert (Marans et al. 1991). Im Spiel können Funktionsweisen in den Vordergrund treten, die nur selten benutzt werden, in der Entwicklung bereits überwunden wurden oder sich gerade erst zu entfalten beginnen. So fördert das Spielen oder So-tun-als-ob mitunter überraschende Kompetenzen zu Tage, während es in anderen Phasen Gelegenheit zur Regression und zum Ausdruck unbewusster Konflikte bietet« (Fonagy et al. 2004, S. 266).

Hiermit wird deutlich, worin die große Bedeutung der Mentalisierung im Als-ob-Modus sowie der Fähigkeit des Kindes, im Als-ob-Modus zu spielen, für die Reifung des kindlichen Selbstsystems besteht. Indem das Kind nämlich in die Welt des Spiels eintaucht, kann es mit den situativ aktualisierten komplexen emotionalen und handlungsdialogischen Inhalten seiner Repräsentanzenwelt in Kontakt treten. Es kann damit – abgekoppelt von der Realität des erlebten Moments – mentalisierend umgehen. D. h. das Kind kann schwer erträgliche oder unerträgliche Momente seelischer, emotionaler Erfahrungen seines gegenwärtigen Erlebens in Beziehungen (z. B. Misslingen oder Scheitern eigener Zielvorstellungen, Strafen, Enttäuschungen, traumatische Momente u. Ä.) in der Welt des Spiels szenisch-imaginativ wieder aufleben und emotional fühlbar werden lassen, um sodann imaginativ mit der Frage umzugehen, wie ein erträglicher oder problemlösender Umgang mit der emotionalen Erfahrung des in der Fantasie wiederholten Geschehens möglich ist. Es ist die im Als-ob-Modus empfundene Sicherheit, dass Imagination als ein selbst kreierter mentaler Vorgang einerseits und Realität als nicht beeinflussbares Geschehen in der äußeren Welt andererseits nicht identisch sind, woraus die Möglichkeit hervorgeht, Problemlösungen im Raum der Fantasie zu kreieren. Solche Lösungen unter dem Ereignisdruck der Realität zu finden, ist allzu oft nicht möglich. Mit dem Erwerb dieser Fähigkeit, emotionale Erfahrung im mentalen Raum der Imagination spielerisch – und das heißt experimentell i. S. v. erprobend – umzugehen, erreicht das Kind die Vorstufe zur bewusst eingesetzten reflexiven Arbeit des Mentalisierens.

Etwa im fünften Lebensjahr erwerben Kinder die Fähigkeit zur Mentalisierung im *reflexiven Modus*. Sie integrieren die Modi der psychischen Äquivalenz und des Als-ob-Modus, indem sie zunehmend in der Lage sind zu erkennen, dass (1) die erlebte Innenwelt und die wahrgenommene Außenwelt nicht gleich sind und dass (2) seine Vorstellungsbilder von sich selbst, seinem emotionalen Erleben und den anderen sowie deren emotionales Erleben eben nur Produkte ihrer Imagination sind. Das Kind begreift zunehmend, dass es *Repräsentanzen* in sich trägt, Vorstellungsbilder von sich selbst und bedeutsamen Anderen, die es gemeinsam mit Emotionen und szenischen Bildern zu komplex zusammengesetzten Vorstellungsbildern in sich formt, ohne dass diese ein komplettes und vollkommen wirklichkeitsgetreues Abbild der erlebten Realität sein müssen. Kinder können jetzt beginnen, sich von Moment zu Moment zu fragen: Ist Mama oder Papa tatsächlich so, wie ich sie/ihn gerade erlebe und empfinde? Aber auch: Bin ich so, wie Mama oder Papa mir zu verstehen geben? Und indem sie diese Fragen kritisch bewegen, sie reflektieren, können sie die in sich entstandene Welt ihrer Repräsentanzen mental beeinflussen und modifizieren. Beispielsweise können Kinder ergänzende und korrektiv wirksame Erinnerungen in sich aufrufen, sie können Wahrnehmungen im Rahmen der erlebten Realität kontrastierend dem entstandenen Vorstellungsbild entgegensetzen und sie können so ihre *psychische Realität* und die äußere Realität als nicht immer identisch erkennen. Dabei nutzten Kinder die bereits im Als-ob-Modus entwickelte Fähigkeit, Realität und Imagination auseinanderhalten zu können (= Aufhebung des Äquivalenzmodus). Auf diese Weise entwickeln Kinder nach und nach die Fähigkeit zur *nachträglichen* mentalen Bearbeitung ihrer subjektiv erworbenen inneren Welt der Repräsentanzen.[20]

20 Es ist wichtig zu erkennen, dass an dieser Stelle eine Brücke zum Verständnis der psychotherapeutischen Arbeit besteht. Die beschriebene Fähigkeit zur nachträglichen Bearbeitung erworbener Vorstellungsbilder stellt eine reife psychische Funktion dar, die mit dem Konzept der Mentalisierung zu verstehen ist. Im traditionellen Konzept vom psychischen Apparat lässt sich die Mentalisierung als Ich-Funktion verstehen; hier wird sie als Bestandteil des mentalen Akteurs des Selbstsystems

Unbemerkt vollziehen Kinder mit dem Erwerb der reifen Mentalisierungsfunktion zunehmend größer werdende Schritte der Entwicklung mentaler Unabhängigkeit von ihren bis dahin prägenden Beziehungspersonen. Gleichzeitig wird – zumindest mit Blick von außen auf die Eltern-Kind-Beziehung – deutlich, dass von nun an eine unauflösliche Diskrepanz entsteht

- zwischen dem subjektiven Erleben des Kindes und der in ihm entstandenen psychischen Realität, d. h. der Welt seiner Repräsentanzen,
- und der tatsächlich existierenden Beziehungs- und Persönlichkeitsrealität, die das Kind mit seinen Eltern teilt.

Diese Kluft zwischen der psychischen Realität des kindlichen ›repräsentationalen Inventars‹ und der äußeren Realität der Welt, in der das Kind aufwächst, bleibt in den allermeisten Fällen unbemerkt, ja unbewusst. Gleichwohl stellt sie an beide Generationen eine zunehmend große Herausforderung, um die Beziehung künftig miteinander erhalten zu können.

In einer ersten, eher oberflächlichen Betrachtung dieser etwa ab dem siebten Lebensjahr aufkommenden Beziehungskonstellation ist erkennbar, dass sie in einer Phase auftritt, die in der traditionellen Psychoanalyse mit dem *Ödipuskonflikt* in Verbindung gebracht wird. Wenn man die Tragik im Mythos, dass der Sohn den Vater erschlägt, als eine symbolische Metapher versteht, so kann man den Komplex als verständliche Herausforderung ansehen, die Eltern und Kinder jederlei Geschlechts miteinander zu bewältigen haben: Das Kind muss den Vater wie auch die Mutter (!) hinter sich lassen (d. h. metaphorisch: töten), um den Weg in die subjektiv-eigene, von den Eltern unabhängige (Geschlechts-)Identität zu finden und zu gehen. Das ist eine oftmals für beide Seiten schwer zu bewältigende Herausforderung, die häufig in der aufkommenden Pubertät und Adoleszenz zu heftigen Konflikten und Krisen führt.

Ganz unbemerkt geht die Entwicklung der reflexiven Funktion der Mentalisierung einher mit dem Entstehen einer zunehmend klaren Grenze zwischen den mentalen

(siehe Kap. 3) aufgefasst. Es sollte bereits jetzt verständlich werden, dass psychodynamische Psychotherapie auf genau diese Fähigkeit zugreift, wenn im therapeutischen Dialog nachträgliche Arbeit an im Narrativ auftauchenden Repräsentanzen geleistet wird; das Gleiche gilt auch für die Arbeit an und mit der Übertragung. Ist wie beispielsweise im Fall einer strukturellen Störung des Selbstsystems die Fähigkeit zur reifen Mentalisierung noch nicht erworben, so wird dieser Mangel zu einem Teil der psychotherapeutischen Arbeit.

Systemen, mit deren Hilfe die Bewältigung der allfälligen täglichen Aufgaben und Herausforderungen psychisch erst gelingen kann. Die Reflexion lässt die Grenze zwischen dem emotionalen Gefühl und dem kognitiven Verstehen erst fühl- und denkbar werden.

Fühlen und Denken, Emotion und Kognition sind von nun an zwei kategorial unterschiedliche mentale Systeme, die gleichwohl stets aufeinander bezogen bleiben, wenn auch nicht immer bewusst, und die fortan nebeneinander existieren. Reflexiv in emotionalen Zusammenhängen denken zu können, stellt die zentrale psychische Fähigkeit der emotionalen Kompetenz dar, welche die Verbindung zwischen den beiden mentalen Systemen sicherstellt.

Ein dritter Bestandteil des Selbstsystems, die psychischen Funktionen, sind das mentale Bindeglied zwischen Emotion und Kognition und verleihen dem Menschen die Möglichkeit, zum individuellen Akteur seines Lebens zu werden. Diese Zusammenhänge werden in Kapitel 3 weiter ausgeführt.

2.8 Funktion der Emotionen und psychische Funktionen

Die bis hierher beschriebene Entwicklung des Kindes, die in den ersten 6–8 Lebensjahren stattfindet, und die psychischen Herausforderungen, die dabei zu bewältigen sind, zeigen, wie komplex die dafür notwendigen psychischen Strukturen sein müssen. Im Kern geht es darum, dass im Verlauf der Entwicklung eine psychische ›Infrastruktur‹ entsteht, mit deren Hilfe Emotionen bewältigt werden können. Diese Infrastruktur entwickelt sich auf Basis der in Kapitel 2.2 beschriebenen Eigenschaft von Systemen, dass sie sich selbst organisieren, und Fähigkeiten zur Selbststabilisierung, zum Aushalten dialektischer Spannungen und zum Errichten hierarchischer Ordnungen entwickeln können. In diesem Entwicklungsprozess entsteht das *Selbstsystem als psychische Struktur* des Individuums. Dieses schrittweise reifende Selbst ist der Träger zahlreicher psychischer Funktionen, die zur Bewältigung und Umsetzung der motivationalen Kraft der Emotionen notwendig sind.

Die Entwicklung der menschlichen Psyche lässt eine Reihe von Funktionen entstehen, welche den Emotionen selbst als angeborener Bestandteil des Selbstsystems eigen sind:

1. Emotionen erweisen sich als die Verbindung schaffenden Motivatoren zwischen dem Individuum und seiner belebten wie auch unbelebten Umwelt.
2. Emotionen sind zeitlebens diejenigen Kräfte, die zwischen Individuen beidseits (!) ein Gefühl von Bindung entstehen lassen[21].
3. Emotionen sorgen dafür, dass in Beziehungen der Wesenszug des Intersubjektiven auftaucht, indem in Begegnungsmomenten stets und spontan auf beiden Seiten deren subjektiv geprägtes Spektrum der emotionalen Innenwelt aktiv wird.
4. Emotionen stellen im Selbstsystems des Individuums die Motivation und Antrieb erzeugende Kraft zur Verfügung, damit das Individuum aktiv seine Lebensaufgaben bewältigen kann.
5. Innerhalb des Selbstsystems stellen Selbstemotionen[22] die Orientierung schaffenden Kriterien zur Verfügung; sie gewährleisten Stabilität und Balance zwischen den Bestandteilen des Systems (siehe Kap. 4.2).

Damit Individuen, egal ob Kinder oder Erwachsene, ihre permanenten Lebensaufgaben bewältigen können, benötigen sie spezifische psychische Fähigkeiten. Erst mit deren Hilfe sind sie in der Lage, die Arbeitsanforderungen zu erledigen, die anfallen, sobald Emotionen als psychische Motivatoren auftauchen. In der Psychoanalyse werden diese Fähigkeiten als *psychische oder Ich-Funktionen* bezeichnet. Wie sind diese Zusammenhänge im Detail zu verstehen?

Solms (2013, 2023) hält an Freuds Position fest, dass das Es innerhalb der psychischen Struktur derjenige Ort sei, von dem die Triebkraft des Psychischen als entscheidende motivatorische Kraft der menschlichen Psyche ausgeht. Neuroanatomisch lokali-

---

21 Dieses Bindungsgefühl erfassen wir im Alltag spontan und bezeichnen es umgangssprachlich als ›Sympathie‹, auf dessen Kehrseite Desinteresse, Zurückhaltung oder gar Abneigung steht.

22 Der Begriff »Selbstemotion« wurde von Rainer Plassmann (2021) eingeführt. Damit werden Emotionen bezeichnet, welche im Hirnstamm als Reaktion auf Reize und Wahrnehmungen entstehen, die aus dem eigenen Selbstsystem stammen. Nehmen wir beispielsweise wahr, dass uns etwas gut gelungen ist, so freuen wir uns. Üben wir eine Tätigkeit aus, die Freude bereitet, bekommen wir Lust, sie zu wiederholen. Solche Selbstemotionen werden zum Motivator für Wiederholungen. Entstehen negative Gefühle, so werden diese zum Anlass für Vermeidung. Plassman zeigt, wie diese Gefühle therapeutisch genutzt werden können.

siert er diesen Ort im Hirnstamm. Die von dort ausgehenden motivationalen Kräfte sind nach weitgehender Übereinstimmung mit zeitgemäßer neurobiologischer Forschung die Basisemotionen (siehe Kap. 1.3; Solms 2023, S. 118 ff.; Panksepp 1998). Sie sind für das Individuum als sensorisch wahrnehmbare Stimuli bewusst erfahrbar. Das im oberen Hirnstamm entstehende »Arousal« (Solms 2023, ebd. S. 120) bildet eine zweite physiologisch wirksame Kraft, durch welche die Emotionen energetisch aufgeladen werden. Dabei übt das Arousal eine »modulatorische« Wirkung (Solms 2023, ebd. S. 125) auf die Basisemotionen aus, lässt sie also im subjektiven Empfinden stärker oder schwächer erscheinen. Es kommt durch die Wirkung zahlreicher Neurotransmitter zustande. Diesem Zusammenspiel von Basisemotionen und Arousal verdanken die daraus resultierenden, subjektiv fühlbaren motivationalen Kräfte ihren Charakter des Triebhaften.

> Aufgabe der psychischen Funktionen ist es, das – zeitweise machtvoll triebhaft anmutende – Zusammenspiel des Arousal und der Basisemotionen zu steuern und zu regulieren; das Gleiche gilt für sekundäre Emotionen, die aus unterschiedlichsten Mischungen der Basisemotionen entstehen[23].

So ist es beispielsweise Aufgabe der psychischen Funktionen, von Moment zu Moment Selbststabilisierung herzustellen, Erregung zu regulieren, dialektische Spannung zwischen gleichzeitig auftretenden, widersprüchlichen Emotionen erträglich werden zu lassen, hierarchische Ordnung zwischen widerstreitenden Emotionen herzustellen und die damit einhergehenden Bedürfnisse und Impulse zu kanalisieren, bevor sie zu motorischen oder Sprach-Antworten transformiert werden.

Gerd Rudolf (2004, 2010) sowie der Arbeitskreis OPD (2006) haben den Begriff ›Struktur‹ in die Theorie der psychodynamischen Psychotherapie eingeführt. Sie definieren ihn »als die Verfügbarkeit über psychische Funktionen, welche für die Organisation des Selbst und seine Beziehungen zu den inneren und äußeren Objekten erforderlich sind« (Rudolf 2004, S. 58).

---

23 Als sekundäre Emotionen werden die ungeheuer zahlreichen emotionalen Empfindungen bezeichnet, die Mischungen der Basisemotionen in sich tragen wie beispielsweise Enttäuschung (Trauer & Wut), Neid (Gier/Verlangen & Missgunst), Empörung (Überraschung & Ärger) u. a. m.

Für die tägliche Arbeit in der psychotherapeutischen Praxis bewährt es sich, die psychischen Funktionen gemäß den ihnen zufallenden Aufgaben zu ordnen:

1. Die Bindungsfähigkeit lässt in Beziehungen Qualitäten der Verbundenheit (sicher – unsicher ambivalent – unsicher vermeidend – desorganisiert) entstehen, welche Momente des Erlebens ausdauernd überstehen.
2. Die Fähigkeit zur differenzierten Wahrnehmung ermöglicht es, im eigenen Binnenraum des Individuums sowie in dem von Beziehungspersonen emotionale Zustände, Ziele und mentale Einstellungen differenziert zu erfassen.
3. Die Fähigkeit zur Regulation innerer Abläufe ermöglicht es, hohe Ausschläge der Erregung, wie sie als Arousal mit Emotionen/Affekten einhergehen (Solms 2023, S.122ff.), so zu regulieren, dass sie erträglich und aushaltbar werden, ohne dem damit verbundenen Handlungsimpuls unkontrolliert nachgeben zu müssen.
4. Die Fähigkeit zur Bildung von Modi der Abwehr[24] und Anpassung gestattet es, in subjektiv als schwierig oder unerträglich empfundenen Beziehungssituationen Emotionen abzuwehren oder so anzupassen, dass die Bindung nicht in Gefahr gerät, verlorenzugehen.
5. Die Fähigkeit zur Kommunikation gestattet es, mit anderen in Beziehung zu treten und mentale, körperliche, beziehungsmäßige sowie auf die Umwelt bezogene Inhalte miteinander auszutauschen.
6. Die Fähigkeit zur Bildung von differenzierten Selbst- und Objektrepräsentanzen ermöglicht es, zu erkennen, dass die psychische Realität in Gestalt von Vorstellungsbildern nicht identisch ist mit der äußeren Realität.
7. Die Fähigkeit zur differenzierten Symbolisierung ermöglicht den Spracherwerb und weitere non-verbal symbolische Ausdrucksmöglichkeiten.
8. Die Fähigkeit zur Mentalisierung gestattet es, Emotionen sowie mentale Arbeitsschritte der psychischen Funktionen im eigenen Selbst ebenso wie in dem der anderen reflexiv und kontextuell denkend zu durchdringen und aus dem Ergebnis kritischer Reflexionen Schlussfolgerungen zu ziehen.
9. Die Fähigkeit zum abstrahierenden und kontextuellen Denken ermöglicht die Kreation und Konstruktion von gedanklichen Neuschöpfungen, den

24 Man unterscheidet zwischen primitiven Abwehrmechanismen wie Idealiserung, Introjektion, Projektion, projektive Identifizierung, Spaltung und Fragmentierung und reifen Abwehrmechanismen wie Verschiebung, Intellektualisierung, Affektualisierung, Rationalisierung, Affektisolierung, Reaktionsbildung, Ungeschehen-Machen, Verleugnung, Verdrängung, Sublimierung und Regression (nach Speidel & Fenner 2002, S. 60f.).

mentalen Nachvollzug von bereits existenten Kognitionen sowie den Nachvollzug der Denkprozesse anderer.

10. Die synthetisierende, integrierende Ich-Funktion ermöglicht es, gegensätzliche Emotionen und Eigenschaften im eigenen Binnenraum ebenso wie bei anderen wahrgenommene Gegensätze unter »übergeordneten Gesichtspunkten« zu erkennen als Wesensmerkmal eines zusammengehörigen Ganzen (Daser 2002); sie ist die Ich-Funktion der Bewältigung von emotionaler Ambitendenz (Blanck & Blanck 1978), d.h. von Spaltungserleben mit der Folge der daraus resultierenden Fähigkeit zur Ambivalenz; sie ermöglicht das Erleben von Ganzheitlichkeit trotz innerer Widersprüche.
11. Die Fähigkeit zur Autonomie und Individuation ermöglicht dem Individuum, eigene Wünsche und Ziele zu verfolgen und das Empfinden von Identität mit sich selbst zu erreichen.

Die den psychischen Funktionen innewohnenden Fähigkeiten entwickeln sich im Verlauf der Reifung der psychischen Struktur im ersten Lebensjahrzehnt auf der Grundlage impliziten Lernens im Handlungs- und Verbaldialog zwischen dem Kind und seinen prägenden Pflegepersonen. Die Fähigkeit zum impliziten Lernen, insbesondere der psychischen Funktionen, bleibt lebenslang erhalten und erfolgt selbst noch im fortgeschrittenen Lebensalter auf der Grundlage handlungsdialogischer Kommunikation. D.h. psychische Fähigkeiten können im gesamten Lebenslauf ›reifen‹. In diesem Umstand liegt einer der Gründe, warum emotionsbasierte psychodynamische Psychotherapie wirksam wird (siehe Teil 2).

Emotionen sind Antworten auf sensorische Reize, die aus dem Inneren des Selbstsystems oder aus der Umwelt des Individuums stammen. Die im Hirnstamm gebildeten emotionalen Antworten auf Reize stellen die primäre Reaktion des ZNS auf die Perzeption des Reizes dar und sind zugleich eine *Arbeitsanforderung* an das Selbstsystem, auf den Reiz qualitativ und quantitativ zu reagieren. Dem Selbstsystem fällt mithilfe der psychischen Funktionen die Aufgabe zu, den Reiz zu identifizieren, die Emotionen zu regulieren und im Speicher der Repräsentanzen auf die Suche zu gehen, wie eine angemessene Antwort erfolgen kann. Auf der Grundlage dieser Aktivität kann das Selbstsystem auf den Reiz antworten, in der Regel durch motorische Handlungen, mental-kognitive Prozesse, sprachliche Antworten oder durch eine Kombination/Kreation aus allen drei.

In der Beschreibung dieses Arbeitsablaufes im Selbstsystem ist noch nicht beschrieben, wie es dem System gelingt, seine Suche erfolgreich durchzuführen. Dazu muss die Rolle der Repräsentanzen beschrieben werden, die sie im Selbstsystem spielen.

2.9 Repräsentanzen

Das psychoanalytische Vorstellungsmodell der Repräsentanzen ist nicht identisch mit dem neurowissenschaftlichen Konzept der Repräsentanzen.

> Im neurowissenschaftlichen Verständnis bezeichnet der Begriff ›Repräsentanz‹ das Speicherprodukt von Phänomenen, welche das ZNS aufgrund der Wiederkehr von Regelmäßigkeit und Bedeutung als Element oder Grundeinheit von Wahrnehmung/Erfahrung identifiziert.
> Demgegenüber sind *Repräsentanzen* im psychoanalytischen Sinne intrapsychische Abbilder prototypischer und/oder generalisierter und damit komplexer interaktionell-emotionaler Erfahrungsabläufe.

Beide haben für das Gelingen der mentalen Prozesse des Individuums eine herausragende Bedeutung. Und beide Begriffe kennzeichnen Phänomene, die sich einerseits durch ihren wiederkehrend gleichbleibenden Charakter auszeichnen, die andererseits jedoch im Prozess der lebenslangen Entwicklung des Individuums einem kontinuierlichen Wandel unterworfen sind.

Der Begriff ›Repräsentanz‹ wurde von Freud im Zusammenhang mit der Triebtheorie und konkret mit der Nicht-Wahrnehmbarkeit der Triebe eingeführt. Der Trieb sei primär unbewusst und nicht wahrnehmbar, da er ein somatisches, d. h. ein physiologisches Phänomen sei[25]. Im Affekt werde der Trieb »als psychischer *Repräsentant* aus dem Körperinneren stammender, in die Seele gelangender Reiz[e]« fühl-

25 Das Gleiche trifft für die Basisemotionen zu. An dieser Stelle zeigt sich, wie nahe Freud mit seinen Annahmen den Ergebnissen kam, welche heute die Neurowissenschaften über die Bildung der Basisemotionen im Hirnstamm berichten. Damals wie heute wird angenommen, dass die motivationalen Qualitäten der Triebe/der Basisemotionen physiologische (= somatische) Prozesse sind. Im Unterschied zu seiner Annahme einer dualen Motivation der Psyche gelangt die Neurobiologie jedoch zu der Erkenntnis, dass sieben motivational wirksame Basisemotionen im Hirnstamm gebildet werden. Sie sind nicht im Freud'schen Sinne unbewusst, sondern als innerer Stimulus wahrnehmbar, jedoch in dem Sinne *präreflexiv*, als sie von den psychischen Funktionen verarbeitet werden müssen, um reflexiv bewusstseinsfähig zu werden.

bar (Kurthen 2002, S. 616). Bei diesem Verständnis ist sorgsam zu beachten, dass der Repräsentant (= der phänomenologische, ins Psychische übersetzte Ausdruck des Triebes) nie identisch sein kann mit dem Repräsentierten, dem Trieb in Freuds Konzept. Ausgehend von diesem traditionellen Verständnis wurde der Begriff Repräsentanz in verschiedenen wissenschaftlichen Bereichen übernommen und erfuhr mehrfache Revisionen. Um ihn in den hier beschriebenen Zusammenhängen treffend einzuordnen, soll er zunächst begrifflich und inhaltlich geklärt werden.

Im *psychoanalytischen* Kontext werden Repräsentanzen als komplexe Speicherprodukte von Erfahrung verstanden, die funktional mentale Organisationsstrukturen darstellen, die

1. zu handlungsstrukturierenden Reizantworten prädisponieren,
2. emotional bzw. affektiv gefärbt sind und
3. eine energetische Aufladung enthalten.

(Kurthen 2002, S. 617)

Das bedeutet, dass Repräsentanzen Bestandteil eines *mentalen Vorhersagemodells* sind. Mit dessen Hilfe können im momentanen Erleben eintreffende Reize interpretiert werden, als wären sie Bestandteile komplexer, emotional berührender Handlungserfahrungen der Vergangenheit. Sie können daraufhin als zu erwartende Erfahrung in der unmittelbar bevorstehenden Gegenwart antizipiert werden: Das kann in positives ebenso wie in negatives Erleben münden oder einfach als routinierter Alltagsablauf unbemerkt bleiben.

Im *neurowissenschaftlichen* Kontext sind Repräsentanzen das Speicherprodukt eines sich selbst organisierenden Systems. Das Gehirn erzeugt auf der Grundlage von externen Signalen ein probabilistisches Modell[26] der Regelmäßigkeiten, die zwischen ihm und der Welt existieren. Die auf diese Weise erzeugten sensorischen Daten unterliegen einem lebenslangen Update; sie sind notwendig, weil derartige Modelle immer unvollkommen sind (Solms 2023, S. 172).

26 Ein probabilistisches Vorhersagemodell ist ein die Wahrscheinlichkeit berücksichtigendes Vorhersagemodell.

Das bedeutet, dass im Gehirn die Regelhaftigkeit der Daten von Myriaden von sensorischen Wahrnehmungen erfasst und gespeichert wird; dabei entsteht eine »Hierarchie über immer kleiner werdende zeitliche und räumliche Größenordnungen [eine] Hierarchie der Plastizität [, die] bewirkt, dass die tiefen [im limbischen System abgespeicherten] Vorhersagen unveränderbar und die peripheren [im Kurzzeitgedächtnis des Kortex gespeicherten] veränderbar sind« (ebd. S. 170, Anm. in Klammern: M. K.). D. h., dass die subjektiv erlebten Vorstellungen des Individuums von sich und anderen, neurowissenschaftlich verstanden das Ergebnis des Zusammenfügens (= der neuronalen Vernetzung) zahlreicher Mikroelemente von deklarativ und nicht-deklarativ gespeicherten Beziehungserfahrungen sind. Ähnlich wie in einer Natursteinmauer, deren Gesamtbild aus Steinen unterschiedlicher Form, Farbe und Größe entsteht, ist die Erinnerung genauso wie ein situativer emotionaler Selbstzustand ein aus einer Vielzahl von Repräsentanzen hervortretendes Summationsbild verschiedener Mikroerfahrungen. Solche mentalen Summationsbilder von sich oder anderen unterliegen von Moment zu Moment einem steten Wandel: Mal freut man sich über Mutter, Vater, Partner oder Partnerin, mal ärgert man sich, mal vergisst man sie, mal begehrt man sie u. s. w. Die Hierarchie der Wertigkeit, Bedeutung und/oder Gefühle, die mit den auftauchenden Erinnerungsbildern verknüpft sind, unterliegt von Moment zu Moment einem Wandel und ist von situativen Einflüssen des jeweiligen Begegnungsmomentes beeinflusst.

In den *psychoanalytischen* Konzepten wird ebenso wie in der neurowissenschaftlichen Konzeption zwischen *nicht-deklarativen* im limbischen System gespeicherten Repräsentanzen (= implizit erworbenes, prozedurales Beziehungswissen) und *deklarativen* (szenisch erlebten und gespeicherten Beziehungserfahrungen) Repräsentanzen unterschieden, die weitgehend im Kortex gespeichert werden.

Die nicht-deklarativen Repräsentanzen sind für die klinische Arbeit höchst relevant. Sie sind nicht bewusst und daher auch nicht verbalisierbar, können aber nach einer – oft nicht einmal bewusst erfassten – Wahrnehmung von Trigger-Reizen schlagartig das bewusste Gefühlserleben dominieren. Nicht-deklarative Repräsentanzen entstehen überwiegend in den ersten Lebensjahren auf der Grundlage von implizitem Lernen (siehe Kap. 2.1). In ihnen sind die frühesten interaktionellen Beziehungserfahrungen des Säuglings/Kleinkindes in prototypischer Weise abgespeichert. D. h. sie tragen den Handlungsgehalt von beziehungstypischen Episoden als Speicherprodukt in sich, ohne dass sie die dazugehörige Szene des Geschehens ebenfalls als

Erinnerung festhalten[27]. Die ihnen zugehörigen emotionalen Erfahrungen werden simultan neu im Hirnstamm gebildet, sobald prozedurales Beziehungswissen im Bewusstsein wahrnehmbar reaktiviert wird (Solms 2025, persönliche Mitteilung). Pathogen wirksame Beziehungserfahrungen der ersten Lebensjahre[28] werden ebenfalls in den nicht-deklarativen Repräsentanzen gespeichert. Sie können später, ausgelöst durch Trigger-Reize, das emotionale Erleben des Moments überfluten, als wäre das auftauchende Gefühlserleben der Vergangenheit gegenwärtige Realität. Auf diese Weise können schwere Symptome bis hin zur Dissoziation entstehen.

Deklarative Repräsentanzen im psychoanalytischen Sinne entstehen auf der Grundlage der überwiegend im Kortex abgelegten Speicherprodukte des ZNS. Ähnlich wie das implizite Beziehungswissen sind sie das Ergebnis der Selbstorganisation des Selbstsystems. Sie entstehen als Produkte einer unbewussten mentalen Arbeit der Ich-Funktionen (siehe Kap. 2.8: synthetisierende, integrierende Ich-Funktionen), indem Repräsentanzen verschiedener Ebenen des ZNS vernetzt und zusammengefügt werden zu – umgangssprachlich ›Erinnerung‹ genannten – szenisch bebilderten, kohärenten Komplexen emotional bedeutsamer Erfahrungen. Dieser Prozess der Konstruktion der Inhalte der Repräsentanzen hält grundsätzlich lebenslang an, erfährt jedoch unter dem Einfluss der Fantasietätigkeit zahllose nachträgliche[29] Überarbeitungen, die anschließend verdrängt werden. Auf diese Weise entstehen Repräsentanzbilder, die nicht als phänomenologisch-realitätsgerechte Abbilder der Vergangenheitserfahrung aufzufassen sind, sondern eher als Symbolisierungen prototypischer emotionaler Beziehungserfahrungen der Vergangenheit. In ihrer Gesamtheit sind sie ein verdrängt-unbewusster Bestandteil des Selbstsystems, können aber als erinnerbare Szenen mit mehr oder weniger lebhaften Emotionen fühlbar in Erscheinung treten (= erinnert werden).

---

27 Die Boston Process of Change Study Group (BPCSG 1998) beschreibt RIGs (Representated Interactions that have been Generalized) als die kleinsten Einheiten der präverbalen Repräsentanzen und stellt dar, wie sie in ihrer Gesamtheit den Fundus des *impliziten Beziehungswissens* (implicit relational knowing) bilden.

28 Solche Beziehungserfahrungen sind bspw. unzulängliche oder gar fehlende Empathie und entsprechend ausbleibendes Spiegelungsverhalten der Pflegepersonen, ausbleibende Regulation der mit den Gefühlen verbundenen Erregung des Kindes, wiederkehrende Beziehungsabbrüche als Strafmaßnahme, körperliche Gewalt (Schläge, Schütteln u. Ä.) und psychische Gewalt (Verhöhnen, Verachten, Erniedrigen u. Ä.).

29 »Psychoanalytiker, die eine hermeneutische Version der Psychoanalyse vertreten, [verstehen] unter Nachträglichkeit eine aus der Gegenwart nach rückwärts entfaltete Sinnprojektion.« Das entspricht auf der Patientenseite einer »nachträglichen Uminterpretation […] infantiler Erfahrungen, indem an die Stelle der in der Vergangenheit liegenden Ursache eine später gebildete Phantasie, eine Deckerinnerung, gesetzt wird« (Kerz-Rühling 2002, S. 470). Als Ursache, die auf diese Weise dem Bewusstsein entzogen werden soll, werden Triebimpulse angenommen.

Bewusstwerdende deklarative Repräsentationen sind Vorstellungen, die als lebendiges Bild auftauchen. Es sind situative Imaginationsprodukte, die von Moment zu Moment unter dem Einfluss von innerlich wie äußerlich erfassten Reizen spontan auftauchen. Neurowissenschaftlich verstanden sind sie das Produkt mentaler Aktivität in den Speicherpools der bedeutsamen Erfahrungen (die im psychoanalytischen Jargon als Selbst- und Objekt-Repräsentanzen bezeichnet werden), die aufgrund der Reize mobilisiert werden. Häufig kommen in solchen bewusstwerdenden Repräsentanzen situative ausschnitthafte Bilder oder Szenen von intensiv emotional erlebten Erfahrungen der Vergangenheit in generalisierter oder prototypischer Gestalt zum Ausdruck. Wenn Patient:innen in der Behandlungssituation Problemszenen ihres Alltags und ihre Emotionen darin schildern, bemerken sie häufig nicht, dass darin Trigger-Reize ihre deklarativ-repräsentationale Welt angestoßen haben und damit zugleich Emotionen der Vergangenheit reaktiviert wurden, die denen des Moments ähnlich sind und die dann das Erleben des Augenblicks überfluten.

In einer persönlichen Mitteilung per Mail vom Juli und mündlich im Dezember 2025 hebt Solms hervor, dass die mit Repräsentanzen verknüpften Emotionen nicht repräsentational im ZNS abgespeichert sind! Vielmehr werden die Emotionen im Moment des bewussten Wieder-Erinnerns des repräsentierten Inhalts im Hirnstamm erneut gebildet. Die Wieder-Erinnerung des Inhalts der Beziehungshandlung wirkt dabei als sensorischer Reiz, welcher die emotionale Antwort des Hirnstamms (»refreshed« – Solms) auslöst; darauf reagiert das Selbstsystem, als läge ein neuer Arbeitsauftrag vor (vgl. die Schlussabsätze von Kap. 2.8). Mit diesem Zusammenhang wird verständlich, warum sich die Wiederkehr von Vergangenheitserfahrungen oder auch Übertragungserleben subjektiv so aktuell anfühlt: Weil die Emotionen darin zeitaktuell neu (»refreshed«) im Hirnstamm gebildet werden.

Weiter beschreibt Solms (2023) ausführlich, dass das Gehirn der Arbeitsweise der *prädiktiven Hierarchie* folgt. Dazu verfügt es auf einer Vielzahl von hierarchisch geordneten Ebenen, die neuroanatomisch gesehen vom Hirnstamm über das Mittelhirn bis zum Kortex reichen, über verschiedenartige Gedächtnissysteme. Für die psychotherapeutische Arbeit sind darin das *nicht deklarative* sowie das *deklarative* Langzeitgedächtnis relevant. Nach der Beschreibung der Repräsentanzen als einem Speicher von Erinnerung kann Solms Botschaft fast nicht mehr überraschen, nämlich »dass Wahrnehmung (im Gegensatz zum Lernen) die Richtung der Informationsverarbeitung umkehrt« (Solms 2023, S. 172). Das prädiktive Modell des Gehirns ist Ausdruck der Arbeitsweise des ZNS, die *vom Lernen zum Vorhersagen* auf der Basis des Erlernten wechselt. Das ›Erlernte‹ ist das in den Repräsentanzen gespeicherte Erfahrungswissen und wird als das Wahrgenommene identifiziert.

Die Arbeitsweise der prädiktiven Hierarchie hat zur Folge, dass wir in der Regel das sehen, hören, fühlen, erfassen und verstehen, was wir bereits kennen.

Wenn man diese Zusammenhänge versteht, begreift man, dass das psychoanalytische *Konzept der Übertragung* ein im Grunde genommen ganz natürlicher Vorgang ist: Wenn das Gehirn die Phänomene der Wahrnehmung der Gegenwart stets ›durch die Brille der Erfahrung der Vergangenheit‹ sieht, so muss es nicht verwundern, dass dabei nicht nur aus der Vergangenheit Bekanntes als Gegenwärtiges wahrgenommen wird, sondern dass Vergangenes für gegenwärtig gehalten wird.

Da prototypisch Wahrgenommenes in den Repräsentanzen des ZNS bereits mikro-prozessural abgespeichert und also bekannt ist, nehmen wir überwiegend uns Bekanntes wahr. Ebenso verstehen wir Bekanntes lediglich erneut und operieren genau damit täglich mental. Nur das, was aktuell neu auftaucht, lernen wir hinzu und das ZNS speichert es in den passenden Repräsentanz-Speichern, um auch das künftig wiederzuerkennen: Die Speicherkarten des ZNS erfahren kontinuierlich Updates. Das ist die Art, wie die Mikroprozesse im ZNS gestaltet sind, aus denen das Makro-Geschehen innerhalb von Mikrosekunden von Moment zu Moment genauso zusammengesetzt wird, wie Bilder aus Bildpunkten zusammengefügt werden. Diese Vorgänge werden vom Individuum als *Erleben* wahrgenommen.

Es bleibt allerdings die Frage offen, warum Menschen das Leben vor diesem Wissenshintergrund nicht als permanente öde Wiederholung empfinden? Solms gibt die Antwort: »SEEKING ist gewissermaßen unsere Standard-Emotion« (2023, S. 103). D. h. wir sind unbemerkt permanent subliminal neugierig und wollen auf irgendeine Weise ständig Neues erleben oder erfahren – also die Speicher des ZNS updaten – sodass wir gar nicht bemerken, dass wir um dieses permanente SEEKING-Bestreben drum herum alles Nicht-Neue im Modus des ›same procedure as every year‹ erledigen.

Vor diesem Hintergrund kann nun verständlich werden, dass Repräsentanzen im psychoanalytischen Sinne ganz eigene Inhalte und Eigenschaften haben. Sie sind die Elemente der psychischen Organisationsstruktur des Selbst. In einer groben Vereinfachung sind es Selbst- und Objekt-Repräsentanzen; diese Begriffe bezeichnen *Vorstellungsbilder.* Deklarative Repräsentanzen sind komplexe Vorstellungsbilder jener Erfahrungen, die jedes Individuum teils bewusst, teils unbewusst als Orientierung verschaffende innere Abbilder von sich selbst, den Menschen seiner Umwelt und seiner Beziehung mit ihnen in sich trägt. Demgegenüber sind *nicht-deklarative Repräsentanzen*, denen keinerlei szenische Vorstellung anhaftet, ›still‹; sie können sich allerdings in Interaktionszusammenhängen als auftauchende Phänomene mit starken Emotionen äußern. Man muss allerdings davon ausgehen, dass beide Formen der intrapsychischen Repräsentation gemeinsam wirksam sind. Dann ist aber auch augenblicklich nachvollziehbar, dass solch eine gemeinsame Wirkweise von äußerst komplexer Art ist. Beide sind jedenfalls Träger der emotional berührenden Beziehungs- und Handlungserfahrungen des Individuums mit sich selbst, mit wichtigen Anderen und Träger der jeweils damit verbundenen emotionalen Erfahrungen im intersubjektiven Austausch.

Es sollte jetzt deutlich geworden sein, wie sinnvoll es ist, stets zu unterscheiden zwischen Repräsentanzen im neurowissenschaftlichen Sinn als Speicherprodukt für einzelne Mikrophänomene, die sich durch die Wiederkehr von Regelmäßigkeit und Bedeutung auszeichnen, und Repräsentanzen im psychoanalytischen Sinne, die komplex-detailreiche Vorstellungen emotionaler, prototypischer und/oder generalisierter interpersoneller Makroerfahrungen abbilden. Repräsentanzen im psychoanalytischen Sinn kann man somit verstehen als den *emergenten Ausdruck* des permanenten Prozessierens des ZNS. Solcherart Emergenz entsteht dadurch, dass im ZNS von Moment zu Moment ständig wechselnde reichhaltige Vernetzungen zahlreicher Repräsentanzen, die in verschiedenen Repräsentanzkarten gespeichert sind, stattfinden. Diese Phänomenologie wird vom Individuum von Moment zu Moment als lebendiges emotionales, kognitives und motorisch handelndes Erleben empfunden.

Mit Blick auf die Unterschiedlichkeit der beiden Repräsentanzsysteme ist jetzt wohl auch zu verstehen, dass das psychoanalytische Vorstellungsmodell der psychischen Struktur nicht identisch sein kann mit der neuroanatomischen Struktur. Das ZNS mit seinen neuronalen Netzen und biochemischen Prozessen bildet die anatomische und physiologische Ebene der Infrastruktur, worauf aufsetzend das Selbstsystem eine zweite psycho-funktionale Ebene mit eigener Organisation und Struktur bildet. Beide gemeinsam ermöglichen es erst, das subjektive psychische Erleben des Individuums in seinen tiefen Abläufen und unbewussten Zusammenhängen zu verstehen. Gleichwohl sind Ähnlichkeiten und Gemeinsamkeiten zwischen beiden Modellen erkennbar, und sie sind es, die das parallele Verständnis der beiden permanent ablaufenden physiologischen und psychologischen Prozess-Systeme ermöglichen. Erst das Verstehen dieser Parallelen der beiden intrasystemischen Geschehen von ihren mikro-prozessualen Abläufen bis zu ihrem makro-prozessualen Gehalt erlaubt es, die Dynamik des Psychischen als hochkomplexes Geschehen zu erfassen und zu begreifen, dass daraus das emotionale, kognitive und motorische Erleben des Individuums hervorgeht. Diese Zusammenhänge werden in Kapitel 3 weiter ausgeführt.

2.10 Der rote Faden: Die Entwicklung der basalen Strukturen des Selbst

Während der Entwicklung vom Säugling zum Kind entwickeln sich zeitgleich und parallel auf der neurobiologischen Seite das zentrale Nervensystem und auf der psychologischen Seite das Selbstsystem des Kindes. Beiden ist gemeinsam, dass sie komplexe Systeme darstellen, die sich nach den Prinzipien der Selbstorganisation, der Selbststabilisierung, der dialektischen Spannung und hierarchischen Ordnung entfalten. Im Zuge dieser Entwicklung reifen auf der neurobiologischen Seite die Systeme der sensorischen Wahrnehmung, der primären Affekte/Emotionen, die auf hierarchischen Ebenen angelegten Repräsentanzsysteme, das synaptische Netzwerk und die Funktionen des Entscheidungsdreiecks im Mittelhirn. Diese neurobiologischen Strukturen des ZNS bilden die anatomische und physiologische Infrastruktur, auf deren Basis die psychische Struktur des Selbstsystems entsteht.

Demgegenüber ist das Selbstsystem keine physisch fassbare, anatomisch lokalisierbare Einheit, sondern eine lediglich aus der psychischen Phänomenologie per Rückschluss ableitbare metapsychologische Konzeption, mit deren Hilfe psychisches Geschehen als Produkt der Aktivität einer erkennbaren Organisationsstruktur verstanden werden kann. Diese Struktur des Selbst ist wie das ZNS als ein komplexes System organisiert. Es ist zeitlebens von Moment zu Moment aktiv und entwickelt sich kontinuierlich in Mikroschritten weiter. Damit sind beide, das ZNS und das Selbstsystem, Systeme in kontinuierlichen Prozessen: Sie dienen einerseits der Bewältigung von inneren (seelischen wie körperlichen) und externen (Umwelt-)Reizen und optimieren andererseits kontinuierlich ihre Fähigkeiten zur Anpassung an die sich ständig wandelnden Erfordernisse der eigenen Innen- und der Außenwelt.

Die einzelnen Schritte der Entwicklung vom Säugling zum Kind bestehen in genau diesem Anpassungsprozess, nämlich dass zuerst all diejenigen Fähigkeiten entstehen, die zur Bewältigung von allfälligen Reizen notwendig sind, welche ständig den homöostatischen Ruhezustand ihres Selbstsystems stören. Diese Fähigkeiten reifen im Laufe der Entwicklung zu *psychischen Funktionen*, die lebenslang die Aufgabe haben, sich mit dem Ziel der steten Anpassung an die sich wandelnde Innen- und Außen-/Umwelt optimieren zu können. Diese Bewältigungsfähigkeit des Selbstsystems ist nicht angeboren, sondern muss erst entstehen. Implizites Lernen (siehe Kap. 2.1) stellt die angeborene Fähigkeit des noch rudimentären Selbstsystems des Säuglings dafür zur Verfügung und ermöglicht Schritt für Schritt die Entwicklung psychischer Funktionen (siehe Kap. 2.8). Aus dieser frühen Form des impliziten Lernens geht später die Fähigkeit zum expliziten Lernen hervor; das wird möglich, sobald mit dem Erwerb der Fähigkeit zum reflexiven Mentalisieren (siehe Kap. 2.7) die Möglichkeit entsteht, kontextuell zu denken und Zusammenhänge kognitiv zu begreifen.

Mit seiner Geburt findet der Säugling in sich eine *unausweichliche dialektische Spannung* zwischen seinen passiven Schutz- und Versorgungsbedürfnissen auf der einen und seinen zunehmenden, angeborenen Bedürfnissen nach Aktivität auf der anderen Seite. Zugleich wird sein rudimentäres Selbstsystem von Reizen und Impulsen getroffen, die seiner Umwelt gleichermaßen wie seiner Innenwelt entspringen. Umweltreize mobilisieren vom Hirnstamm ausgehende Basisemotionen und damit einhergehende Erregung (siehe Kap. 3.8 – neurophysiologisch: vom oberen Hirnstamm ausgehendes Arousal). Beide gemeinsam bilden Impulse (Arbeitsanforderungen) an das Selbstsystem und haben das Ziel, angemessen auf die Reize zu reagieren.

> Basisemotionen bzw. primäre Affekte bilden gemeinsam mit dem Arousal die von Moment zu Moment entstehende Motivation, den triebartigen Antrieb des Systems, auf allfällig eintreffende Reize zu reagieren.

Um auf seine Basisemotionen und das zugehörige Arousal angemessen zu reagieren, fehlen dem Säugling anfangs noch die angemessenen Fähigkeiten. Diese Fähigkeiten müssen dem Selbstsystem des Kindes in der intersubjektiven Beziehung so lange von den primären Bezugspersonen bereitgestellt werden, bis es im Zuge impliziter Lernschritte selbst darüber verfügt. Gemeint sind die Fähigkeit zur Regulation seiner Erregungszustände, die Differenzierung seiner Affekte und Emotionen sowie erste Schritte der selbstständigen Ordnung, Hierarchisierung und Steuerung der daraus entstehenden Impulse und Absichten. In diesem intersubjektiven Beziehungsgeschehen mit der Mutter und weiteren bedeutsamen Pflegepersonen nehmen die psychischen Funktionen (siehe Kap. 2.9), die zur Entwicklung der Fähigkeit zur Selbststeuerung notwendig sind, ihren Ausgangspunkt. Parallel dazu und indem die Mutter und andere Pflegepersonen dem Kind diese Funktionen zur Verfügung stellen, entsteht im ersten Lebensjahr der Grundmodus der Bindungsfähigkeit des Kindes.

Ausgehend vom nonverbalen Handlungsdialog erwirbt das Kind im intersubjektiven Austausch, besonders mit der Mutter, die Fähigkeit zur Vokalisation (Sprechmotorik), zum Sprechen seiner *Mutter*sprache (Sprachklang und Melodie) und zum Erwerb des Verständnisses von Worten: Zu Bezeichnendes wird zunehmend treffend bezeichnet (siehe Kap. 2.6). Dabei wird der Erwerb von Umfang und Beherrschung des Sprachvermögens und des später damit verbundenen emotionalen und kognitiven Innenraumes des Kindes weitgehend geprägt durch den entsprechenden Funktionsumfang aufseiten seiner prägenden Primärpersonen.

Die psychischen Errungenschaften, welche das Kind auf der Grundlage impliziten Lernens im Rahmen seiner Primärbeziehungen erwirbt, gehen in das Repräsentanzen-Wissen ein. Es entsteht *implizit-prozedurales Beziehungswissen* (siehe Kap. 2.4), ein weitgehend funktionales Wissen, worin die grundlegenden emotionalen Erfahrungen mit den primären Pflegepersonen ebenso enthalten sind wie die frühen Modi der psychischen Funktionen (siehe Kap. 2.8), die im interaktionellen Zusammenspiel größtenteils in Identifikation mit den Modi der frühen Bindungspersonen erworben werden. Dabei geschieht eine weitgehende transgenerationale Weitergabe der Modi psychischer Funktionen von den primären Pflegepersonen auf das Kind (z. B. Sprachdialekt, Sozialverhalten, Beziehungs-Kultur).

Implizit erworbene prozedurale Beziehungsrepräsentanzen sind nicht bewusst erinnerbar, gleichwohl lebenslang psychisch wirksam. Auf sie greift das Entscheidungsdreieck des ZNS im weiteren Leben immer wieder auf der Grundlage der prädiktiven Hierarchie (siehe Kap. 2.9) zu, ohne dass dies bewusst wird. All dies gehört später zum unbewussten Repertoire der psychischen Funktionen des Individuums unter Einschluss oder Ausschluss seines emotionalen Erlebens, d. h. auch die Abwehr oder Integration von Basisemotionen und deren motivationalen Komponenten gehört zu diesem frühen Erwerb von prozeduralem Beziehungswissen.

Indem der Spracherwerb zeitlich weitgehend parallel mit der Entwicklung des Als-ob-Modus der Mentalisierung (siehe Kap. 2.7) erfolgt, wird die mit dem Erwerb dieser Fähigkeiten einhergehende Entwicklung der Symbolisierung (in Verbindung mit der Fähigkeit zur Imagination) möglich. Und unter Vermittlung der synthetischen, integrativen Ich-Funktion können nun (ca. ab dem dritten Lebensjahr) auf der Grundlage der Fähigkeit zur Verbalisation, der Fähigkeit zum Als-ob-Modus der Mentalisierung und der Fähigkeit zur Symbolisierung *symbolische Repräsentanzen* gebildet und im Kortex des ZNS abgespeichert werden.

Damit ist die Grundlage für das szenische Erinnerungsvermögen des Kindes gelegt. Damit ist aber auch – erst jetzt! – die Grundlage dafür gelegt, dass *szenische* Repräsentanzen gebildet werden können, d. h., dass Beziehungserfahrungen in ihren Handlungsabläufen und ihrem emotionalen Erleben bildlich-szenisch abgespeichert werden können. Diese Repräsentanzen werden allerdings nicht allein auf der Grundlage einmaliger Ereignisse abgespeichert (obwohl es auch das gibt, beispielsweise im Fall eines Traumas). Vielmehr werden sie immer von Neuem in vergleichbaren Beziehungskontexten wiedererinnert und an die neuen Variationen der Beziehungserfahrung angepasst (= im Als-ob-Modus mental nachgearbeitet). Solche in Mikroschritten der Imagination erfolgende Prozesse der Nachbearbeitung von szenischen Repräsentanzen sind es, welche das Kind in die Lage versetzen, ein weitgehend historisch geordnetes, biografisches Gedächtnis (Mertens 1998) zu entwickeln, das Beziehungserfahrung in einem mentalen Archiv reichhaltig bebilderter Erinnerungen abspeichert. Die Vorgänge, die dabei parallel im ZNS ablaufen (Wieder-Erinnern, Nacharbeiten, Speicherung), sind weitgehend unbewusst ablaufende Prozesse; sie begründen den besonderen Charakter der subjektiven Geschichtlichkeit der Erinnerung der Biografie.

Mit ungefähr sechs Lebensjahren ist im kindlichen Individuum eine Organisationsstruktur seiner nun mit komplexen Fähigkeiten und Möglichkeiten ausgestatteten Psyche entstanden, die im psychoanalytischen Jargon als *Selbst* bezeichnet wird.

KAPITEL 3

Das Selbstsystem – Ein emotionales Funktionssystem

Der Begriff ›Das Selbst‹ wird von Autor:innen psychologischer, philosophischer und anderer wissenschaftlicher Texte mit großer Selbstverständlichkeit benutzt. Es hat den Anschein, als würde damit ein feststehender Terminus für einen allgemein anerkannten und ausreichend definierten Gegenstand verwendet. Aber das ist nicht der Fall. 1992 legte Christiane Ludwig-Körner eine »wissenschaftshistorische Untersuchung« zum »Selbstbegriff in der Psychologie und Psychotherapie« vor. Darin hat sie die Vielfalt der Bedeutungen dieses Begriffes bei zahlreichen Autor:innen untersucht. Sie zeigt, dass dem Begriff ›das Selbst‹ bis in die jüngere Vergangenheit kein einheitliches Konzept zugrunde liegt.

2022 greift Werner Bohleber das Thema auf und regt »eine künftige Konzeption des Selbst« an (S. 31). Er erinnert an die frühesten Autor:innen zum Selbst-Begriff:

> »James unterschied zwei Aspekte: das Selbst als Subjekt, das ›I‹ als reine Erfahrung, und das Selbst als empirisches Objekt, das ›me‹. Das ›I‹ ist der aktive Akteur, der das ›me‹, d. h. die mentalen Repräsentationen des Selbst konstruiert und eine einheitsstiftende Funktion hat« (S. 20).

In diesem Ansatz zum Verständnis des Selbst ist eine »Dualität« der inneren Struktur, eine Art »Spaltung psychischer Vorgänge« (S. 18) zu erkennen. Auf der einen Seite des Selbst ist das *Ich* (das ›I‹) zur Selbstwahrnehmung und -reflexion in der Lage und vermag damit auf der anderen Seite seiner Struktur das ›me‹, die Inhalte der *Repräsentanzen des Selbst* mittels Selbsterkenntnis in den Blick zu nehmen. Damit geht die weitgehend selbstverständliche Fähigkeit des Individuums, dass es mit einer Art mentalem Blick auf sich selbst schauen kann, in die metapsychologische Konzeption des Selbst ein. In dieser bereits früh in der Wissenschaftsgeschichte eingenommenen Perspektive wird das Selbst *in subjektiver Selbstwahrnehmung* erfasst und als zweigeteilt konzipiert.

Aus Sicht der heutigen Forschung verfügt das Ich, so Bohlebers Auffassung, noch über eine weitere Eigenschaft, einen »sence of agency« – die Eigenschaft, als »Akteur« wirksam zu sein (ebd.). Er regt an, diese »Agency des Selbst« genauer in den Blick zu nehmen, um ein wesentliches Charakteristikum des menschlichen Selbst besser verstehen zu können, »nämlich seine duale Struktur, die es dem Menschen erst ermöglicht, als ein mentaler Akteur über sich selbst zu reflektieren« (S. 19).

Diese Konzeption der *subjektiven Dualität* des Selbst wird hier grundsätzlich übernommen. Denn die Konzeption der emotionsbasierten psychodynamischen Psychotherapie hebt in ihrer Praxis eben darauf ab, dem emotionalen und damit subjektiven Erleben der Patient:innen und ihrem inneren Blick auf sich selbst, ihrer Selbstwahrnehmung, zu folgen. In diesem Sinn wird hier der Anregung Bohlebers entsprochen, die Eigenschaften des mentalen Akteurs, in der Theorie der Psychoanalyse bislang als *Ich* bezeichnet, differenziert zu konzipieren. Denn nur das Erringen der »Agency des Selbst« für all das, was im sich erlebenden Selbst bewusst und unbewusst dynamisch wirksam wird, ermöglicht dem Individuum, sich seinen konstitutionellen Anlagen gemäß zu entwickeln.

3.1 Das Selbstsystem – Struktur im kontinuierlichen Prozess

Das psychoanalytische Theorieverständnis des Selbst ist eng mit dem Strukturbegriff verbunden und seit Freuds ersten Strukturtheorien (1915, 1923) weiterentwickelt worden. Es wird in den verschiedenen ›Schulen‹ der Psychoanalyse unterschiedlich konzipiert, jedenfalls bislang nicht einheitlich, zum Teil sogar umstritten.

Gleichwohl gibt es eine Art von Basis-Konsens. Danach ist die menschliche Psyche durch eine *strukturierte innere Ordnung* geprägt, welche durch die Beobachtung psychischer Phänomene und die Reflexion psychodynamischer Zusammenhänge erschlossen werden kann; sie ist nicht materiell-dinghaft nachweisbar, sondern lediglich als gedankliches Konstrukt imaginativ zu konzipieren. Diese Konzeption einer strukturierten Ordnung der Psyche wird als *Selbst* bezeichnet.

Ein in dieser Weise konzipiertes Selbst und die ihm innewohnende Dynamik sowie Organisation ist weder mit dem individuellen Erleben des Individuums noch mit dem Prozessieren der Strukturen des Gehirns und deren Anatomie identisch. Während das individuelle Erleben eine weitgehend bewusste Phänomenologie ist, erfolgt das Geschehen im Gehirn ganz überwiegend unbewusst. Und wie aus den physiologischen Abläufen im Gehirn jenes emotionale und kognitive Geschehen sowie das motorische Handeln wird, das wir als bewusstes Erleben bezeichnen, ist noch weitgehend unbekannt. Es ist zwar möglich, eine zunehmend große Vielzahl psychischer Phänomene sehr differenziert mit anatomischen Strukturen und physiologischen Prozessen zu korrelieren, aber wie subjektives Erleben aus dem prozessierenden Geschehen im ZNS hervorgeht, ist bislang noch nicht als kohärenter Prozess zu beschreiben. In diesem Verständnis ist das Selbst lediglich ein imaginäres Denkmodell. Es ist solange als Konzeption sinnvoll und notwendig, wie der gesamte Weg der Umsetzung vom physiologischen Prozessieren des ZNS ins psychische Erleben des Individuums noch nicht bekannt ist.

> Das Selbst nimmt eine Mittlerposition ein zwischen dem physiologischen Prozessieren der Hirnstrukturen und dem daraus hervorgehenden subjektiven Erleben des Individuums. Dabei wandelt es das physiologische Prozessieren des ZNS in das psychische Geschehen, so wie es vom Individuum als emotionales Erleben, als kognitives Denken und als motorisches Handeln wahrgenommen wird.

Das Selbst ist somit ein konzeptionelles Modell, um zu verstehen, wie das psychische Funktionieren und Erleben des Individuums aus dem physiologischen Prozessieren innerhalb seines ZNS hervorgeht. Gemeinsam mit Solms (2023) wird diesbezüglich davon ausgegangen, dass *Emotion* die ›Brücke‹ bildet zwischen dem unbewussten Prozessieren des ZNS und der bewussten Wahrnehmung des Erlebens des Individuums. Emotionen lassen nämlich erst denjenigen Moment entstehen, an dem physiologisches Prozessieren – konkret die Bildung von Basisemotionen im Hirnstamm – dem Wahrnehmungsvermögen des Individuums zugänglich wird. Solms spricht vom bewussten Es (2013) und bringt damit zum Ausdruck, dass der emotionale Moment, der Augenblick des Entstehens einer kategorialen Basisemotion, wahrnehmend erfasst werden kann und zugleich von Moment zu Moment den Beginn zerebral-mentaler Arbeitsabläufe bildet.

> Das hier vorgestellte Konzept beschreibt das Selbst als ein in sich kohärentes metatheoretisches Modell, dessen Prozessieren von den Basisemotionen als dessen motivationale Kraft in Gang gesetzt wird. Die Struktur und die Ordnung des Selbst sind nie statisch. Sie wandeln sich in einem lebenslangen Prozess der Entwicklung des Individuums von Moment zu Moment. Es befindet sich vom ersten Lebenstag an in einem Prozess kontinuierlicher Entwicklung.

Dieses Konzept des Selbst ermöglicht es, dass die von den Basisemotionen ausgehenden dynamischen Kräfte sowie die Prozesse, mit deren Hilfe diese Kräfte innerhalb des Selbstsystems be- und verarbeitet werden, kognitiv verständlich werden. Darin stehen die Repräsentanzen des *erlebenden Selbst*, die alle Erfahrungen des Individuums in prototypischer Weise speichern, dem *mentalen Akteur* des Selbst gegenüber. Beide gemeinsam bilden die subjektiv empfundene duale Struktur des Selbst. Dem mentalen Akteur fällt die Aufgabe zu, von Moment zu Moment die aufsteigenden Emotionen zu bewältigen und zu verarbeiten, die permanent situativ bedingt als psychisch motivierende Herausforderungen des Individuums anfallen. Die Modi der Verarbeitung, die der mentale Akteur dazu entwickelt und zeitlebens ›nachjustiert‹, werden ihrerseits in generalisierter Form gespeichert.

Das hier vorgeschlagene Konzept des Selbst als *emotionales Funktionssystem* beansprucht eine überindividuelle Gültigkeit. Demgegenüber sind die in den Repräsentanzen des Selbstsystems gespeicherten Daten individuell; sie konstituieren die Subjektivität der sie in sich tragenden Person. Das Verständnis der Organisation und der Funktionsweisen des Selbstsystems liefert somit kein Verständnis des subjektiven Erlebens des Individuums!

In diesem Verständnis ist das Selbstsystem eine Organisationsstruktur, die sich als Emergenz der Arbeit des synaptischen Netzwerks des ZNS und deren physiologischem Prozessieren ergibt. Am Beginn der Entwicklung des Selbstsystems eines Individuums steht das in Kapitel 2 beschriebene rudimentäre Selbst, welches mit einer primären Aktivität ausgestattet ist, die von den Basisemotionen und dem Arousal ausgeht, und das mittels Kontigenzentdeckungsmodul zu ersten impliziten Lernschritten befähigt. Aus diesen Anfängen entwickelt sich das Selbstsystem im ersten Lebensjahrzehnt und unterliegt von da an einem kontinuierlichen Entwicklungsprozess.

3.2 Die duale Struktur des Selbstsystems

Im Selbstsystem stehen sich – vom Individuum wahrnehmbar als das Empfinden »ich spüre mich, kann mich denken und kann reagieren« – zwei Substrukturen gegenüber: *Das erlebende Selbst* und der *mentale Akteur*. Sie sind die zwei ständig aufeinander bezogene Selbstanteile, die in permanenten Mikroprozessen mentaler Kommunikation und Arbeit eine enorme Dynamik miteinander entstehen lassen. Wenn man beschreiben möchte, wie diese Kommunikation und Arbeit im Selbstsystem vonstattengeht, kommt man nicht umhin, eine Konzeption zu entwickeln, die nicht im Widerspruch steht zu der von den Neurowissenschaften beschriebenen Arbeitsweise.

3.2.1 Das erlebende Selbst

Im erlebenden Selbst sind kontinuierlich zwei unterschiedliche motivationale Antriebsquellen aktiv. (1) Aus der Umwelt im Selbstsystem eintreffende sensorische Reize aktivieren die – neurobiologisch im Hirnstamm gelegenen – Systeme der *Basisemotionen*; also jenen Bereich, den Solms (2013) unter Bezugnahme auf Freud als das ›bewusste Es‹ bezeichnet. Basisemotionen und deren fein differenzierte sekundäre Emotionen (das sind aus den sieben Basisemotionen in unterschiedlichen Verhältnissen kombiniert zusammengesetzte Emotionen[30]) werden in den Mikromomenten der Wahrnehmung von Reizen als emotionale Impulse ins Selbstsystem gesendet. (2) In der Folge der Aktivierung von Basisemotionen wird – neurobiologisch im oberen Hirnstamm – *Arousal* produziert, eine energetische Komponente, hervorgerufen durch Neurotransmitter, die subjektiv als Erregung und motivationale Wirkkraft spürbar wird. – Dieses ›Duo‹ aus Basisemotion und Arousal fungiert als emotional-motivationaler Antrieb im Selbstsystem mit dem Ziel, dass das System für den eingehenden Reiz eine Bewältigung findet. Auf dem Weg der Weiterleitung – neurobiologisch über das Mittelhirn bis in den Kortex – trifft das ›Duo‹ auf die beiden Systeme der nicht-deklarativen und der deklarativen Repräsentanzen. Der Sinn dieser Weiterleitung besteht darin, die Arbeit des Systems zu ökonomisieren. Lassen sich nämlich in den Repräsentanzen bereits entwickelte Bewältigungsmodi für den eingegangenen Reiz finden, so ist die Entwicklung einer neuen Bewältigungsstrategie nicht notwendig; es kann auf die alte Strategie zurückgegriffen werden und sofern sich diese als funktional bewährt hat, so hat das Selbstsystem auf den Auslösereiz sogleich eine Reizantwort zur Verfügung. Das ist der Arbeitsweg, auf dem das Selbstsystem die meisten Auslösereize des Alltags bewältigt.

Trifft das emotional-motivationale Duo auf Repräsentanzen ursprünglich pathologisch wirksam gewesener, prototypisch abgespeicherter Erfahrungen, die sich im Abgleich mit den Inhalten des Auslösereizes ergeben, ändert sich die vom Selbst-

---

30 Man kann sich das Zustandekommen sekundärer Emotionen ähnlich vorstellen wie das der vielfältigen Farbtöne, welche durch eine Mischung der Grundfarben auf der Farbpalette eines Malers entstehen. Ähnlich sind sekundäre Emotionen gemischte emotionale Zustände von gleichzeitig in unterschiedlicher Intensität aktivierten Basisemotionen wie beispielsweise Enttäuschung (Trauer plus Ärger), Hoffnung (Furcht/Bedrohtheit und Bindungsbedürfnis/Sicherheit), Eifersucht (Verlassenheitspanik im Moment aktivierter sexueller Lust in Verbindung mit Wut/Zorn).

system zu leistende Arbeit schlagartig. Löst also beispielsweise die Begegnung mit einem grollend-unzufriedenen Gegenüber (Lehrer, Chef o. Ä.) im Selbstsystem Angst aus und wird die so wahrgenommene Szene (= der ins Selbstsystem eingehende Reiz) auf der Ebene der Repräsentanzen interpretiert als *identisch mit ursprünglich pathologisch wirksam gewesenen, prototypisch abgespeicherten Erfahrungen*, z. B. mit einem überwältigend wütenden Vater, so gerät das System in Not, sofern für diese Repräsentanz bislang kein angemessenes Bewältigungsmuster entwickelt wurde. Das fehlende situativ angemessene Bewältigungsmuster ist die grundsätzliche mentale Konstellation, wie sie bei psychogenen Erkrankungen, z. B. bei neurotischen Konflikten, vorliegt. ›Angemessen‹ bedeutet hingegen, dass Modi der Bewältigung gebildet werden können, bei denen sich sowohl die Basisemotionen Ausdruck verschaffen als auch die Beziehungsumwelt (Mutter, Vater u. a.) mit deren Möglichkeiten und Grenzen adäquat Berücksichtigung findet.

Eine davon abweichende Konstellation des Selbstsystems liegt vor, wenn in eintreffenden Reizen zwar eine identische Interpretation mit ursprünglich pathologisch wirksam gewesenen, prototypisch abgespeicherten Erfahrungen erfolgt, daraufhin jedoch auf Bewältigungsmuster zugegriffen wird, die ihrerseits offenkundig pathologisch und/oder fehlangepasst sind. Das ist beispielsweise bei Borderline-Störungen oder der Zwangsneurose der Fall, wenn die Betroffenen mit ritualisierten Bewältigungsmodi reagieren: mit einem steten spaltenden Hin-und-Herkippen zwischen den Polen von Schwarz-Weiß-Mustern oder mit dem steten, nicht zu kontrollierenden Wiederholen gleichförmiger Handlungen.

Trifft das emotional-motivationale Duo aus emotionaler Motivation und Arousal auf Repräsentanzen, die keine angemessenen Bewältigungsstrategien bereithalten und die auch nicht mit ursprünglich pathologisch wirksam gewesenen, prototypisch abgespeicherten Erfahrungen identifiziert werden, dann steht das Selbstsystem vor der alltäglichen Herausforderung, neue Modi der Anpassung kreieren zu müssen. Das ist dann ein typischer Fall für die »Agency« des mentalen Akteurs (Bohleber 2022). Er ist dann dafür verantwortlich, auf die neuen, bis dahin unvertrauten Reize und die dadurch ausgelösten Emotionen mit der Kreation (= Lernen) angemessener Modi der Bewältigung zu reagieren.

3.2.2 Der mentale Akteur

Der mentale Akteur des Selbstsystems verfügt im Fall gelungener psychischer Reifung des Individuums über all diejenigen Fähigkeiten und das gesamte Spektrum der psychischen Funktionen (siehe Kap. 2.8), die notwendig sind, um die aktivierten Basisemotionen wahrzunehmen und um angemessene Reaktionen für diese zu entwerfen. Er kann das anflutende ›Duo‹ aus Emotionen und Arousal mithilfe der psychischen Funktionen regulieren und differenzieren, die Emotionen reflektieren, Zusammenhänge mit dem Repräsentanzenwissen erkennen sowie ggf. hierarchisieren und so eine dem auslösenden sensorischen Reiz angemessene Reizantwort auswählen. Dabei greift er permanent auf das enorme Repertoire von präformierten Repräsentanzen im erlebenden Selbst zurück, worin bereits Reizantworten in Form von Modi der Anpassung und Abwehr gespeichert sind. Darüber hinaus kann er ggf. durch Neukombination vorhandener Modi, durch Regulation und Hierarchisierung der kombinierten Anteile auf neue Reize angemessene Formen der Einstellung und Anpassung entwickeln. Auf diese Weise entstehen Reiz-Antworten des mentalen Akteurs, welche das Individuum subjektiv als seine gelingende psychische oder physische Aktivität erlebt.

3.2.3 Erlebendes Selbst und mentaler Akteur

Das erlebende Selbst und der mentale Akteur leben in einem permanenten Arbeitsbündnis miteinander. Das Eine lässt erlebendes emotionales Fühlen, Erregung (= Energie) und Erinnerung entstehen. Der Andere erledigt die Aufgabe, auf die mit den Emotionen des Selbst verbundenen Reaktions- bzw. Handlungsanforderungen zu reagieren und einen Umgang damit zu kreieren. Dabei steht der mentale Akteur vor der Herausforderung, dass jede Emotion nur in spezifischer Weise bewältigt werden kann, damit das erlebende Selbst aus dem Erregungs- und Handlungsdruck, den jede Emotion in Form von Arousal mit sich bringt, wieder herausfindet. Das bedarf einer gut abgestimmten Zusammenarbeit der beiden und erfordert eine breit gefächerte Kompetenz des mentalen Akteurs in Wahrnehmung, Reaktionsvielfalt und Handlungsentwurf. Diese Kompetenz wird hier als *emotionale Kompetenz* bezeichnet.

3.3 Der Weg zum präreflexiven Unbewussten

Die Umsetzung dieses metapsychologischen Konzeptes des Selbstsystems ist in der täglichen Praxis für Psychotherapeut:innen nicht ganz einfach. Während der therapeutischen Arbeit oszillieren sie in rascher Folge zwischen zwei unterschiedlichen Modi der therapeutischen Arbeitshaltung, dem *Modus der emotional-empathischen* und dem *Modus der kontextuell-reflexiven Haltung*. Der Unterschied zwischen diesen beiden therapeutischen Arbeitshaltungen ist nicht sogleich offensichtlich.

- Die *emotional-empathische* Haltung ermöglicht es Therapeut:innen, in Erfahrung zu bringen, wie der Patient sich von Moment zu Moment emotional fühlt. Therapeut:innen hören dabei auf das Narrativ und achten gleichzeitig auf das situative Übertragungsgeschehen. Auf diese Weise können sie erfassen, *wie* ihre Patient:innen sich in der berichteten Szene sowie in der aktuellen Beziehungssituation fühlen. Gleichzeitig nehmen sie wahr, *was* sie selbst fühlen. Dazu haben Therapeut:innen verschiedene Möglichkeiten:
  - Sie gehen gewissermaßen wie ein Doppelgänger mit den Patient:innen in die geschilderte Szene und spüren dem im Narrativ geschilderten, emotionalen Empfinden ihrer Patient:innen emotional fühlend nach. Dabei folgen sie der narrativen Spur und versuchen herauszuhören, was ihr Gegenüber in der geschilderten Situation bewegt haben mag. Sie folgen der Frage: ›Was haben Sie dabei in sich fühlend wahrgenommen?‹
  - Oder aber sie gehen einen kleinen Schritt weiter in die Haltung der stellvertretenden Identifikation und spüren dem nach, *was und wie sie sich selbst* in der geschilderten Szene fühlen würden: ›Was hätte *ich* an Ihrer Stelle gefühlt?‹ Sie versuchen auf diese Weise in Erfahrung zu bringen, *wie* und *was* ihr Gegenüber im Vergleich mit ihnen selbst emotional empfindet und auch dabei im Vergleich mit ihnen selbst *nicht* in sich wahrnimmt.
  - Ein weiterer Schritt in die Tiefe der emotional-empathischen Haltung besteht darin, sich dem Phänomen der *Resonanz* zu überlassen. Dabei überlassen sich Therapeut:innen einem von Passivität geprägten Zustand der Reverie und lassen zu, dass in ihnen assoziativ Bilder, Szenen und Emotionen auftauchen, die intuitiv beim Zuhören aus dem eigenen psychischen Resonanzraum aufsteigen.
  - Schließlich achten sie weiter auf ihre momentan-situative Gegenübertragung in der Gegenwartsbeziehung mit dem Patienten. Dabei gehen sie im Stillen der Frage nach, wie sie sich im Hier und Jetzt, im Moment der Gesprächssituation, in der Gegenwartsbeziehung mit ihrem Patienten fühlen.

Mit dieser Haltung und den beschriebenen mentalen Arbeitsschritten erforschen Therapeut:innen die duale Struktur der Selbstsysteme beider. Dabei versuchen sie der Frage nachzugehen, was den mentalen Akteuren beider in den vier beschriebenen Situationen fühlend bewusst ist. Auf diese Weise können sie vor allem erfassen, was ihre Patient:innen *nicht* in sich wahrnehmen, d.h. was sie in sich abwehren. Im Behandlungsverlauf liefern die Arbeitsschritte darüber hinausgehend emotionale Informationen, die für das Verständnis der unbewussten Beziehungsgestaltung im Hier und Jetzt bedeutsam sind.

- Daneben nehmen Therapeut:innen immer von Neuem eine *kontextuell-reflektierende* Haltung ein. Dabei versuchen sie, das in der emotional-empathischen Haltung Wahrgenommene (= die Emotionen im Narrativ sowie im Gegenwarts-Erleben) in Beziehungskontexten zu verstehen. Dazu setzen sie diejenigen Mittel ein, die ihnen als Erfahrung mit emotionalen Zusammenhängen in Beziehungen in ihrem *eigenen* Selbstsystem zur Verfügung stehen[31]. Kontextuell zu verstehen, meint die Aufgabe, das komplexe intrapsychische und intersubjektive Erleben, das in den beiden Selbstsystemen von Patient und Therapeut während der erzählten Szenen oder in der Übertragung-Gegenübertragung-Situation als emotionale Dynamik abläuft, emotional und kognitiv in bislang unentdeckten Zusammenhängen zu erfassen. Das ist eine überwiegend psychodynamische Arbeit, die *stille emotional-mentale Arbeit* (Klöpper et al. 2023). Sie ermöglicht es erst, dass die *unbewusste Dynamik des Psychischen* (Klöpper 2014) in der therapeutischen Dyade sowie im Erleben der Patient:innen schrittweise verstanden werden kann.

> Die kontextuell-reflexive Haltung ist die Voraussetzung dafür, dass psychodynamische Arbeit *psychoanalytisch* wirksam wird, d. h., dass unbewusste emotionale Zusammenhänge kognitiv verstanden werden können.

In den beiden therapeutischen Haltungen zeigt sich jene Einstellung auf die Patient:innen, die bereits in Kapitel 1.8 in der Kurzformel *erst fühlen, dann denken* beschrieben wurde.

Während der kontextuell-reflexiven Arbeit begeben sich Psychotherapeut:innen in ein reflexives Nachdenken über die emotional erlebte und die kognitiv erfasste Dynamik des Psychischen in der Behandlungssituation mit den Patient:innen. Dabei werden zwei unterschiedliche mentale Arbeitswege parallel beschritten:

---

31 In diesen Zusammenhängen findet sich der Grund dafür, warum psychodynamische Psychotherapeut:innen über eine ausführliche Lehrtherapie/Lehranalyse in einem psychodynamischen Verfahren verfügen sollen. Denn nur auf diese Weise kann die Fähigkeit zur Einnahme der emotional-reflexiven Haltung gegenüber emotionalen Beziehungszusammenhängen erworben werden. Um diese Fähigkeit zu erwerben, ist ein Setting notwendig, das seinerseits wiederum kontinuierlich der kontextuellen Reflexion unterworfen ist. Während der Ausbildung haben die Kandidat:innen die sonst nirgendwo gegebene Möglichkeit, sich mit dieser spezifischen Haltung ihrer Lehranalytiker:innen probeweise zu identifizieren, während sie zeitlich parallel diese Haltung in Behandlungen unter Supervision selbst erproben und individuell entwickeln können.

1. Es sollen die *psychodynamischen Zusammenhänge* zwischen dem emotionalen Beziehungserleben des Patienten im Moment (in der Gegenwart) und seiner lebenslang erworbenen Beziehungserfahrung (in der Vergangenheit) erfasst werden; das stellt eine Suche nach den prägenden emotionalen Erfahrungen in den primären Beziehungen der Lebensgeschichte dar:

   Herr Z. reagiert auf seinen Vorgesetzten immer mal wieder mit heftiger Angst. Seinen Vater schildert er als häufig unkontrolliert wütenden Mann. Diese Konstellation gibt Anlass zu der Annahme, dass er auf das grimmig-ärgerliche Gesicht seines Chefs mit Angst reagiert, weil er sich dann so fühlt, als stünde ihm sein unkontrolliert wütender Vater gegenüber.

2. Das Konzept des Selbstsystems ermöglicht es, die *Dynamiken zwischen den Substrukturen* (den Repräsentanzen, den Basisemotionen und dem mentalen Akteur) zu verstehen und zu begreifen, auf welche Weise diese am Zustandekommen des aktuellen Erlebens des Patienten und seiner Symptome beteiligt sind; das stellt eine Suche nach den strukturell verantwortlichen Zusammenhängen im Selbstsystem dar.

   So wird erkennbar, dass im Zusammentreffen von Herrn Z. mit dem grimmigen Vorgesetzten nicht nur die väterlichen Objektrepräsentanzen aktiviert sind, sondern auch die alten Modi der Abwehr und Anpassung in Beziehung mit seinem Vater: Sein mentaler Akteur kann offenbar nicht zwischen den beiden Objekten differenzieren und verfügt deshalb aktuell genauso wie einst über keine Möglichkeit zur Kreation angemessener Modi der Anpassung an den unfreundlichen Chef.

Diese Art kontextuell-reflexiven Denkens auf den zwei Ebenen der Psychodynamik und der Struktur des Selbstsystems macht es in Situationen wie der mit Herrn Z. erforderlich, die Konzeption des Selbst als *subjektiv dual strukturiertes System* zu erweitern. Denn die Annahme eines ›erlebenden‹ Selbst geht ja lediglich davon aus, dass das Individuum erlebt, d.h. bewusst emotional empfindet. In Momenten wie der oben beschriebenen Behandlungssituation mit Herrn Z. gelingt es nicht oder nur unvollständig, zu verstehen, welche vollständige emotionale Dynamik für die Angst-Symptomatik verantwortlich ist. Es ist bislang nur die Angst als Wiederholung verständlich, nicht jedoch die ganze sie verursachende Dynamik.

Um diese erfassen zu können, gilt es für Psychotherapeut:innen, den reflexiv suchenden ›Blick‹ über das von den Patient:innen *bewusst* wahrnehmbare Erleben ihrer emotionalen Selbstzustände hinaus zu erweitern. Es gilt, Hypothesen darüber bilden zu können, was zur Symptomatik führt. Es ist die Frage zu klären, was Patient:innen *nicht bewusst zugänglich* ist und für sie mittels spontaner Selbstreflexion nicht erreicht werden kann.

Damit gerät die *triadische Struktur des Selbst* und die weitgehend unbewusste Dimension des psychischen Geschehens in den Blick, die sich hinter dem bewusst erfassbaren emotionalen Erleben des Patienten verbirgt. Wir stehen damit – bildlich gesprochen – an der Schwelle zum ›Raum des Unbewussten‹, dem präreflexiven Selbst.

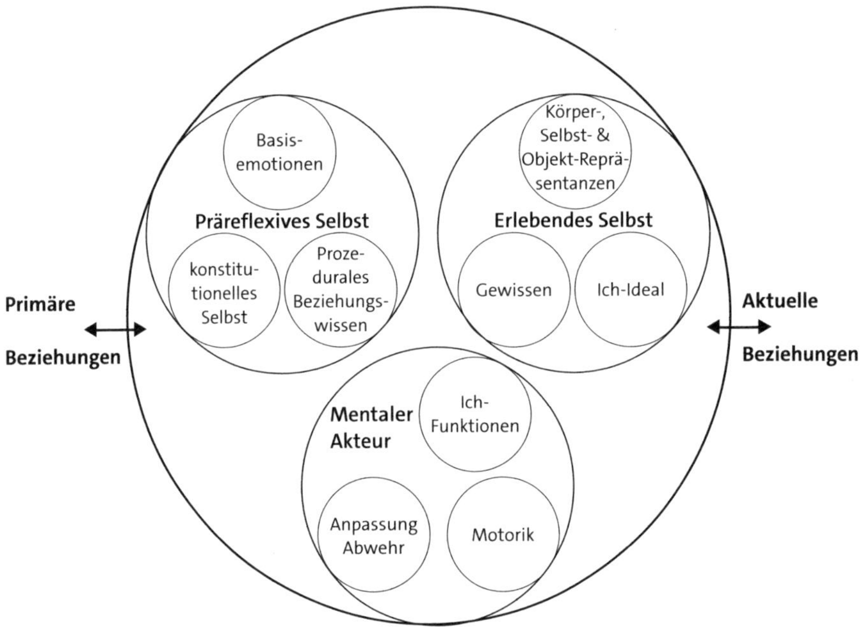

Die trianguläre Struktur des Selbstsystems

3.4 Das präreflexive Selbst

Das präreflexive Selbst stellt eine dritte Substruktur des Selbstsystems dar, die nur metapsychologisch gedacht existiert, im subjektiven Erleben des Individuums aber als Teil des erlebenden Selbst wirksam wird. Es ist erst der analysierende psychodynamische Blick, der zu erkennen vermag, dass die strukturelle Ordnung des Selbstsystems eine ›dritte Abteilung‹ enthält, die auf unbewusste oder präreflexive Weise ihre Wirkung entfaltet. Darin sind nicht deklarative, psychodynamisch hochwirksame Substrukturen der psychischen Struktur organisiert:

1. die neuroanatomisch im Hirnstamm gelegene Quelle der **Basisemotionen** (siehe Kap. 1.3),
2. die **nicht deklarativen Repräsentanzen** des limbischen Systems (siehe Kap. 2.9) sowie
3. das **konstitutionelle Selbst** (Fonagy et al. 2004).

Die dreiteilige Organisationsform der Struktur des Selbstsystems mit ihren weiteren Substrukturen spiegelt ein ähnliches Ordnungsprinzip wider, wie es in den Neurowissenschaften für das ZNS beschrieben wird: Das Gehirn weist in seiner funktionalen Organisation mehrere teils parallel, teils hierarchisch übereinander geordnete Ebenen auf, die in vielfältigen, parallel prozessierenden Streams arrangiert und miteinander vernetzt sind (Solms 2023, S. 170).

Zu 1: Die im Hirnstamm gebildeten Systeme der **Basisemotionen** stellen die motivationale Grundkraft aller psycho-physischen Aktivitäten dar (siehe Kap. 1.5 und 1.6). Sie sind die primären, subjektiv spürbaren emotionalen Stimuli, mit denen das ZNS auf sensorisch erfasste Reize antwortet. Darüber allerdings, wie das Selbstsystem auf die Stimuli der Basisemotionen reagiert, entscheidet der mentale Akteur des Selbst. Ob und wie die vom Hirnstamm ausgehenden Stimuli angemessen wahrgenommen werden, hängt davon ab, ob sie in den Speicherkarten des ZNS (den sekundären Emotionsrepräsentanzen, siehe Kap. 2.3) in ihrer differenzierten Qualität abgespeichert sind und ob sie reguliert werden können. Ob diese Stimuli schließlich im reflexiven Sinne bewusst werden können, ist davon abhängig, ob sie im Laufe der Entwicklung durch die Verknüpfung mit den zutreffenden Worten den Status der Symbolisierung erlangen (siehe Kap. 2.6). Mit anderen Worten: Damit der mentale Akteur die emotionalen Stimuli, die im Hirnstamm gebildet werden und auf der Entscheidungsebene des mentalen Akteurs anfluten, auf die bewusste Ebene von konkreten Sprach- oder Handlungsantworten des Individuums heben kann, hat er einiges an mentaler Arbeit zu leisten. Die emotionalen Stimuli müssen mit den präreflexiven, den sekundären und den Wort-Repräsentanzen vernetzt werden und schließlich kontextuell reflektiert werden. Das stellt parallel erfolgende Arbeitsschritte der psychischen Funktionen des mentalen Akteurs dar. Dieses Nebeneinander mehrerer mentaler Arbeitsschritte wird als paralleles Prozessieren bezeichnet. Dabei handelt es sich um weitgehend unbewusste, jedoch bewusstseinsfähige und lebenslang implizit lernfähige (!) Arbeitsschritte des mentalen Akteurs. Die dabei aktiven Ich-Funktionen sind elementar notwendig, um die in ihrer Existenz wahrnehmbaren Stimuli der Basisemotionen qualitativ-differenziert und symbolisiert erfassen, regulieren und kontextuell reflektiert steuern/verwenden zu können. Vor dieser transformatorischen Bearbeitung durch die psychischen Funktionen des mentalen Akteurs sind Basisemotionen lediglich präreflexive Impulse mit einer für das Individuum wahrnehmbaren, aber schwer zu identifizierenden und steuerbaren Qualität sowie Intensität.

Bezogen auf das Beispiel von Herrn Z. kann nun verständlich werden, dass das Kind Z. gegenüber dem Vater nicht allein Angst (Verlassenheitspanik i. S. der Systeme der Basisemotionen) aufgrund von dessen offenbar unkontrollierter und wütender Wesensart gehabt haben wird. Vielmehr wird es keinen oder wenig Raum gegeben haben, mit ihm in eine wütende Auseinandersetzung (Basisemotion des Wut-Systems) zu gehen und damit eine Differenzierungs- und Regulationsfähigkeit für diese Affekte zu entwickeln; so kann unbewusste Angst vor der eigenen Wut entstanden sein und damit ein unbewusster Bestandteil seines Angst-Symptoms. Ferner muss angenommen werden, dass Bindungs- und Liebesbedürfnisse gegenüber dem Vater präreflexiv-unbewusst geblieben sind, d. h., dass diese keine Wahrnehmung und Symbolisierung erfahren haben. Es sind also unbewusste Konflikte im Kontext der Basisemotionen entstanden.

Zu 2: Die **nicht deklarativen Repräsentanzen** sind neuroanatomisch im limbischen System des Mittelhirns gespeichert und beinhalten das implizit erworbene prozedurale Beziehungswissen insbesondere der frühen Kindheit (siehe Kap. 2.4). Die darin gespeicherten Informationen sind Träger von nicht symbolisierten Handlungserfahrungen, d. h. von nicht-bewussten Erinnerungen an Handlungen, die – einmal reaktiviert – augenblicklich den Hirnstamm anregen, die dazugehörigen Emotionen zu bilden. Dabei kann es sich um Repräsentanzen undramatischer, alltäglicher Ereignisse handeln, aber auch um solche von schmerzlichen oder traumatischen Ereignissen.

Die Erfahrungsvielfalt des implizit-prozeduralen Beziehungswissens stellt lebenslang die unbewusste handlungsdialogische Basis der Bindung dar, bildet die Grundlage des sich entwickelnden intersubjektiven Beziehungsstils, ist Bestandteil des Reservoirs der Modi von Anpassung und Abwehr und stellt damit die lebenslange Basis des unbewussten Erlebens in Beziehungen dar.

Sobald diese Repräsentanzen im späteren Leben aktiviert werden, wirken sie auf unbewusste Weise als subjektiv Orientierung gebende, grundlegende emotionale Erfahrung des Individuums in Beziehung zu anderen und zu sich selbst, positiv ebenso wie negativ. Nicht-deklarative Repräsentanzen von nicht bewältigten Beziehungserfahrungen können lebenslang schlagartig und völlig überraschend spürbar werden. Das wird subjektiv meist als überwältigend, verwirrend oder als ›wie aus der Bahn geworfen‹ (= dissoziiert) empfunden. Das wesentliche Charakteristikum der Emotionen, die auf diese Weise wahrnehmend ins Bewusstsein treten, ist, dass sie nicht reflexiv denkend in den Zusammenhängen ihrer ursprünglichen Entstehung erfasst und reguliert werden können. Wenn in der frühen Kindheit ängstigende, demütigende oder anderweitig destruktive, traumatische Angriffe auf die Integrität des Kindes stattgefunden haben und implizit als prozedurale Repräsentanzen gespeichert wurden, so kann ihr Wiederauftauchen in späteren Lebensphasen als akut körperlich und/oder psychisch lebensbedrohlich erlebt werden und zu dissoziativen Selbstzuständen führen (siehe Kasuistik Kap. 3.6).

Bezogen auf das Beispiel von Herrn Z. muss in der fortlaufenden Behandlungssituation aufmerksam verfolgt werden, ob und wenn ja, wie prozedurale Erfahrungen mit dem Vater das Erleben des Patienten flashbackartig überfluten. Und es gilt zu beobachten, ob und wenn ja, welche Einflüsse die vordergründig als unkontrolliert geschilderte prozedurale Objektrepräsentanz des Vaters auf die Ausbildung seiner Selbstrepräsentanz (i. S. e. denkbaren Täter-Opfer-Umkehr) genommen hat, also zu einem unbewussten Bestandteil seiner Selbstrepräsentanz geworden sind.

Zu 3: »Als **konstitutionelles Selbst** bezeichnen wir die biologisch determinierten Erfahrungen des Individuums, die mit emotionaler Expressivität und Temperamentsmanifestationen des Affekts assoziiert sind« (Fonagy et al. 2004, S. 18). Das konstitutionelle Selbst ist entscheidend für die Affekt- und Temperamentausstattung sowie die Hierarchisierung der hedonischen Valenz des Säuglings; es bildet die genetischen Grundlagen für die Entwicklung der künftigen Individuation des Kindes auf dem Weg zum Erwachsenen. Die in den ersten Lebensjahren des Kindes erfahrenen Reaktions- und Verhaltensweisen der Eltern als Antwort auf dessen *konstitutionelle* Eigenschaften bilden die entscheidende Grundlage dafür, dass das Kind die Erfahrung der grundsätzlichen Akzeptanz seiner individuellen Wesensart machen kann. Das wird prozedural repräsentiert und bildet eine emotionale Kernerfahrung, die lebenslang wirksam bleibt. Umgekehrt führt das Fehlen dieser Erfahrung zu einem gravierenden Defizit im Selbstwertempfinden, das subjektiv als quälender Zweifel im Selbstwertgefühl erlebt wird und die Entwicklung der Individualität erschwert. – Stern beschreibt ein ähnliches Konzept (1992, S. 83 f.). Er vertritt die Auffassung, dass Kinder mit einem angeborenen *Vitalitätsaffekt* auf die Welt kommen (vgl. auch Lichtenberg et al. 2000, siehe Kap. 1.4). Das bedeutet, dass Kinder den Ablauf ihrer Emotionen in jeweils individuell eigener Weise in Intensität und Tempo ausleben. So berichten beispielsweise Eltern junger Kinder manchmal verblüfft davon, dass ihre Kinder vollkommen unterschiedliche Schlafgewohnheiten haben: Einige Kinder schlafen bereits kurz nach der Geburt durch und wecken ihre Eltern nicht, andere sind und bleiben ›nachtaktiv‹, schlafen spät ein und wachen häufig auf. Manche Kinder werden als ›Träumerle‹ erlebt, andere als ›Springinsfeld‹, wieder andere sind die ›ewig Langsamen‹. Später zeigt sich oft, dass sich in solchen früh zu beobachtenden Eigenarten des Kindes eine Art Grundvitalität äußert, die sich schließlich in der gesamten weiteren Lebensgestaltung zeigt.

Während der Arbeit in der Psychotherapie und Psychoanalyse hat die Beachtung der konstitutionellen Ausstattung des Selbst insofern Bedeutung, als dass damit einhergehend »Selbstgefühle« (Plassmann 2021) verknüpft sind: Patient:innen sind in der Lage, Interventionen und Deutungen gefühlsmäßig daraufhin zu prüfen, ob deren Inhalte ›stimmig‹ sind. Das bedeutet, dass Menschen über die Fähigkeit verfügen, empfinden zu können, ob eine Zuschreibung wie eine Interpretation oder kontextuelle Deutung des Therapeuten zu ihrem fühlend wahrnehmbaren, konstitutionellen *Identitätsempfinden* ›passt‹. Diese Fähigkeit zur fühlenden Wahrnehmung und Einschätzung des Identitätsempfindens gehört ebenso wie die Fähigkeit zum fühlenden Erfassen hedonischer Selbstzustände als »Selbstgefühl« – ein Gefühl von Stimmigkeit für sich selbst – zur funktionalen Grundausstattung des mentalen Akteurs. Diese Zusammenhänge zu erfassen, zu beachten und sie gegebenenfalls immer wieder gemeinsam mit den Patient:innen – z. B. fragend – in Erfahrung zu bringen, ist für die Entwicklung der emotionalen Kompetenz von großer Bedeutung.

Im Fall von Herrn Z. ist stets zu beachten, ob konstitutionelle Anlagen des Patienten, die in Basisemotionen (z. B. im Such-System) und Vitalitätsaffekten ihren Ausdruck finden, konfligieren mit den Substrukturen des erlebenden Selbst (Gewissen und Ich-Ideal). Das hat vor allem unbewusste Schuld- und Schamgefühle zur Folge und kann die Entwicklung der Individuation gravierend beeinträchtigen.

3.5 Das Konzept des Selbstsystems im Überblick

1. Das Konzept des Selbstsystems ermöglicht es zu verstehen, wie aus den physiologischen Prozessen und dem synaptischen Vernetzungsgeschehen des Gehirns subjektiv wahrnehmbares emotionales Erleben, motorisches Handeln und kognitives Denken emergiert.
2. Es ist eine lediglich *metapsychologisch vorstellbare Organisationsstruktur*, welche die Aufgabe hat, die allzeitige emotionale Reagibilität des ZNS zur Gestaltung von Beziehungen des Menschen mit seiner Umwelt nutzbar zu machen.
3. Emotionale Reagibilität bildet den Kern aller Aktivität des Menschen. Sie erfolgt in einer Intensität, die von höchst erregtem Stress bis zum Verdrängungspunkt der Nicht-Wahrnehmung und bis zum Non-REM-Schlaf reicht. Der Mensch ist daran adaptiert, ständig vorhandene Minimal-Emotionen so zu empfinden, als existierten sie nicht.
4. Das Selbstsystem bildet – dem Gehirn ähnlich – auf der Basis einer permanenten Vernetzung mehrerer Subsysteme ein Funktionssystem, das dem Menschen die Anpassung an und die Einstellung auf die Umwelt ermöglicht.
5. Qualitativ zielgerichtete Basisemotionen und energiereiches Arousal liefern den motivationalen Antrieb für die Prozessarbeit des Selbstsystems. Diese mentale Arbeit erfolgt wie die des Gehirns in parallel ablaufenden Streams und weitgehend nicht bewusst.
6. Der mentale Akteur des Selbstsystems stellt – ähnlich dem PAG (periaquäduktalen Grau)[32] des Gehirns – diejenige Substruktur des Selbstsystems dar, welche diese mentale Arbeit mithilfe psychischer Funktionen leistet und das bewusste emotionale Erleben, das motorische Handeln und das kognitive Verstehen des Individuums entstehen lässt. Diese Arbeit geschieht, indem kontinuierlich Vernetzungen der von Moment zu Moment im präreflexiven Selbst aktivierten Basisemotionen mit den Repräsentanzen des erlebenden Selbst hergestellt werden.
7. Im emotionalen Erleben des Individuums bleibt die Arbeit des mentalen Akteurs zwar unbewusst, kommt aber in ihrer Wirkung zum Ausdruck, indem sie die Botschaften der physiologischen Hirntätigkeit (die Basisemotionen sowie Inhalte der Repräsentanzen) auf die Ebene der bewussten Wahrnehmung hebt.

---

32 Das periaquäduktale Grau (PAG) ist eine Region im Mittelhirn. Es ist »der endgültige Versammlungsort sämtlicher affektiver Hirnschaltkreise« und stellt das »wichtigste Output-Zentrum für Gefühle und emotionale Verhaltensweisen« des Gehirns dar (Solms 2023, S. 128–129).

8. Die nicht bewusste, prozessierende Arbeit des mentalen Akteurs bezieht permanent die Inhalte des im präreflexiven Selbst gespeicherten prozeduralen Beziehungswissen ein und nutzt deren Informationsgehalt bei seiner Entscheidungsfindung in Gestalt emotional wahrnehmbarer Verhaltensweisen.
9. Der Arbeitsweise des mentalen Akteurs liegt das gleiche ökonomische Prinzip zugrunde wie der des Gehirns, nämlich dadurch Energie zu sparen, dass Entscheidungsfindungen nicht kontinuierlich neu erfunden werden müssen, sondern auf bereits gespeicherte Modi der Bewältigung zugegriffen wird.
10. Dabei arbeitet das Selbstsystem wie das Gehirn nach dem Prinzip der »prädiktiven Hierarchie« (Solms 2023, S. 170 f.)[33]. Das Erfahrungswissen des nicht-deklarativen Langzeitgedächtnisses (= prozedurale Erfahrung) sowie das der deklarativen Repräsentanzen wird, sofern es passende Handlungsantworten bereithält, vorrangig in die Entscheidung des mentalen Akteurs einbezogen.
11. In weit überwiegender Häufigkeit gewährleistet die Arbeitsweise des mentalen Akteurs unter Nutzung des Prinzips der prädiktiven Hierarchie eine reibungslose und ökonomische Funktion seiner Aktivität, d. h. sie erfolgt weitgehend ›automatisch‹ auf der Basis bereits gemachter Erfahrungen.
12. In zahlreichen Fällen aktivieren sensorische Reize und die daraufhin gebildeten Basisemotionen Repräsentanzen von pathogen wirksamen Erfahrungen der Vergangenheit, für die der mentale Akteur keine angemessenen Modi der Bewältigung finden kann. Damit tritt ein System-Notfall ein. Repräsentanzen von pathologischen Erfahrungen und die damit verknüpften maladaptiven Bewältigungsmodi übernehmen dann die Regie im mentalen Akteur. – Das ist die generalisierende und abstrahierende Beschreibung des Selbstzustandes im Fall einer psychischen Erkrankung.
13. In der täglichen psychotherapeutischen Praxis ermöglicht das Verständnis der Struktur und Funktionsweise des Selbstsystems, zu erfassen, (1) ob das gesamte Spektrum der Basisemotionen ins Funktionssystem integriert ist, (2) ob und wie die vollständige Bandbreite der psychischen Funktionen entwickelt worden ist

33 Das Prinzip der prädiktiven Hierarchie beschreibt – vereinfacht formuliert –, dass das Gehirn auf eingehende Signale nach dem Prinzip der Vorhersage reagiert. Dabei scannt es auf den zahlreichen Ebenen seiner Speicher, ob es für das eingegangene Signal bereits vorhandene Antworten gibt. Vereinfacht formuliert werden deklarative und nicht-deklarative Repräsentanzen des Langzeitgedächtnisses sowie das Kurzzeitgedächtnis geprüft. D. h., das wahrgenommene Signal wird unter dem Aspekt geprüft: »Kenne ich das schon?« Das System wechselt bei diesem Vorgehen auf die Ebene der »Vorhersage auf der Basis des Erlernten« (Solms 2023, S. 172) und wählt daraus seine Signalantwort.

und (3) ob auf der Ebene der Repräsentanzen pathogen wirksame Erfahrungen gespeichert worden sind, die (4) mit den Basisemotionen konfligieren oder die (5) von den psychischen Funktionen nicht angemessen bewältigt werden können.

3.6 Das Selbstsystem in der Praxis

Eine klinische Vignette soll illustrieren, wie das Konzept des Selbstsystems hilft, in der täglichen Arbeit Orientierung im gelegentlich irritierenden Fallgeschehen zu finden.

Herr R. ist mir schon seit vielen Jahren bekannt. Ursprünglich war er wegen einer schweren psychosomatischen Erkrankung mit heftiger Angstsymptomatik und Herzrhythmusstörungen in die analytisch modifizierte Behandlung gekommen. Kürzlich bat er erneut um eine Sitzung.

Wie üblich holte er weit aus, um mich mitzunehmen in einen Affektzustand, den er einige Tage lang wie einen heftigen Infekt nicht loswerden konnte. Er war kürzlich zu einer kleinen Familienfeier eingeladen, am Nachmittag eines Tages, an dem er beruflich schwer belastet war mit der Lösung eines Problems, das ihn zu allem Überfluss auch noch unter Termindruck setzte. Am selben Abend noch musste eine Lösung her und er saß beim Kaffeetrinken wie auf heißen Kohlen, denn eine entscheidende Information ließ immer noch auf sich warten. Immer wieder schaute er auf das Handy, ob die Nachricht denn nun endlich komme. Als am frühen Abend die meisten Gäste gegangen waren, trat seine erwachsene Tochter kurz neben ihn und zischte ihm flüsternd ins Ohr: »Das eine will ich dir mal sagen. Dein Verhalten ist unmöglich! Du solltest dich was schämen!« Danach verschwand sie in einem Nebenraum.

Herr R. sei erschrocken, sprachlos und wie vom Donner gerührt gewesen. Er fühlte sich augenblicklich bloßgestellt, beschämt und geriet in eine Mischung aus schmerzlicher Traurigkeit und aufschießender Wut, verbunden mit einem Gefühl der Lähmung, einem Ohnmachtsgefühl ähnlich.

Ich hatte mich beim Zuhören in die familiäre Kaffeetischszene hineinimaginiert, saß sozusagen mit am Tisch und meinte Kaffee und Kuchen riechen zu können. Und ich fand es nervig und störend, dass dieser blöde Kerl andauernd auf sein Handy starrte; sollte er doch zuhause bleiben, wenn ihm das wichtiger ist. Ich hatte mich aber auch in ihn hineinversetzt und die zunehmende Nervosität gespürt; was passiert, wenn die Nachricht nicht rechtzeitig kommt!? Außerdem war es mir peinlich, als Einziger am Tisch permanent auf das Handy zu starren. Als ich dann die Episode mit der Tochter hörte, war ich überrascht zu bemerken, dass mir augenblicklich eine komplette Szene vor Augen stand, in der ein Schuljunge von Gleichaltrigen gedemütigt wird. Und in meiner Erinnerung tauchte sodann die lange Geschichte seiner Demütigungserfahrungen auf, die er als transgenerationale Weitergabe des Flüchtlingsschicksals seiner Eltern nach dem zweiten Weltkrieg in sich trägt, aber auch als gedemütigter Schüler wegen einer körperlichen Behinderung. Irgendwie war auch mir für einen Moment zum Heulen zumute.

Herr R. erzählte seine Geschichte noch ein wenig weiter und schilderte gegenüber seiner Tochter eine immense Wut, die ihn zugleich auch beschämte und ratlos machte. Er habe sie später mächtig angeschnauzt, allerdings ohne, dass sich das schmerzliche Gefühl der Demütigung durch seine Wut geändert hätte: Das konnte er selbst identifizieren und dazu assoziierte er ebenfalls Szenen der Demütigungen während seiner Schulzeit. – Aber das Gefühl schmerzlicher Demütigung war geblieben und hatte ihn ratlos gestimmt. Wieso konnte er es dieses Mal so schlecht loswerden?

Der gesamte Ablauf dieser Behandlungssequenz lässt, sobald ein näheres Hinsehen gelingt, erkennen, wie und warum das oben beschriebenen Konzept des Selbstsystems hier hilfreich ist. Dazu ist der in Kapitel 3.4 beschriebene Arbeitsablauf nötig und kann mit diesem Beispiel konkret nachvollziehbar werden.

Ich habe mich während der Arbeit mit Herrn R. zunächst in die *emotional-empathische Haltung* begeben, indem ich mich in die Szenen des Narrativs komplementär und konkordant (Racker 1959) hineinimaginiert habe. Auf diese Weise war es mir möglich, eine Idee davon zu bekommen, wie mein Patient sich darin gefühlt haben mag, aber auch wie die Menschen an der Kaffeetafel und besonders seine Tochter sich mit ihm gefühlt haben mögen; das ist die Arbeit mit der Empathie in stellvertretender Identifikation. Weiter ist im Moment der Schilderung der Szene mit seiner Tochter das Phänomen der emotionalen Resonanz aufgetaucht. Die in mir gespeicherte Beziehungserfahrung mit dem Patienten aus den Jahren unserer psychoanalytischen Arbeit wurde durch die Szene mit der Tochter aktiviert. Ein Inhalt meines verdrängt Unbewussten hat damit den ›psychischen Raum der Bewusstheit‹ betreten. Dieses assoziative Geschehen hat es ermöglicht, die Ebene des miteinander geteilten bewussten Erlebens zu erweitern und den ›psychischen Raum des Unbewussten‹ zu öffnen, den Raum seiner einst präreflexiv-prozedural gemachten Erfahrung. – Hier ist der Zusammenhang wichtig, dass das Auftauchen von mir Unbewusstem den Anschluss an sein Unbewusstes hergestellt hat.

Im Auftauchen derartiger per Reverie und Resonanz entstandener Inhalte ereignet sich ein Moment der intersubjektiven Begegnung – ähnlich dem Konzept des *now moment* von Stern et al. (BCPSG 1998) und der *ongoing regulation* von Beebe und Lachmann (2004). Tauchen solche Momente während der emotional-reflexiven Arbeit mit der emotional-empathischen Haltung und in der ungerichteten Stille der in den eigenen psychischen Innenraum gerichteten Aufmerksamkeit von Therapeut:innen auf, so darf man annehmen, dass damit Inhalte in den Aufmerksamkeits- und Reflexionsraum treten, die in den Kontext des Narrativs des Patienten gehören.

Kurz nach dem von mir erlebten Resonanzphänomen schilderte mein Patient, dass ihm selbst im Zusammenhang mit der Tochter-Szene seine Demütigungserfahrungen als Schuljunge eingefallen waren. Das bestätigte einerseits das intersubjektive Resonanzphänomen und ließ ihn andererseits, als ich ihm meine Schulassoziation mitgeteilt hatte, erleichtert erfassen, dass *nicht* die reale Kränkung seiner Tochter, sondern das – bis dahin situativ (!) unbewusste – Wiederaufleben seiner Erfahrungen als Kind die emotionale Wucht des Gegenwartsmoments ausgemacht hatte.

Damit wird das Erleben der Demütigung von Herrn R. psychodynamisch verständlich. Unbewusstes ›Material der Vergangenheit‹ seines erlebenden Selbst hatte das Gegenwartserleben des real kränkenden Gegenwartsmoments mit seiner Tochter kontaminiert und aufgeladen. – Um diese Szene psychodynamisch vollständig verstehen zu können, muss man wissen, dass Herr R. jahrelang unter gravierenden Herzbeschwerden als psychosomatischer Ausdruck einer unbewussten Demütigungserfahrung gelitten hatte; diese Erfahrung war auf der Grundlage einer transgenerationalen Weitergabe seitens seiner Eltern entstanden (Klöpper 2014, S. 114 ff). Die realen Demütigungserfahrungen, welche Herr R. aufgrund einer körperlichen Einschränkung als Schuljunge machen musste, waren bereits in seiner Kindheit unbewusst unterlagert gewesen durch transgenerational weitergegebene Demütigungen seiner beiden Eltern im Dritten Reich.

In diesem Beispiel wird das grundlegende Konzept psychodynamischer und analytischer Psychotherapie deutlich: Das Erleben von Gegenwartsmomenten wird durch das emotionale Erleben des Wiederauftauchens von präreflexiv-unbewussten Vergangenheitserfahrungen aggraviert und kontaminiert. Das Konzept der Struktur des Selbstsystems erlaubt es, zu verstehen, dass im Moment des Erlebens von Herrn R. mit seiner Tochter zwei Ebenen seiner Vergangenheitserfahrung reaktiviert wurden, die das Gefühl der Demütigung augenblicklich überlagerten: seine verdrängte Erfahrung als Schüler (verdrängte Erfahrung im erlebenden Selbst) und die transgenerational erworbene Demütigung (implizit erworbene prozedurale Erfahrung im präreflexiven Selbst). Sandler und Sandler (1985) haben diese Phänomenologie mit der Unterscheidung zwischen dem Gegenwarts- und dem Vergangenheits-Unbewussten herausgearbeitet.

In diesem Beispiel kann aber in Ergänzung des Sandler-Konzepts klar werden, welche Wirkmacht prozedural erworbene Beziehungserfahrung, die zeitlebens nicht-deklarativ repräsentiert bleibt, selbst nach erfolgreichen Psychoanalysen haben kann. Solcherart repräsentierte, im präreflexiven Selbst abgespeicherte Beziehungserfahrung – in diesem Fall die Folge einer transgenerationalen Weitergabe – kann lebenslang als Reaktion auf einen Trigger emotional erlebend wieder aktiv werden!

Darüber hinaus ist die Episode von Herrn R. ein Beispiel dafür, dass verdrängt Unbewusstes in vielen Fällen mit tiefergehend unbewussten Erfahrungen verbunden ist, die prozedural erworben und im präreflexiven Selbst repräsentiert sind.

Mit der beschriebenen Erkenntnis war es für Herrn R. in der Sitzung kein weiter Weg mehr zu einer Antwort auf seine brennende Frage, warum ihn diese Demütigung solange nicht verlassen hat. Warum konnte er die Kränkung seiner Tochter nicht wie sonst andere seit dem Ende seiner Psychotherapie bewältigen? Mir war seine tiefe Liebe für seine erwachsene Tochter vertraut, und so konnte ich ihm spiegeln, dass es emotional einen großen Unterschied macht, ob er – vor dem Hintergrund seiner Kindheitserfahrungen und dem mit mir Erarbeiteten – von einem emotional entfernten Menschen oder von seiner geliebten Tochter gedemütigt wird. Ich dachte an den Song *The first cut is the deepest.*

KAPITEL 4

Die Dynamik des Emotionalen

Das ›Emotionale‹ ist, wie bislang schon deutlich wurde, mehr und etwas anderes als allein die im ersten Kapitel eingeführten Basisemotionen, die dem Selbst Auskunft über seine aktuelle Situation in Beziehung mit der Umwelt geben. Vielmehr gibt das ›Emotionale‹, d. h. die vielfältigen Gefühle, die Körperempfindungen und das Selbstgefühl, dem mentalen Akteur Auskunft über aktuelle und auch andauernd fühlend wahrnehmbare Verfassungen und Spannungen innerhalb des Selbstsystems.

> Das Emotionale sagt dem Ich, dass im Selbst etwas fühlbar los ist, worauf es reagieren muss.[34]

Das auf diese Weise auftauchende Emotionale hat stets motivationalen Charakter und stellt damit eine Arbeitsanforderung an den mentalen Akteur des Selbst, d. h. er muss darauf in geeigneter Weise reagieren. Dabei entfaltet das Emotionale innerhalb des Selbstsystems sehr unterschiedliche Dynamiken.

> Um die Dynamiken, die das Emotionale im System des Selbst auslöst, zu verstehen, ist es sinnvoll, es unter drei Aspekten zu betrachten:
>
> 1. Das Körperempfinden (= Erspüren und Wahrnehmen von Körperzuständen) gibt dem mentalen Akteur Auskunft über die aktuellen Bedürfnisse und Notwendigkeiten zur Sicherung seiner physischen Existenz.

34 Bei dieser Formulierung bitte ich die Leser:innen um Nachsicht dafür, dass ich im psychoanalytischen Jargon formuliere. Ich vermute, dass nur wenige von Ihnen künftig die Begriffe *mentaler Akteur* und *erlebendes Selbst* nutzen werden, sondern bei den vertrauten Begriffen *Ich* und *Selbst* bleiben. Nimmt man allerdings den Paradigmenwechsel von der Triebtheorie zur Theorie der Basisemotionen ernst, so muss man deren Zusammenhänge mit der ihnen eigenen Begrifflichkeit beschreiben. Gelegentlich ist der traditionelle Jargon allerdings für eine prägnante Formulierung besser geeignet; das scheint mir hier der Fall zu sein.

2. Das Selbstgefühl (= Erspüren und Wahrnehmen von emotional erfassbaren Zuständen innerhalb des Selbstsystems)[35] gibt dem mentalen Akteur Auskunft über den aktuellen Zustand der grundlegenden Bedürfnisse des Systems zur Entfaltung seiner konstitutionellen, individuellen Anlagen.
3. Die emotionalen Gefühle (= Erspüren und Wahrnehmen von Emotionen aus dem Spektrum der Basisemotionen in Reaktion auf die Umwelt) geben dem mentalen Akteur Auskunft über die Notwendigkeiten und Möglichkeiten der Realisierung seiner konstitutionellen Anlagen, Individuationsbedürfnisse und der daraus resultierenden Handlungsentwürfe in Beziehung zur gegebenen belebten und unbelebten Umwelt.

Die Untersuchung dieser drei Bereiche des Emotionalen lässt deren Dynamik verständlicher werden.

4.1 Die Regulation des Körperempfindens

Das Selbst ist ein sich selbst regulierendes System. Im Bereich des Körperempfindens finden sich objektivierbare Kriterien, welche die ›Ziele‹ der Körpergefühle markieren. Für das Empfinden von Kälte, Wärme, Luftnot oder Erschöpfung gibt es messbare Normwerte (Körpertemperatur, Sauerstoffsättigung, Blutzucker und ähnliche, nicht kontinuierlich bewusst wahrgenommene Körper-Regulationszustände). Die Arbeitsanforderung des Systems besteht darin, diese Normwerte einzuhalten. In deren objektivierbarem Normbereich tritt ein Zustand der Homöostase ein, sobald es keinen weiteren Anlass gibt, dass die Selbstregulation des Körperselbst korrigierend eingreifen muss. Körperempfindungen wie diese haben somit ein definiertes Ziel der Arbeitsanforderung.

Ähnliches gilt für andere Körperzustände, wenngleich nicht in Verbindung mit objektivierbaren Ziel- oder Normzuständen. Z. B. sind die bewusst wahrnehmbaren Körperzustände wie Hunger, Durst, Harn- und Stuhldrang, sexuelle Erregung und Bewegungsdrang durch bewusst herbeizuführende Maßnahmen in einen Zustand

35 Der Begriff geht zurück auf Rainer Plassmann (2021). »Selbstemotionen […] sind gerichtet auf Vorgänge im eigenen Selbst, bilden diese Vorgänge ab, bewerten sie, machen diese Vorgänge fühlbar« (S. 19) und ermöglichen zu erspüren, ob Vorgänge im »Kontakt zum eigenen Selbst« (S. 22) als »stimmig« empfunden werden.

der Homöostase zu bringen. Allerdings gibt es dafür keine objektivierbaren Zielpunkte, bei deren Erreichen keine weiteren regulierenden Maßnahmen mehr ergriffen werden müssen. Ihre Regulation erfolgt über das Erreichen von Zielpunkten, die weitgehend subjektiven, häufig nicht einmal bewussten Kriterien folgen.

> Insgesamt ist erkennbar, dass das Körperempfinden im Körperselbst in ein Sub-System des Selbst eingebunden ist, das als ein überwiegend selbstregulierendes System mit weitgehend unbewussten, z.T. subjektiven Zielkriterien funktioniert und so seine Existenz sichert. Damit unterscheidet sich die Regulation des Körperempfindens erkennbar von der Regulation des Emotionalen.

4.2 Die Regulation des Emotionalen

Zwischen dem *Selbstgefühl* und den *emotionalen Gefühlen* besteht eine grundlegende Beziehung, die für die Entwicklung des Selbst hilfreich ist, aber auch jederzeit in konflikthafte Spannung geraten kann.

> Das *Selbstgefühl* ermöglicht dem Individuum zu erfassen, ob und wie es dem Weg des konstitutionellen Selbst, d.h. seinen konstitutionellen Anlagen, Begabungen und Neigungen und seiner Individuationsbedürfnisse folgt.
> Dagegen geben die *Gefühle der Basisemotionen* dem Individuum von Moment zu Moment die Richtung zur Realisierung seiner konstitutionellen Anlagen und Begabungen (= Selbsterhalt und situative Selbstverwirklichung; Individuation) vor und zeigen auf, was dazu nötig und möglich ist.

Emotionale Gefühle können mit dem Selbstgefühl in Konflikt geraten, wenn sie nicht in Übereinstimmung mit dem konstitutionellen Selbst stehen. Überwiegt eine solche Fehleinstellung im Laufe der Entwicklung des Selbst, so kann sich statt eines »wahren Selbst« ein »falsches Selbst« ausbilden (Winnicott 2002 [1965], S.182ff). Dieser Zusammenhang ist bei der konkreten psychotherapeutischen Arbeit stets zu beachten. Ist eine Patientin beispielsweise wütend, so ist es sinnvoll, sie zu fragen: »Haben Sie eine Idee, was diese Wut Ihnen darüber sagt, was Sie für sich und Ihr Leben brauchen und was Sie mit der Wut erreichen wollen?« Bei der Arbeit mit emotionalen Gefühlen muss immer auch deren Relation zur Entfaltung des konstitutionellen Selbst im Auge behalten werden.

Selbstgefühle und emotionale Gefühle haben keine mit dem Körperempfinden vergleichbaren Zielpunkte. Sie unterliegen Prinzipien einer Regulation, die konstitutionell-individuellen und intersubjektiv erworbenen Kriterien und Modi folgen. Zwar lässt sich das Selbst auch im Bereich des Emotionalen als ein System mit selbstregulierenden Möglichkeiten verstehen, aber die Kriterien ihrer Regulation erweisen sich im Vergleich zum Körperempfinden als sehr viel weniger prägnant ausgeprägt, sozusagen weicher, vor allem in ihrer begrenzenden Wirkung. Außerdem nutzt das Selbst zur Regulation der intrasystemisch ablaufenden emotionalen Prozesse zahlreiche unterschiedliche Kriterien und Modi, die erst im Laufe der intersubjektiven Beziehung mit den Primärpersonen entstehen und sich fortan weiter differenzieren.

4.2.1 Zufriedenheit

Eines dieser Kriterien entwickelt sich bereits vom ersten Lebensjahr an. Von Geburt an ist der Säugling eingebunden in ein Funktionssystem bestehend aus seiner primären Aktivität, seinem Kontingenzentdeckungsmodul und dem intersubjektiven Spiel mit seinen prägenden Pflegepersonen. Dieses primäre Funktionssystem ist gleichermaßen selbstregulierend und begrenzend wirksam. In dieser Erfahrungstrias von sich immer wiederholender Aktivität, Kontigenzentdeckung und intersubjektivem Spiel tauchen permanent Mikroelemente von Erfahrung auf: (1) Befriedigung, Lust und Freude am Entdecken der Kontingenz und des gelingenden, lustvollen Miteinanders mit der Mutter oder (2) das Misslingen dessen, Frustration und Enttäuschung, aber auch (3) immer wieder ein Neuanfang der intersubjektiven Spielschleifen mit dem Ziel der letztlich befriedigenden Erfahrung miteinander (Beebe & Lachmann 1988). Die unzählbare Vielfalt solcher Spielschleifen lässt Erfahrungsmuster (RIG: Stern, 1992, S. 143; siehe Kap. 2.4) entstehen. Sie gehen im glückenden Fall der intersubjektiven Beziehung einher mit der Entwicklung eines sicheren Bindungsmusters und mit der Erfahrung von Momenten lustvoller Zufriedenheit. Diese emotionale Erfahrung, die aus der Vielzahl der Wiederholungen solcher geglückten Spielzyklen entsteht, ist die emotionale Basis für die Fähigkeit, Zufriedenheit zu empfinden. Das Empfinden von Zufriedenheit ist ein emotionales Phänomen, das im Laufe der Entwicklung zum Kriterium für alle möglichen emotionalen Abläufe und deren Beendigung werden kann: »Ich bin zufrieden – nun reicht's.«

Man beachte jedoch: Die Befriedigung des Moments ist nicht identisch mit dem Empfinden von Zufriedenheit; das eine ist eine kurzfristige emotionale Erfahrung, das andere ein emotionaler Selbstzustand von eher langfristigem Bestand. *Zufriedenheit* kann im Laufe des Lebens zu einem *Zielkriterium der Regulation von Emotionalem* im oben beschriebenen Sinn werden, ähnlich wie Sattheit das Ende von Hunger markieren kann. Jedoch ist Zufriedenheit kein emotionaler Selbstzustand, der intersubjektiv als sekundäre Repräsentanz durch markierte Spiegelung entsteht. Vielmehr wird er erst implizit als eine Art Summationseffekt häufiger Befriedigungsmomente als kontingente Emotionserfahrung auf implizite Weise entdeckt und zum *Bestandteil des repräsentationalen Wissens* im Bereich der Selbstgefühle.

4.2.2 Regulation durch Selbstgefühle

Selbstgefühle sind das Ergebnis der sensiblen Wahrnehmung von emotionalen Empfindungen gegenüber dem inneren Zustand des Selbst, so wie *Zufriedenheit* es ist. Man kann in Selbstgefühlen ein ähnlich bedeutsames Empfinden sehen, wie die Markierung bei der Spiegelung von Emotionen für das Kleinkind eine Botschaft darstellt: Die Markierung validiert das gespiegelte Gefühl und gibt dem Kind eine über die Qualität der Emotion hinausgehende Orientierung. Ähnliches leisten Selbstgefühle. Grollt ein Kind beispielsweise mit der Mutter, beschimpft sie mit einem »Du bist doof!«, und denkt dabei still in sich hinein »Das geschieht ihr recht!«, so gibt das Empfinden »Ich bin mit meinem Ärger im Recht« dem Selbstsystem die Bestätigung, dass die Auslösung des Rage-Systems gerechtfertigt ist. Metapsychologisch verstanden verfügt das Selbstsystem im Über-Ich und im Ich-Ideal (vgl. Abb. 1, Kap. 4.3) über zwei Instanzen, die dem Selbstgefühl einen Orientierungsrahmen für seine Validierung emotionaler Gefühle im Beziehungskontext bieten. Das eine, das Über-Ich, ist der Träger der in Beziehungen erworbenen sozialen Regeln und Normen, das andere, das Ich-Ideal, trägt die im Lebenszyklus überwiegend per Imagination entwickelten Ideal-Vorstellungen der eigenen Person. Nähert sich die Beurteilung emotionaler Selbstzustände den Werten der beiden Instanzen an, so können sich Selbstgefühle wie z. B. Beruhigung, Empfinden der ›Normalität‹, Zufriedenheit, Freude, Stolz einstellen; im Verpassen der Werte entstehen Gefühle wie Selbstzweifel, Unsicherheit, Enttäuschung, Scham, Schuld, Verzweiflung.

Das gleiche Phänomen ergibt sich, wenn Basisemotionen wie beispielsweise Neugier/Interesse, Lust/Spaß oder sexuelle Erregung vorherrschen. In solchen emotionalen Momenten verfügt das Selbst über eine weitere Orientierung und Validierung ermöglichende Substruktur, das konstitutionelle Selbst. Angeborene Neigungen und Begabungen stellen primäre Qualifikationen zur Verfügung, welche die Entwicklung von speziellen Fähigkeiten (z. B. in künstlerischer Expression, Sport oder Wissenschaft) erfordern, um zu reifen und sich zu individuellen Wesenszügen zu entwickeln. Das Selbstgefühl stellt jene sensibel erfassende Fähigkeit zur Verfügung, die das Gewahrwerden der konstitutionell vorhandenen Anlagen ermöglicht und dem mentalen Akteur mitteilt, dass die empfundenen Emotionen in *stimmiger Relation zu sich selbst* stehen und als Arbeitsauftrag zu erledigen sind.

> In diesem Verständnis sind Selbstgefühle unverzichtbare sekundäre emotionale Gefühle, welche primär empfundene Emotionen in Relation zum erlebenden Selbst (dem Über-Ich, dem Ich-Ideal) und dem konstitutionellen Selbst validieren.

4.2.3 Regulation der Erregung

Eine weitere Form der Emotionsregulation hat Lichtenberg 1981 (S. 40 f.) mit dem Erwerb der Fähigkeit, die Intensität der Erregung zu steuern, beschrieben. Er hat auf der Basis von Ergebnissen der Säuglingsforschung beschrieben, dass Säuglinge im ersten Lebensjahr durch das Beruhigungsverhalten der Mütter lernen, das Level ihrer Erregung und Aktivität zu regulieren. Dabei ist ein Spannungsbogen zu beobachten, der sich zwischen den Endpunkten von Non-REM-Schlaf und Distress-Schreien bewegt, in deren Mitte sich die Zustände des REM-Schlafes, der ruhigen Wachheit und der aufmerksamen Wachheit befinden. Die Entwicklung der Fähigkeit, die eigene Erregung und Aktivität zu regulieren, beginnt in der frühen intersubjektiven Mutter-Kind-Beziehung, ist aber zu verstehen als ein langjähriger Identifikations- und Abgleichprozess, worin beide Beteiligte des Paares sich wieder und wieder einschwingen auf gemeinsame Level ihrer Aktivität. Man beachte: Die Regulation des Erregungslevels wird erreicht durch die Erzeugung eines gemeinsamen Aktivitätslevels. Das geschieht in der Regel unbemerkt in den vielfältigen Momenten gemeinsamer emotionaler Bewegungen von Mutter und Kind wie beispielsweise in Spiel, Streit, Sport, Arbeit, Tanz, Musik, Muße, Schlaf u. a. m. In der Entwicklung dieser *Fähigkeit zur Regulation* des jeweils momentanen Erregungszustandes entsteht eine wichtige *Ich-Funktion* des mentalen Akteurs des Selbstsystems, die der Feinabstimmung der Erregungs- und Spannungsregulation dient. Sie ist im späteren Leben für die Gestaltung der Selbst- und Objektbeziehung von Moment zu Moment von großer Bedeutung.

4.2.4 Selbstgefühle und Nacharbeit im Dienst der Regulation

Lichtenberg beschreibt in diesem Zusammenhang ein Phänomen, das bislang wenig Beachtung in der Theorie der Psychoanalyse gefunden hat. Es kann ebenfalls als ein Kriterium der Emotionsregulation verstanden werden. Zwei der o.g. *Zustände der Wachheit* haben für die Entwicklung der emotionalen Kompetenz eine je eigene Bedeutung.

a. **Die aufmerksame Wachheit** prägt vor allem während der Kindheit und bis in die Jugend jene meist spielerischen Phasen, in denen Experimentieren, Erproben und Erlernen von körperlichen, erotischen, intellektuellen und kreativen Fähigkeiten und Begabungen im Fokus steht. Wollen und Scheitern, Erfolg und Enttäuschung, Mut und Angst, Neugier und Unverständnis u.Ä. sind die antagonistischen emotionalen Erfahrungen in den Zeiten der aktiven Wachheit. Mit ihnen geht – besonders auch in der Adoleszenz – die Entwicklung der Fähigkeit zur Spannungs- und Frustrationstoleranz weiter. Dabei findet die vertiefende Entdeckung von Selbstgefühlen wie Stolz, Freude und Zufriedenheit statt, aber auch die von Zweifel, Scham und Versagen. D.h. es entstehen für die Entwicklung von Selbstsicherheit wesentliche Selbstgefühle, die – ähnlich wie Zufriedenheit – im Fall der gelingenden Integration ins bewusste Selbstgefühl (in die Selbstrepräsentanzen) zu einem *Bestandteil der emotionalen Kompetenz* werden.
b. **Die ruhige Wachheit** ist – ebenfalls bis ins Erwachsenenleben hinein – durch ein Potenzial gekennzeichnet, das im Rahmen der Entwicklung des Repräsentanzenwissens bedeutsam ist. In Momenten der Zustände ruhiger Wachheit tritt häufig eine mentale Verfassung der Kontemplation ein. Darin treten Tagträume auf, in denen Szenen und Erfahrungen, die in der aktiven Wachheit gemacht wurden, auf imaginäre Weise wiederbelebt werden. Dabei wird aktuell erworbenes Erfahrungswissen mental bearbeitet, d.h. mit weiteren Fantasien und Emotionen in Verbindung gebracht. Auf diese Weise kann Erfahrung *modifiziert und sekundär repräsentational abgespeichert werden*. Durch diese Form der Nachbearbeitung von Erfahrung wird diese für das erlebende Selbst erträglich und/oder verständlich gemacht, vor allem wenn es sich dabei um schwer oder unerträgliche Erfahrungen mit frühen Bezugspersonen handelt. Das Gleiche gilt für die Nacharbeit an Erfahrungen in der Peer-Gruppe, besonders während der Adoleszenz. Durch solcherart nachträgliche Bearbeitung können Selbst- und Objektrepräsentanzen eine veränderte Gestalt annehmen, die von der erfahrenen Realität durch Hinzufügung imaginierter Inhalte oder durch verdrängende Abwehr eigener Emotionen und/oder Handlungen abweicht, positiv wie negativ.

4.2.5 Antagonismus, Spannungstoleranz und Hierarchisierung

Eine weitere Form der Emotionsregulation ergibt sich aus dem Umstand, dass Basisemotionen aus antagonistisch wirksamen Affektsystemen bestehen. So können beispielsweise (1) das Play- und das Rage-System einander konflikthaft gegenüberstehen, wenn das Kleinkind mit Ärger auf die Mutter reagiert, weil es Lust hat, mit ihr zu spielen, sie aber nicht; es resultiert sein erregtes Weinen, in dem es nur schwer Beruhigung findet. Oder (2) das Kind möchte auf dem Jahrmarkt mit der Geisterbahn fahren, ist aber von seiner Angst vor dunklen Höhlen überwältigt (Play vs. Fear) und ringt nun mit sich, welche seiner Emotionen stärker ist. Ein ähnliches Problem (Play/Seeking vs. Fear) (3) kann einen Bergwanderer davor bewahren, den Weg am steilen Felsen fortzusetzen, weil seine Angst ihm zeigt, dass er kein schwindelfreier Kletterer ist. Und die Kombination von Rage/Anger vs. Lust/Care (4) kann ein heftig streitendes Paar dazu bewegen, einen Beziehungskrach zu beenden, sobald beide spüren, dass die Liebesbindung die stärkere der beiden gerade aktiven emotionalen Kräfte ist. All diesen Beispielen ist gemeinsam, dass zwei aktive Emotionen einander gleichzeitig antagonistisch gegenüberstehen und dass der mentale Akteur des Selbst damit vor die Arbeitsanforderung gestellt ist, diesen emotionalen Konflikt zu lösen.

In Fall (1) ist offensichtlich, dass der mentale Akteur des Kleinkindes mit der Lösung des emotionalen Konfliktes überfordert ist; er ist auf die emotionale Kompetenz der Mutter angewiesen, die vor allem die Erregung und Spannung reduzierend eingreifen wird. Der mentale Akteur des Kindes in Fall (2) hat diese Fähigkeiten zur Regulation von Spannung bereits erworben und steht vor einer anderen Herausforderung; es gilt für ihn, herauszufinden, wie die beiden widerstreitenden Emotionen zu hierarchisieren sind, um das Problem zu lösen. Das Selbst des Bergwanderers in Fall (3) kann mit dem emotionalen Konflikt deshalb umgehen, weil sein erlebendes Selbst die Existenz eines Mangels, nämlich seine fehlende Schwindelfreiheit, erfolgreich repräsentiert und integriert hat; genau darauf kann der mentale Akteur zugreifen, das Wissen über sich selbst als Orientierung gebend nutzen und seine Entscheidung der Vermeidung des gefährlichen Weges treffen. Ähnlich kompetent kann (4) das streitende Paar seinen Konflikt bewältigen; ihre als implizites Beziehungswissen abgespeicherte Fähigkeit zur sicheren Bindung sowie ihre Fähigkeit zur Spannungstoleranz ermöglicht ihren beiden mentalen Akteuren, die emotionale Spannung in Aggression und inhaltlicher Differenz zu akzeptieren und sie nicht beseitigen zu müssen, sondern spüren zu können, dass ihre Verbindung emotional das hierarchisch höhere Gut ist.

In den Fällen 1–4 wird deutlich, wie das Selbst die Errungenschaften seiner Subsysteme (die psychischen Funktionen des mentalen Akteurs) nutzt, um situativ auftretende emotionale Konflikte regulativ zu lösen. Einerseits sind es die psychischen Funktionen des mentalen Akteurs – in der Anfangsphase des Lebens diejenigen der Mutter –, die zur Bewältigung konfligierender Emotionen genutzt werden; dazu gehören beispielsweise Erregungs- und Spannungsregulation und -toleranz (Fall 1) und Hierarchisierung (Fall 2). Andererseits ermöglicht das Zusammenspiel von mentalem Akteur und Repräsentanzenwissen des erlebenden Selbst die Regulation konfligierender Emotionen. Das zeigt sich in Fall (3), in dem der mentale Akteur des Bergsteigers – ihm selbst sicher völlig unbewusst – einen repräsentierten Mangel seines körperlichen Funktionssystems erfasst, die entsprechende Signalangst wahrnimmt und wieder verdrängt und augenblicklich eine situativ angemessene Entscheidung trifft. Auf ganz ähnliche Weise kommt in Fall (4) die situative Konfliktlösung regulativ durch ein Zusammenspiel von präreflexivem Repräsentanzenwissen (Bindung) und psychischer Funktion des mentalen Akteurs (Hierarchisierung) zustande.

Zusammenfassend zeigt sich, dass die Regulation des Emotionalen subtile, differenzierte und z.T. komplexe Kriterien und Modi des Selbst benötigt, damit *der mentale Akteur* angemessenen auf die Arbeitsanforderung der Emotionen reagieren kann. Dafür benötigt er Zugriff auf

1. ein reifes Set von psychischen Funktionen,
2. eine differenzierte Vielfalt des Repräsentanzenwissens im erlebenden Selbst und
3. die mit dem konstitutionellen Selbst verbundenen Selbstgefühle.

Dabei nutzt er Kriterien und Modi, die seit der frühesten Kindheit im intersubjektiv erfahrenen Beziehungsraum mit den Primärpersonen entstanden sind. Je nachdem, wie die individuellen Eltern-Kind-Dyaden Möglichkeiten der Entfaltung der konstitutionellen Anlagen zulassen konnten, gelingt die Entfaltung des »wahren Selbst« (Winnicott 2002 [1965]) im Verlauf von Kindheit und Jugend.

4.2.6 Triangulation der Beziehungserfahrung und Regulation des Emotionalen

An dieser Stelle ist es notwendig, noch einmal hervorzuheben, dass die beschriebenen Kriterien und Modi der Regulation des Emotionalen ihren Beginn auf implizite Weise in den subtilen Interaktionen der frühen Mutter-Kind-Beziehung nehmen und dass sie sich auf dieser Basis intersubjektiver Mikroerfahrungen kontinuierlich bis ins junge Erwachsenenalter weiterentwickeln. Während der Gesamtzeit dieser Entwicklung geschieht eine fortschreitende Triangulation der Beziehungserfahrungen, wobei der Vater, die Großeltern und Geschwister, das Personal in KiTas und Schulen und später die Peergroup der Adoleszenz eine zunehmend wichtige Bedeutung erlangen. Auf dieser Grundlage entstehen Modifikationen der Kriterien und Modi der Regulation des Emotionalen. Sie basieren jedoch weiterhin auf dem in der Mutterbeziehung als grundlegend erworbenen impliziten Beziehungswissen.

Die seit der Säuglingszeit entstehende Regulation des Emotionalen findet ihren mental gespeicherten Niederschlag in den drei ›Säulen‹

1. der psychischen Funktionen des mentalen Akteurs,
2. dem nicht-deklarativen und dem deklarativen Wissen der Beziehungsrepräsentanzen sowie
3. dem Selbstgefühl als Bestandteil der Selbstrepräsentanzen im erlebenden Selbst.

Dabei wird der mentale Akteur des Selbstsystems zunehmend zum zentral aktiven Koordinator der Regulation der Dynamik des Emotionalen, zum Träger der emotionalen Kompetenz und zum Schöpfer der Individuation des Subjekts.
Hiermit ist eine idealtypische Beschreibung der Entwicklung der emotionalen Regulation und Kompetenz des Subjektes gegeben. Sie dient dazu, Psychotherapeut:innen einen theoretischen Orientierungsrahmen für ihre stille, emotional-reflexive Arbeit zu geben, die parallel zur dialogischen Arbeit mit den Patient:innen erfolgt.

4.3 Störungen der Entwicklung der Regulation des Emotionalen

Es gibt keine Eltern-Kind-Beziehung, die so optimal verläuft, dass ein junger Mensch sie mit dem Erwerb einer idealtypischen Fähigkeit zur Regulation und Kompetenz des Emotionalen ins Erwachsenenleben verlässt. Man könnte annehmen, dass das am besten gelänge im Rahmen von Beziehungen, die frei von Spannungen und Konflikten ablaufen. Konflikte und Spannungen gehören jedoch zu Beziehungen wie Stürme und Gewitter zum Wetter. Und persönliche Mängel und Schwächen von Eltern sind so unvermeidlich, wie jegliche Landschaft Narben der Zeit aufweist, ob wir sie wahrnehmen oder nicht. Es ist gerade so, dass derlei Widrigkeiten in Eltern-Kind-Beziehungen genau diejenigen Voraussetzungen dafür schaffen, dass emotionale Kompetenz überhaupt entstehen kann! Denn eben das macht die Elternbeziehung aus, dass sie nämlich just jene Fähigkeiten herausfordert, die nötig sind, um Widrigkeiten in Beziehungen zu meistern, ohne dass die Verbindung verlorengeht. Streit-, Konflikt- und Enttäuschungsfähigkeit sind die wesentlichen Bestandteile dessen, was wir als *Ambivalenzfähigkeit* bezeichnen. Ohne ihren Erwerb gelingt keine Entwicklung zur ›reifen‹ emotionalen Kompetenz.

Im Pluralismus der psychoanalytischen Literatur wird der Erwerb der Ambivalenzfähigkeit aus recht unterschiedlichen Perspektiven reflektiert. So wird diese Fähigkeit beispielsweise nach den Vorstellungen der kleinianischen Psychoanalyse erreicht, wenn das Kind die schizoide Position gegenüber der Mutter zugunsten der depressiven zu verlassen lernt (Einführung bei Boll-Klatt & Kohrs 2015, S. 102 ff). Und in der Ich-Psychologie muss das Kind die Fähigkeit entwickeln, den Modus der Ambitendenz zugunsten der Ambivalenz aufzugeben, um nicht in den Erlebensmodus der Borderline-Organisation zu geraten (Blanck & Blanck 1974, dt. 1978).

> *Ambitendenz* bezeichnet die emotionale Haltung der Zwiespältigkeit, bei der die Gefühle einem anderen Menschen gegenüber immer wieder kippen zwischen Verbundenheit und Ablehnung.
> *Ambivalenz* hingegen bezeichnet die emotionale Fähigkeit, sich mit einem anderen Menschen auch dann weiter verbunden fühlen zu können, wenn es situativ gute Gründe gibt, ihm gegenüber aktuell Ärger oder Unzufriedenheit zu empfinden.

Die Fähigkeit zur Ambivalenz wird in sicher empfundenen Eltern-Kind-Beziehungen etwa ab dem dritten Lebensjahr entwickelt.

Diese Zusammenhänge sollen verdeutlichen, warum es für die Entwicklung der emotionalen Kompetenz so wichtig ist, dass Kinder mit Eltern ebenso wie mit sekundären Pflegepersonen aufwachsen, die eine stabile Fähigkeit zur Ambivalenz und damit auch die Fähigkeit, Streit, Konflikt und Enttäuschung aushalten zu können, erworben haben: Ambivalenzfähigkeit entwickelt sich auf implizite Weise in sicheren Bindungsbeziehungen auf der Grundlage allzeitiger inhaltlicher Differenzen und emotionaler Dissonanzen.

Natürlich verfügen bei Weitem nicht alle Eltern über eine stabile Ambivalenzfähigkeit. Daher ergeben sich vielfältige Arten von Störungen der Eltern-Kind-Beziehungen mit der Folge einer Störung der Struktur des Selbst und der Fähigkeit zur emotionalen Kompetenz der Kinder. Es lassen sich verschiedene Prototypen der Eltern-Kind-Beziehung unterscheiden und beschreiben, die zu unterschiedlichen Störungen der Struktur des kindlichen Selbst führen.

4.3.1 Die reife Struktur des Selbst

Das Aufwachsen von Kindern in einem Elternhaus mit einem – von beiden Eltern über die gesamte Entwicklungszeit bis zum jungen Erwachsenenalter angebotenen – sicheren Bindungsstil führt in der Regel dazu, dass die Kinder (1) ihrerseits einen sicheren Bindungsstil entwickeln, dass sie (2) ihre Individualität entdecken und beginnen, sie autonom zu entfalten, und dass sie (3) die Fähigkeiten einer flexiblen emotionalen Kompetenz entwickeln, welche (4) Ambivalenzfähigkeit und (5) Stabilität im Selbsterleben und Selbstausdruck einschließt. Kinder, die unter diesen Bedingungen aufwachsen, entwickeln in aller Regel eine stabile, innere Sicherheit gebende Struktur ihres Selbstsystems.

4.3.2 Die defizitäre Struktur des Selbst

Wachsen Kinder jedoch in einem Elternhaus auf, in dem Ambivalenzfähigkeit nicht zum *beständigen* Repertoire des Beziehungsstils der Eltern gehört, sondern immer wieder oder zeitweise von Ambitendenz unterbrochen wird, dann können Schwarz-Weiß-Muster der Auseinandersetzung, unversöhnliche Streit-Modi und/oder der Verlust der gegenseitigen Empathie die Beziehung dominieren. Im subjektiven Erleben der Kinder werden solche Eltern als unzuverlässig, bedrohlich oder von Zeit zu Zeit gar als Gefahr empfunden. Darauf reagieren sie anfangs unbewusst mit dezenter, später zunehmend deutlicher Neigung zum Rückzug aus der Beziehung. Im kindlichen Selbst entsteht eine *strukturelle Störung*, d. h. ein Vermeiden von Vertrautheit und emotionaler Bindung, eine konfliktreiche Individuationsentwicklung, Defizite der emotionalen Kompetenz und ein unsicherer, zeitweilig von Ambitendenzen geprägter Beziehungsstil.

4.3.3 Ambitendent-konflikthaft strukturiertes Selbst

Einzelne Begabungen, Neigungen und Präferenzen der Kinder können einen ambitendenten Beziehungsstil der Eltern auslösen, indem sie gegenüber diesen natürlichen Wesenszügen ihrer Kinder Ablehnung und/oder Desinteresse entwickeln. Im subjektiven Erleben der Kinder entsteht dadurch bereits früh Irritation und eine zunehmend quälende Verunsicherung. Darauf können Kinder unbewusst mit einer implizit entwickelten Vermeidung genau derjenigen Neigungen und Wesenszüge reagieren, welche die Aversion der Eltern oder ihre Abwendung hervorrufen. Unter solchen Beziehungsbedingungen verfehlt das konstitutionelle Selbst die Integration von Begabungen, Neigungen und Präferenzen in das erlebende Selbst. Es resultieren unbewusste Konflikte, d. h. eine Konfliktpathologie des Selbst entsteht, begleitet von entsprechenden Einschränkungen der emotionalen Kompetenz.

4.3.4 Ängstlich-depressiv vermeidendes Selbst

Einige hinlänglich ambivalenzfähige Eltern neigen zu einem Betreuungsstil ihrer Kinder, der umgangssprachlich als »Helikoptern« bezeichnet wird. Diese Form der Beziehungsgestaltung, die phänomenologisch als fürsorglich und beschützend in Erscheinung tritt, ist geprägt durch den elterlichen Versuch, das Kind möglichst frei von ängstigenden und vermeintlich überfordernden Belastungen zu halten. Unbewusst wird damit allerdings vermieden, mit den Kindern die allzeitig konflikthafte Spannung auszuhalten, die immer dann entsteht, wenn Kinder eigentlich lernen sollten, Aktionen und die Verantwortung für diese *selbst* zu übernehmen. Die Bewältigung von Konfliktspannung und die Regulation der dazu gehörenden Erregung müssen zusammen mit der Entwicklung von Autonomie und der Fähigkeit zur Verantwortungsübernahme eingeübt werden. Das ist eine recht komplexe und herausfordernde Entwicklungsaufgabe für beide, Eltern wie Kinder. Wird sie jedoch zum entwicklungsgerechten Zeitpunkt vermieden, so verfehlt das kindliche Selbst nicht nur Grundlagen der Fähigkeit zur interpersonellen Konfliktbewältigung, sondern darüber hinaus vor allem die Fähigkeit zur Übernahme der *Verantwortung* für zeitgerechte Entwicklungsschritte der eigenen Autonomie. Das sind zwei äußerst wichtige Fähigkeiten im Rahmen der emotionalen Kompetenz, die dem mentalen Akteur des Selbst später schmerzlich fehlen können.

4.3.5 Borderline-Organisation

Manche Eltern haben die Fähigkeit der Ambivalenz nie erworben und leben in einer gespalten erlebenden Fühlwelt der Borderline-Organisation. Sie sind häufig gefangen in einem ambitendenten Erleben, in dem sie sich großartig verbunden sehen mit ihrem jeweiligen Gegenüber, aus dem sie aber schlagartig in ein Erleben kippen können, worin sie sich vom Anderen total abgelehnt fühlen oder ihrerseits kompromisslos ablehnen. Solche Selbstzustände können sich abwechseln mit Phasen, in denen sie ihr Leben scheinbar wie jeder andere Mensch funktional bewältigen, emotional jedoch vollkommen unberührt sind, bis sie erneut ins ambitendent-spaltende Erleben fallen. Kinder von einem oder zwei Elternteilen mit einer Borderline-Persönlichkeit finden keine Möglichkeit, sich in einem langanhaltenden Zeitraum mit den Eltern in einer Beziehung zu erleben, die kontinuierlich nach zuverlässigen Regeln abläuft. Vielmehr machen diese Kinder während der gesamten Lebenszeit des Zusammenseins mit einem oder beiden Elternteilen die Erfahrung, nach unerklärlichen Kriterien hin- und hergeworfen zu sein zwischen bedingungsloser, großartiger Liebesbeziehung und abgrundtiefem Hass, immer wieder unterbrochen von Phasen eines scheinbar funktionierenden Lebens, in dem sie sich aber letztlich emotional als bedeutungslos empfinden. Viele Kinder, die unter solchen Bedingungen aufwachsen, entwickeln ihrerseits eine Selbststruktur mit einer Borderline-Organisation.

Manche Kinder allerdings finden diesen Bedingungen zum Trotz Kontakt zu ihren konstitutionellen Neigungen, Begabungen und Anlagen und es gelingt ihnen damit, einem autonomen Weg zu folgen. Ihr Selbst trägt dann, ›angesiedelt‹ im mentalen Akteur, eine durchaus differenzierende Fähigkeit zur Selbstwahrnehmung. Mit deren Hilfe können sie sich emotional mehrfach spüren! Einerseits taucht das ambitendent gespaltene Selbsterleben in Identifikation mit der prägenden Primärperson als Ich-Empfinden des mentalen Akteurs auf. Andererseits kann der mentale Akteur das emotionale Selbstgefühl erfassen, wie es im Kontakt mit dem konstitutionellen Selbst (Neigungen, Begabungen etc.) empfunden wird. Auf diese Weise kann der mentale Akteur wahrnehmen, dass diese beiden emotionalen Qualitäten, das borderline-artige Erleben und das Selbstgefühl, miteinander konfligieren. Das ist eine wertvolle Voraussetzung dafür, dass eine reflexive Auseinandersetzung mit diesen konflikthaften Selbstanteilen einsetzen kann. Gleichwohl ist die emotionale Kompetenz von Kindern aus solchen Elternbeziehungen stets gravierend eingeschränkt.

4.3.6 Transgenerationale Weitergabe eines fremden Selbstanteils

Die Forschung an Überlebenden des Holocaust und deren Kindern hat in der zweiten Hälfte des letzten Jahrhunderts die Entdeckung des Phänomens der *transgenerationalen Weitergabe* von Traumaerfahrung hervorgebracht. Es ist seitdem zum anerkannten Bestand der Traumaforschung geworden. In der Theorie der Mentalisierung wird das Phänomen als »Kolonisation« bezeichnet (Fonagy et al. 2004). Bei der transgenerationalen Weitergabe werden die durch Traumatisierung entstandenen Emotionen eines traumatisierten Menschen von der Eltern- an die Kindergeneration weitergegeben; das geschieht vor allem während der frühen Kindheit. Infolge dieses Phänomens haben sich Kinder von Holocaust-Überlebenden häufig so gefühlt, als hätten sie die Traumatisierung der Eltern selbst erlebt! Es sind Fälle bekannt, bei denen Traumagefühle über mehrere Generationen weitergegeben wurden. Die Theorie der Mentalisierung hat diesen Modus der Weitergabe von Traumaerfahrung in folgender Weise geklärt:

Sobald die Emotionen des Kindes eines traumatisierten Menschen in diesem als Trigger seiner Traumaerfahrungen wirken und seine Traumaemotionen auslösen, kann der Traumatisierte nicht mehr für sein Kind als spiegelnde Pflegeperson zur Verfügung stehen. Denn mit der Auslösung der traumatischen Emotionen wird die intersubjektiv-spiegelnde Eltern-Kind-Beziehung und der dazu gehörige Prozess des emotionalen Feedbacks (siehe Kap. 2.3) unterbrochen. Traumatisierte Menschen sind in solchen Momenten emotional schlagartig und vollkommen von den Emotionen ihres Traumaerlebens ausgefüllt. Das kindliche Selbst jedoch, zumal dasjenige des auf die Affektspiegelung und deren sekundäre Repräsentation angewiesenen Säuglings, kann das Geschehen nicht begreifen, sondern muss die vom traumatisierten Elternteil angebotene Emotionalität für die Spiegelung der eigenen halten und repräsentiert die ihm mimisch, gestisch, körperlich und sprachlich angebotenen Traumaemotionen als sekundäre Repräsentanzen seiner gerade erlebten eigenen Emotionen: Die in der Beziehung vom Säugling gezeigten Emotionen werden vom Traumatisierten mit dessen Traumaemotionen gespiegelt. Dann entsteht in den sekundären Repräsentanzen des erlebenden Selbst des Kindes nicht ein gespiegeltes Abbild seiner eigenen Emotionen, sondern ein »fremdes Selbst« (Fonagy et al. 2004; Klöpper 2006), d.h. ein fremdes Selbsterleben wird zu einem Bestandteil des Selbsterlebens des Säuglings. Signalisiert das Kind beispielsweise Angst und die traumatisierte Elternperson spiegelt die Panik ihres Traumaerlebens, so repräsentiert das infantile Selbst nicht seine eigene Angst, sondern die nicht zu regulierende, überflutende Panik des Traumas. – Wenn solche einander grob verfehlenden emotionalen Begegnungen in Eltern-Kind-Beziehungen zur Regelmäßigkeit werden, so entwickelt die Selbststruktur des Säuglings/Kleinkindes eine schwere Störung. Fremdes, nicht zur eigenen Selbsterfahrung gehörendes Emotionales wird auf diese Weise zu einem Bestandteil des erlebenden Selbst des Kindes. Wird dieses Emotionale des »fremden Selbst« künftig durch einen passenden Reiz reaktiviert, so erlebt sich das Kind und später der Erwachsene ähnlich wie ein traumatisierter Mensch mit einem Flashback; auf diese Weise kann beispielsweise eine situativ auftretende Angst als überflutende Panik erlebt werden. Solche Momente des emotionalen Erlebens sind für das Selbstsystem nicht zu bewältigen. Im günstigen Fall kann das Erleben dissoziativ abgewehrt werden, im ungünstigen Fall geht daraus beispielsweise eine Panikstörung, Depression oder eine psychotische Episode hervor.

4.3.7 Das traumatisierte Selbst

Als psychisches Trauma werden Ereignisse bezeichnet, die zu bewältigen die psychischen Verarbeitungsmöglichkeiten der betroffenen Person überfordern. Als akute Folge überfluten panische Angst, schockartige Lähmung und ein allumfassendes Ohnmachtserleben einhergehend mit einem Zusammenbruch der psychischen Funktionen das Erleben des Moments. Traumata können als einzelnes Ereignis auftreten, aber auch wiederholt als »kumulatives Trauma« (Khan 1963) erlitten werden. Säuglingsforscher gehen davon aus, dass Traumata der Frühkindheit nur mit geringer Wahrscheinlichkeit als singuläre Ereignisse auftreten (Beebe & Lachmann 2004, S. 191 f.). Als Langzeitfolge tritt in vielen Fällen eine posttraumatische Belastungsstörung (PTBS) auf, die mit einer Vielzahl quälender Symptome (vgl. z. B. Lamprecht 2000, S. 18 f.) einhergeht. Kennzeichnend ist die überwiegende Amnesie für die traumatischen Ereignisse oder deren erfolgreiche Verdrängung, unterbrochen durch schlagartig auftretende Flashbacks, in denen das Ereignis oder Aspekte davon ins Erleben treten, als wären sie aktuell. Weiter geht die PTBS mit relativ typischen Störungen der Persönlichkeit und deren Bewältigungsmodi einher. Metapsychologisch lässt sich die mit der PTBS einhergehende Störung des Selbst so verstehen, dass der gesamte mit dem Trauma verbundene Komplex von erlittener Handlung, empfundenen Emotionen und Extremerregung vom mentalen Akteur nicht bewältigt werden kann und im erlebenden Selbst nicht in ein kohärentes Selbst-Objekt-Repräsentanzbild integriert wird; stattdessen bleibt der traumatische Komplex unbewältigt hinter einer Spaltungsabwehr verborgen. Das hat zur Folge, dass er bei Versagen der Abwehr das Bewusstsein mit seinen emotionalen Komponenten ähnlich überflutet (Flashback), wie es das traumatische Ereignis ursprünglich getan hat.

4.4 Das Unbewusste

S. Freud hat sich in seinem Werk durchgehend mit dem Unbewussten auseinandergesetzt. Hier sollen als Ausgangspunkt meiner Überlegungen dazu ein paar typische Stellen zitiert werden, um seine Auffassung auch in seinen Formulierungen wiederzugeben:

> »Die Unterscheidung des Psychischen in Bewußtes und Unbewußtes ist die Grundvoraussetzung der Psychoanalyse und gibt ihr allein die Möglichkeit, die ebenso häufigen als wichtigen pathologischen Vorgänge im Seelenleben zu verstehen« (Freud 1923, S. 239).
>
> »Sie haben gehört [...], daß man die Aufgabe der psychoanalytischen Behandlung in die Formel fassen kann, alles pathogen Unbewußte in Bewußtes umzusetzen« (Freud 1917, S. 292).
>
> Freud stellt fest, »daß das *Ubw* nicht mit dem Verdrängten zusammenfällt; es bleibt richtig, dass alles Verdrängte *ubw* ist, aber nicht alles *Ubw* ist auch verdrängt. Auch ein Teil des Ichs, ein Gott weiß wie wichtiger Teil des Ichs [...] ist sicher ubw« (Freud 1923, S. 244).
>
> Ferner unterschied er das Unbewusste »im deskriptiven und im dynamischen Sinn« (Freud 1933, S. 78), das eine, das verleugnet bleibt, das andere, das ins Bewusstsein aufsteigen kann.

Begibt man sich auf den Weg, das Unbewusste aus der Perspektive heutigen Wissen zu beschreiben, so muss die Frage auftauchen: Inwieweit folgen wir heute noch dieser metapsychologischen Konzeption des Unbewussten?

Ich habe in Kapitel 3 eine Konzeption des Selbst entwickelt, die verständlich werden lässt, wie Bewusstsein und Unbewusstes – u. a. basierend auf den Ergebnissen der neurophysiologischen Forschung – metapsychologisch verstanden werden können. Demnach sind die nicht-deklarativen Repräsentanzen im präreflexiven Selbst sowie die deklarativen Repräsentanzen des erlebenden Selbst *gemeinsam* unbewusste Substrukturen des Selbstsystems. Sie beherbergen den Datenpool des implizit-prozeduralen und des symbolisiert-szenischen Beziehungswissens. Aber nicht beide Gruppen von Repräsentanzen sind im Sinne Freuds unbewusst. Die nicht-deklarativen Repräsentanzen sind *nicht-bewusst*, wohingegen die symbolisiert-szenischen Repräsentanzen teils verleugnet, teils verdrängt unbewusst sind. Beide bilden einen Teil des ›Materials‹, welches der mentale Akteur unter Zuhilfenahme der psychischen Funktionen zu bearbeiten hat, sobald die an sie gebundenen, im Hirnstamm gebildeten Basisemotionen die motivationale »Arbeitsanforderung« (Solms 2023) an ihn herantragen. Und auch die psychischen Funktionen des mentalen Akteurs (bei Freud des Ichs) sind als solche unbewusst, wenngleich ihre Aktivität z. T. bewusstseinsfähig ist.

Mithilfe dieses metapsychologischen Verständnisses der imaginären Verortung des Unbewussten im Selbstsystem kann erkennbar werden, welche enorme »Aufgabe die psychoanalytische Behandlung« (s. o.) zu leisten hat; das gilt für alle psychodynamischen Methoden, wenngleich auch in unterschiedlichem Umfang. Es sind die nicht- und unbewussten Details der auf zwei Arten repräsentierten Beziehungserfahrungen, die im Verlauf der Behandlung ins Bewusstsein gehoben und ›verdaut‹ werden müssen, damit sie in Emotion und Ereignis ins Selbstsystem reintegriert werden können. Und es sind die psychischen Funktionen, die im Zuge der Behandlung z. T. erst noch reifen oder gar neu entwickelt werden müssen, ehe dem mentalen Akteur des Selbst die Arbeit der Bewältigung des ›Materials‹ (= Ereignis und Emotion) und der Re-Integration ins System möglich wird. Das alles sind sehr komplexe Arbeitsprozesse, bei denen der ›Weg‹ des auftauchenden ›Materials‹ vom Unbewussten zum Bewusstsein, zu dessen Bewältigung und zur Re-Integration der einst pathogenen Erfahrungen in das Selbstsystem geleistet werden muss. In diesem Verständnis des Unbewussten finden sich die beiden grundlegend unterschiedlichen Strukturen des Selbstsystems, das Unbewusste als Repräsentanzsystem (erlebendes Selbst) und das Unbewusste als Funktions-/Arbeitssystem (mentaler Akteur).

Eine ähnliche Zweiteilung haben J. und A. Sandler 1985 eingeführt, als sie das Vergangenheits-Unbewusste vom Gegenwarts-Unbewussten unterschieden. Diese beiden Modi des Unbewussten stellen m. E. eine kluge Unterscheidung dar, mit der sich vor allem in der täglichen Praxis gut arbeiten lässt.

> »Das *Vergangenheits-Unbewußte* enthält – so kann man es konzipieren – die ganze Stufenleiter unmittelbarer, drängender Wünsche, Impulse und Reaktionen des Individuums, die früh in seinem Leben entstanden sind. Damit sind nicht nur Triebwünsche dieser oder jener Art gemeint, sondern auch unmittelbare und spontane Reaktionsweisen in einer bestimmten psychischen Situation, einem bestimmten Augenblick und unter bestimmten Konstellationen innerer und äußerer Umstände. [Darin] finden wir bedrängende Phantasien […], die sich relativ früh im Leben entwickelt haben, Phantasien von problemlösender, sicherheitgebender, wunscherfüllender Qualität. Motiviert werden solche Wünsche im Vergangenheits-Unbewußten durch Kränkungen des Narzißmus und drohenden Objektverlust wie auch durch zahlreiche weitere Ängste, einschließlich der Kastrationsangst und anderer Formen körperlicher Beschädigung. Es lohnt sich, darauf hinzuweisen, […] dass wir die ausschließlich theoretische Bindung dieser Konzepte an den Begriff der libidinösen Triebtheorie aufgeben« (Sandler & Sandler 1985, S. 802).

An ihrer Konzeption ist neben der Einführung einer Differenzierung des Unbewussten in zwei Substrukturen interessant, dass die Autor:innen über den Tellerrand der Triebtheorie hinausschauen und weitere motivationale Antriebe ins Auge fassen. Dabei haben sie Impulse im Blick, die aus unterschiedlichen Quellen kommen können. Dabei klingen motivationale Bedürfnisse an, bei denen inhaltlich an jene gedacht werden kann, die den Basisemotionen inhärent sind, die aber 1985 noch nicht im psychoanalytischen Theoriekorpus reflektiert wurden.

Insgesamt wird deutlich, dass Sandler und Sandler mit dem Vergangenheits-Unbewussten inhaltlich das im Blick haben, was hier als Repräsentanzen- oder als Beziehungswissen bezeichnet wird und – metapsychologisch gedacht – non-deklarativ sowie deklarativ im erlebenden Selbst abgespeichert ist; es kann jederzeit in Form von Vorstellungsbildern und Emotionen reaktiviert werden. Dieser Konzeption stellen sie das »Gegenwarts-Unbewußte« gegenüber:

> »Obwohl das Vergangenheits-Unbewußte in der Gegenwart aktiv ist und von inneren und äußeren Erlebnissen im Hier und Jetzt stimuliert wird, stellen wir uns das von uns so benannte *Gegenwarts-Unbewußte* als eine ganz andersartige funktionale Organisation vor. […] In vieler (aber sicherlich nicht in jeder) Hinsicht korrespondiert es mit dem System Vorbewußt des topischen Modells und dem unbewußten Ich in der Strukturtheorie. [Es] beschäftigt sich […] mit

> der Aufrechterhaltung des Gleichgewichts hier und heute und betrachtet einen aus dem Vergangenheits-Unbewußten stammenden Impuls als aufdringlich oder beunruhigend[36]. […] Das Gegenwarts-Unbewußte [muss] auf angemessene Weise mit ihm fertig werden. Dabei lassen sich zwei Gruppen von Anpassungsprozessen unterscheiden, die beide dazu dienen, den Impuls in eine erträglichere Form zu bringen.« (ebd. S. 804)

Es sollte erkennbar werden, dass Sandler und Sandler bereits vor über 40 Jahren konzeptionell ähnlich gedacht haben, wie hier die Dimension des Unbewussten auf einer metapsychologisch abstrahierenden Ebene als *Selbstkonzept* mit den Substrukturen des *erlebenden Selbst* und dem *mentalen Akteur* gedacht wird.

Zusammenfassend steht die hier vorgestellte Konzeption in einer Linie mit den Ideen, die Freud bereits vor über 100 Jahren konzeptionell zu denken begonnen hat. Die Triebtheorie wird ersetzt durch die neurowissenschaftlich belegte Existenz motivational wirksamer Basisemotionen. Das Konzept des psychischen Apparates wird, den Ergebnissen der Forschung folgend, differenziert zu einem Selbstsystem. Darin sind – Freuds Konzeption von 1923 weiter folgend – zwei in ihrem Inhalt und ihrer Funktionsweise überwiegend unbewusste Subsysteme wirksam, ein hierarchisch strukturiertes System der Repräsentanzen und ein in differenzierte Fähigkeiten aufgegliedertes System psychischer Funktionen. Das von Freud noch als unbewusst konzipierte *Es* wird im Sinne der neurowissenschaftlichen Befundlage aufgegeben. Ausgehend vom Hirnstamm werden Basisemotionen – vom Individuum präreflexiv und sensorisch wahrnehmbar – als motivationale Kraft im Selbstsystem wirksam. Sie bedürfen einer intrapsychischen Bearbeitung durch den mentalen Akteur sowie eines Abgleichs mit dem nicht-deklarativen und dem deklarativen Repräsentanzsystem, ehe sie als differenzierte emotionale Gefühle und als psychische sowie motorische Impulse reflexiv erfasst werden können. Erst dann werden sie in Beziehung mit der Umwelt in Aktion gebracht. Eine anhaltende Störung dieser Abläufe, Fähigkeiten und psychischen Inhalte geht in der Regel mit dem Entstehen einer psychischen Erkrankung einher.

---

36 An dieser Stelle fügen die Autor:innen folgenden Hinweis als Fußnote ein: »Es sei nochmals betont, dass der Impuls aus dem Vergangenheits-Unbewußten nicht unbedingt ein Triebimpuls ist […] wir [verwenden] den Terminus *Impuls* für jedwede dranghafte Handlung oder Reaktionsweise, die aus der Kindheit stammt und ohne Rücksicht auf ihre Angemessenheit in der Gegenwart sich Ausdruck verschaffen will« (ebd. S. 804, Hervorhebung im Original).

KAPITEL 5

Die Kompetenz psychodynamischer Psychotherapeut:innen

Wenn klar und eindeutig erscheinen sollte, was mit dieser Überschrift inhaltlich gemeint ist, so sei gewarnt. Denn weder dem Begriff ›Kompetenz‹ noch der Bezeichnung ›Psychotherapeut:in‹ wohnt die notwendige Klarheit inne, wenn es darum geht zu klären, über welche Kompetenz(en) Mitglieder dieser Berufsgruppe verfügen sollten. Herbert Will (2023) vertritt die These, dass von *Kompetenz als Haltung* gesprochen werden sollte. Damit meint er eine komplexe Persönlichkeitsausrichtung auf die therapeutische Situation. Diesem Kompetenzbegriff stellt er »Kompetenzen im Plural« gegenüber. Kompetenzerwerb erfolge in einem komplexen Bildungsprozess; damit sich das kompetente Subjekt in der Psychoanalyse ausbilde, »ein Subjekt, das in der Lage ist, auf professionelle Weise psychoanalytisch und tiefenpsychologisch mit Patient:innen zu arbeiten« (Will 2023, S.18.). Wesensmerkmal dieser Haltung ist, dass sie darauf ausgerichtet ist, in der analytischen Begegnung den Zugang zum Unbewussten des Patienten herzustellen. Diese Haltung kann nach seiner Auffassung und ähnlich der von Susanne Waltz-Pawlita und Kolleg:innen (2008) nur in einer spezifischen Ausbildung erworben werden. – Das gilt in gleicher Weise für die Ausbildung psychodynamischer Psychotherapeut:innen.

Die Kompetenzen (plural) der Psychotherapeut:innen betreffen deren spezifische Fähigkeiten im Detail, welche Patient:innen den Zugang zu ihrem Unbewussten ermöglichen sollen. Darauf wird in den folgen Unterkapiteln eingegangen. Allerdings darf dabei nicht die spezielle Aufgabe, *therapeutisch* wirksam sein zu wollen, aus dem Auge verloren werden. Abgeleitet aus dem griechischen Wort *therapeutikòs* ist dessen Bedeutung »dienend, bedienend, pflegend« und »zu einer Therapie gehörig« (dwds.de). Damit wird in der Regel eine seitens der Therapeut:innen aktiv auf Hilfestellung bei einem Genesungsprozess abzielende Maßnahme bezeichnet. Der Prozess, der mittels Psychotherapie angestoßen wird, unterscheidet sich von den meisten körperlichen Therapiemaßnahmen. Er sollte als *Reifungsprozess* verstanden werden. Damit soll betont werden, dass psychotherapeutische Maßnahmen die Aktivierung der psychischen Ressourcen der Patient:innen ins Auge fassen, welche es ihnen erst ermöglichen, die Phänomene und Symptome der psychogenen Erkrankungen aktiv zu bewältigen. Eine Heilung im Sinne einer ›Beseitigung der Erkrankung durch die Maßnahmen des Arztes‹ oder ein Verschwinden des in den Repräsentanzen abgelegten pathologisch wirksamen Unbewussten erreicht die psychodynamische Psychotherapie nicht.

5.1 Alles Psychische ist emotional bedingt

Ein Mensch kann in seiner Individualität grundsätzlich nicht theoretisch verstanden werden, denn Psychisches ist stets emotional bedingt. Und jedes individuelle Erleben wird von einzigartigen unbewussten Hintergründen, insbesondere von Prägungen in der Kindheit und Jugend beeinflusst. Gleichwohl ist das psychische Geschehen in den ihm zugrunde liegenden Prozessen mithilfe von theoretischen Modellen verstehbar. Darum müssen Psychotherapeut:innen bei ihrer Arbeit *Modi der Bewältigung* finden für den Umgang mit den Spannungen, die in ihnen auftreten, wenn sie sich auf das emotionale Erleben ihrer Patient:innen einstellen, sie müssen ein Verständnis der unbewussten Dimension darin suchen und sie müssen beides vor dem Hintergrund wissenschaftlicher Theorien reflektieren.

Psychoanalyse und tiefenpsychologische Psychotherapie sind Methoden des psychodynamischen Verfahrens der Psychotherapie. Das heißt, dass beide Verfahren zwar denselben theoretischen Grundlagen und daraus resultierenden Annahmen über die menschliche Psyche folgen, dass Psychotherapeut:innen aber bei deren Anwendung methodisch unterschiedliche Wege gehen. Im Verständnis der Grundlagen beider Methoden, um die es hier geht, gibt es eine große Fülle von Gemeinsamkeiten, die keiner getrennten Darstellung bedürfen und die daher hier als theoretische Basis des psychodynamischen Verfahrens beschrieben und reflektiert werden.

Mit der Bezeichnung des Verfahrens als psychodynamisch wird ein dem Menschen grundsätzlich innewohnender Wesenszug beschrieben, der darin besteht, dass die psychische Struktur des Menschen, ist sie erst einmal geformt, lebensübergreifend relativ stabil bleibt:

> »Idealerweise erhält ein heranwachsendes Kind von seinen Eltern eine wohldosierte Mischung aus Bestätigung, aktiver Liebe und Anleitung bzw. Schutz. Durch Identifikation mit diesen Verhaltensweisen wird das Kind befähigt, in ähnlicher Weise auch anderen zu begegnen. Die Internalisierung des elterli-

chen Verhaltens führt zu bestimmten typischen Verhaltenserwartungen, die das Kind (und später der Erwachsene) an andere heranträgt. Durch Introjektion der elterlichen Muster resultiert eine Introjektstruktur mit einer ›gesunden Mischung‹ aus Selbstakzeptanz, Selbstliebe, Selbstschutz und -erziehung« (Tress et al. 1997, S. 220).

Die Bezeichnung psychodynamisch beschreibt die Eigenschaft der menschlichen Psyche, dass Kinder sich mit Verhaltensweisen und Wesenszügen der Eltern identifizieren, dass diese in die Struktur ihres Selbstsystems eingehen und dass sie sich bis ins Erwachsenenalter hinein zu relativ stabilen Strukturen entwickeln, die sich dann in den Beziehungen und der Kommunikation mit anderen Menschen wiederholen. Diese Zusammenhänge während der psychoanalytisch-therapeutischen Arbeit stets zu bedenken, ist das *Grundkonzept psychodynamischer Psychotherapiearbeit*.

Dieses Grundkonzept des Verständnisses psychodynamischer Prozesse innerhalb der menschlichen Psyche wird von den großen Basistheorien geteilt, wie sie in den modernen Konzepten der Psychoanalyse, der psychoanalytischen Säuglingsforschung, der Bindungstheorie, der Theorie der Mentalisierung und der Neurobiologie beschrieben werden. Allen Theorien gemeinsam ist, dass sie das psychische Geschehen im Menschen konzipieren als komplexe mentale Abläufe innerhalb der psychischen Struktur eines (je nach Theoriebildung unterschiedlich) abstrakt gedachten Funktionssystems; darin entsteht das subjektiv-emotionale Erleben des Individuums. Mithilfe eines solchen abstrahierten und generalisierten Modells lassen sich die *funktionalen Abläufe* beschreiben, die zum *emotionalen Erleben* führen, nicht jedoch das individuell-emotionale Erleben selbst, das eine Person von Moment zu Moment empfindet. Diesen Unterschied gilt es, bei der psychodynamischen Arbeit stets im Auge zu behalten.

Mit dem theoriebasierten Konzept der psychischen Struktur, dem Selbstsystem ist es möglich, die *funktionalen Abläufe und Prozesse* innerhalb der Psyche zu beschreiben und zu verstehen. Dem stehen stets das *subjektive* Erleben und Empfinden des Individuums gegenüber. Diese Dualität hat die Psyche mit dem Körper gemeinsam. Ebenso wie kein Mensch dem anderen physisch in Gestalt, Aussehen und Motorik gleich ist, ist niemand dem anderen in seinem emotionalen Selbsterleben gleich. Alle Menschen funktionieren allerdings anatomisch und physiologisch mit dem gleichen somatischen System und psychologisch mit dem gleichen Selbstsystem.

Zur Individualität gelangen Menschen erst durch die Reichhaltigkeit und das Mischungsverhältnis der ihnen eigenen, motivational wirksamen Emotionalität in steter Verknüpfung mit Beziehungserfahrung, die jeder einzelne ausgehend von der Basis seines konstitutionellen Selbst auf einzigartige Weise in sich entwickelt. Die Entwicklung zur Individualität jedes einzelnen Menschen kann nur emotional-reflexiv erfasst werden auf der Grundlage des Verständnisses der intersubjektiven Erfahrungen in den prägenden Beziehungen auf dem Weg vom Säugling zum Jungerwachsenen.

Bei diesem Grundverständnis der psychodynamisch und emotionsbasiert konzipierten Psychotherapie verhält es sich mit den Gefühlen des Menschen ähnlich wie mit den Farben in der Malerei oder den Tönen in der Musik: Es gibt eine überschaubare Menge an ›Grundtönen‹ (Basisemotionen), doch erst ihre Mischung und Gestaltung ergibt ein Bild, eine Komposition oder eben das individuelle subjektive emotionale Erleben mit einer kaum überschaubaren Vielfalt an emotionalen Nuancierungen.

Wenn Psychotherapeut:innen in diesem Verständnis Patient:innen zu ihrer Individualität verhelfen, so unterstützen sie sie lediglich dabei, die für sie *subjektiv passende* Mischung und Gestaltung ihrer emotionalen Ausstattung zu entdecken, um sie täglich verwenden zu können. Vor allem aber leisten Psychotherapeut:innen mit ihrer Arbeit einen essenziellen Beitrag dazu, dass ihre Patient:innen die Fähigkeit entwickeln, mithilfe ihrer Selbstwahrnehmung und Selbstreflexion jene bislang unbewussten pathologischen Muster ihres Selbsterlebens in Erfahrung zu bringen, die sie lebenslang daran hindern, den Weg ihrer individuellen, eigenverantwortlichen Autonomie und Individuation zu gehen. Denn eine wesentliche Folge nahezu aller psychogenen Erkrankungen besteht darin, dass mit ihnen eine *Einschränkung der subjektiven Entfaltung* von Autonomie und Individuation verbunden ist. Übrigens: Subjektive Entfaltung bedeutet nicht, frei von individuellen Begrenzungen zu sein.

Das Ziel jeder psychodynamischen Psychotherapie besteht darin, Patient:innen dabei zu unterstützen, dass sie die in der Regel *unbewussten emotionalen Zusammenhänge* für die Momente und Gründe des Verfehlens ihres ›Weges in die Individuation‹ in Erfahrung bringen können. Es ist die emotionale Kompetenz der Psychotherapeut:innen, die sie dazu befähigt, den ›Weg‹ zu finden. Bei dieser Arbeit stellt die Theorie für sie eine unverzichtbare Hilfe dar.

5.2 Die Theorien der psychodynamischen Psychotherapie

> Die Theorien der psychodynamischen Psychotherapie müssen
>
> 1. der Individualität und Identität eines jeden einzelnen Menschen,
> 2. seiner Emotionalität und
> 3. der Dimension seiner unbewussten mentalen Tätigkeit gerecht werden und
> 4. diese drei Aspekte miteinander zu einem kohärenten, ganzheitlichen Konzept verknüpfen.

Im Verlauf der Behandlung müssen Psychotherapeut:innen stets unterscheiden zwischen der individuellen Person, deren Subjektivität geprägt ist durch ihre spezielle, komplexe Gefühlswelt sowie deren Beziehungsgeschichte auf der einen Seite und dem theoretischen Verständnis der Psyche, wie es beispielsweise das *Konzept des Selbstsystems* darstellt, auf der anderen.

> Die individuelle Person ist in ihrem subjektiv-emotionalen Erleben nie identisch mit dem abstrahierenden Konzept des Selbstsystems.

Die Begriffe Individualität und Identität, Emotionalität, Subjektivität und unbewusste mentale Tätigkeit kennzeichnen psychische Qualitäten, die überindividuell allen Menschen auf je einzigartige Weise eigen sind. So irritierend diese Formulierung vielleicht auf den ersten Blick anmuten mag, so wichtig ist es doch, bei der psychotherapeutischen Arbeit stets zu bedenken, was damit gemeint ist: Individualität und Identität sind ein gänzlich subjektives Ziel des Menschen.

Psychotherapeut:innen müssen die Fähigkeit entwickeln, in den mit diesen Begriffen verbundenen individuellen psychischen Abläufen die überindividuellen Qualitäten zu (1) erkennen und (2) sie zu verstehen, d. h. damit kognitiv reflexiv umzugehen. Gleichzeitig müssen sie dazu in der Lage sein, mithilfe der eigenen Gefühlswahrnehmung empathisch zu erfassen, was emotional im anderen abläuft. Denn: Das Selbstsystem der Patient:innen und deren abstrahierbare psychische Aktivität kann reflektiert werden; ihr Gefühlserleben kann nur mithilfe der emotionalen Wahrnehmungsfähigkeit und mit dem Zulassen der emotionalen Resonanz der Therapeut:innen erfasst werden. Bei diesem *parallelen Prozessieren*, dem mentalen Oszillieren zwischen Fühlen und Denken (Klöpper 2023, S. 132 f.), findet eine mentale Arbeit der Psychotherapeut:innen statt, die es ihnen ermöglicht, gleichzeitig mehrere und unterschiedliche Themen in den Dimensionen von Fühlen, Fantasieren, Erinnern und Denken in sich offenzuhalten und damit reflexiv nach Kontexten suchend, d. h. mentalisierend zu arbeiten. Dabei tritt die individuelle Persönlichkeit des Patienten und seine ihm eigene Art des emotionalen Erlebens im Verlauf der gemeinsamen Arbeit schrittweise immer differenzierter hervor, aber auch die ihm eigene Art seiner psychischen Verarbeitung. In der Fallvignette von Herrn N. (siehe Kap. 10.3) ist beispielhaft zu lesen, wie die Arbeit des parallelen Prozessierens über einen Verlauf von mehreren Sitzungen in die ›Entdeckung‹ eines Kernwesenszuges des Patienten mündet.

5.3 Herausforderungen der Behandlung

Die Herausforderungen an die Psychotherapeut:innen und Psychoanalytiker:innen bestehen darin, dass sie

1. in der Lage sein müssen, Emotionen *tatsächlich fühlend* in sich selbst wahrzunehmen, und
2. sie in ihrer ganzen Intensität und Spannung *auszuhalten*,
3. ohne sie *unreflektiert* in irgendeiner Form handelnd oder sprechend in die therapeutische Beziehung zu tragen.

Wenn Psychotherapeut:innen sich während ihrer dialogischen Arbeit Gedanken über psychodynamische Zusammenhänge machen, gehen sie stets der Frage nach, wie ihre Patient:innen sich in der geschilderten Situation fühlen oder gefühlt haben mögen.

Die in Kap. 10.3 beschriebene Vignette der Behandlung von Herrn N. lässt eine Vorstellung davon entstehen, was gemeint ist, wenn es darum geht, dass es für Therapeut:innen notwendig ist, Emotionen tatsächlich fühlend in sich selbst wahrzunehmen und sie in ihrer ganzen Intensität und Spannung auszuhalten. Die Vignette gibt eine Vorstellung davon, wie sich der therapeutische Prozess Stunde um Stunde um ein thematisch ähnliches Erleben dreht: das wiederkehrende Empfinden von innerer Leere, die Verzweiflung darüber und den Bewältigungsmodus der emotionalen Aufladung mit Highlight-Erleben als Gegenmittel zur inneren Leere. All dieses Erleben gilt es in der Gegenübertragung zu teilen und gleichzeitig zu reflektieren, in welche Zusammenhänge der biografischen Erfahrung und des aktuellen Selbsterlebens sie als Komplex gehören. Die Vignette zeigt den Verlauf der Arbeit damit und *einen* Moment der Auflösung, von denen viele im therapeutischen Prozess notwendig sind, ehe sich eine anhaltende Entwicklung einstellt, von der diese Vignette einen Ausschnitt schildert.

Es ist ein großer Unterschied, ob wir uns als Psychotherapeut:innen imaginativ, also mithilfe unserer kognitiven Vorstellungskraft in ein emotionales Erleben hineinversetzen, oder ob wir einem anderen Menschen bei der Schilderung seines Erlebens in der tatsächlich erfahrenen Situation empathisch in dessen emotionale Tiefen folgen und uns dabei von den Schwingungen, den Bildern, der Sprache und der dabei zum Ausdruck gebrachten Spannung in Emotion und Körper berühren lassen. Das eine Mal folgen wir einem Erleben, das in der Imagination lediglich in uns selbst und aus unberührter Imagination heraus entsteht. Das andere Mal folgen wir einer uns zunächst fremden emotionalen Geschichte im Dort und Damals, die uns aber durch das emotionale Wiedererleben des Erzählers im Moment seines Berichts mitnimmt in eine affektiv geprägte Szene, die auch im Hier und Jetzt der Begegnung in der Sitzung stattfindet (!) und sogar körperlich spürbar eine *emotionale Resonanz* in uns entstehen lassen kann. Davon werden wir emotional ähnlich intensiv bewegt, wie es beim Erleben der Aufführung eines Musikstücks oder bei einem Kinofilm geschehen kann.[37] Diese Dimensionen der Gegenübertragung zulassen zu können, ist für die Arbeit in der psychodynamischen Psychotherapie von großer Bedeutung.

Die Fähigkeit, sich in der dialogischen Arbeit der Psychotherapie *emotional resonant* (vgl. Vignette in Kap. 3.6) berühren zu lassen und dieses Berührtsein in seiner ganzen Differenziertheit und Intensität zuzulassen, eröffnet die Chance und die Notwendigkeit gleichermaßen, das Beziehungsgeschehen kontextuell zu reflektieren und auf diese Weise bislang unentdecktes oder unverstandenes unbewusstes Material besser zu verstehen. Diese Zusammenhänge werden in den Kapiteln 7.2, 7.3 und 10.2 erneut detailliert aufgegriffen.

---

37 Die hier beschriebene Unterscheidung zwischen dem sich imaginativen Einschwingen in die Erlebenswelt der Patient:innen mithilfe eigener Vorstellungs- und persönlicher Erfahrungsinhalte auf der einen und dem sich in Resonanz geraten lassen auf der anderen Seite ist in der Praxis sicher nicht immer möglich. Gleichwohl ist es notwendig, den qualitativen Unterschied zwischen beidem zu kennen. Daneben tritt in der Praxis noch das – der Empathie und der Resonanz ähnliche – dritte Phänomen der *projektiven Identifikation* auf. Während die ersten beiden Phänomene in der Regel bewusst zugelassen werden, erleben sich Psychotherapeut:innen im Fall der projektiven Identifikation eher als gleichsam *unbewusst* hineingeratend und dem gelegentlich sogar ausgeliefert, wenn ihnen das Phänomen widerfährt.

5.4 Die Kunst der psychodynamischen Arbeit

> Die Kunst der psychodynamischen Arbeit besteht darin, dazu fähig zu sein,
>
> 1. Emotionen in sich wahrzunehmen und aufrechtzuerhalten, während man
> 2. in den reflexiven Modus der mentalen Arbeit wechselt und beginnt zu reflektieren,
> 3. in welche unbewussten emotionalen Kontexte die aufgetauchten Emotionen (d.h. die Gegenübertragung in all ihren Facetten) sinnvoll zusammenhängend gehören könnten.

Emotionaler Resonanz-Klangkörper für Patient:innen zu werden, ist für sich allein genommen eine Fähigkeit, die vielen Menschen aus dem Alltag bekannt ist. Insbesondere Eltern von Kleinkindern ist es vertraut, sich in sie hineinzuversetzen, ihre Wünsche und Nöte zu erfassen und auch auf schrille emotionale Situationen verständnisvoll zu reagieren. Ähnlich geht es den meisten Menschen im Umgang mit Trauernden oder Kranken; es gelingt meist, sich empathisch in sie hineinzuversetzen, die emotionale Not des anderen umfänglich zu erfassen und momentane oder situative Hilfsmöglichkeiten zu erahnen und anzubieten.

Die Aufgabe von psychodynamischen Psychotherapeut:innen hingegen geht darüber hinaus. Vor allem in der Anfangsphase einer Psychotherapie, häufig aber auch in deren Verlauf ist es notwendig, die auftauchenden Gefühle des Moments in ihren emotionalen Kontexten zu erfassen, ehe darauf dialogisch sinnvoll reagiert werden kann. Denn das per Einfühlung (Empathie) erfassbare emotionale Selbsterleben eines Patienten und die in Psychotherapeut:innen auftauchende emotionale Resonanz sind nur zwei Möglichkeiten, wie sich die im Therapieverlauf allzeitig fühlbare Gegenübertragung äußern kann.

Der Begriff ›Gegenübertragung‹ wurde ursprünglich von Freud eingeführt und bezeichnet die »Gesamtheit der unbewussten Reaktionen des Analytikers auf die Person des Analysanden und ganz besonders auf dessen Übertragung« (Laplanche & Pontalis 1972, S. 164). In diesem Sinn werden heute alle emotionalen Reaktionen von Psychotherapeut:innen auf ihre Patient:innen als Gegenübertragung verstanden.

Wie in Kapitel 5.1 beschrieben, wird die psychodynamische Psychotherapie erst dadurch zu einem psychodynamischen Verfahren, dass im Verlauf der dialogischen Arbeit mit den Patient:innen stets darauf geachtet wird, wie sich Verhaltensweisen, die in der Beziehung zu den Eltern und wichtigen Anderen erworben wurden, im

Hier und Jetzt der therapeutischen Situation reinszenieren. D.h., es wird davon ausgegangen, dass es »Dimensionen unbewusster mentaler Tätigkeit« (Kap. 5.2) gibt, die dazu führen, dass Patientinnen in der therapeutischen Dyade emotionale Beziehungsszenen entstehen lassen, die große Ähnlichkeit mit denjenigen Verhaltensweisen und Erfahrungen haben, die sie in ihrer Kindheit identifikatorisch entwickelt haben. Das kann zur Folge haben, dass Psychotherapeut:innen sich im Moment des Auftauchens solcher Beziehungsszenen ähnlich fühlen, wie die emotionale Atmosphäre in der Ursprungserfahrung des betreffenden Patienten einst gewesen ist.

Das Verbatimprotokoll in Kapitel 10.2 zeigt eine solche emotionale Beziehungsszene, eine Übertragung von Beziehungserfahrungen der Kindheit. Mein Patient, Herr H., hatte sich in der letzten Sitzung durch eine kurze Bemerkung von mir schlagartig genauso behandelt gefühlt, wie sein Vater einst immer wieder auf ihn reagiert hatte. Darauf geht er in der folgenden Sitzung ein:

Herr H.: Mmhh – (stöhnt und räkelt sich) – Ich war wütend auf Sie, weil – Pause – ich das Gefühl hatte, dass Sie mich – nur für eine kurze Zeit (betont und wie entschuldigend eingeschoben) – so behandelt haben, wie mein Vater mich behandelt hat.

Therapeut: (hörbar erstaunt) Aha!

Herr H: Als Sie fragten, was ich mit meinem Gerede so bezwecke.

Therapeut: Ah, ja. – Haben Sie sich dabei wie dumm behandelt gefühlt?

Herr H.: Ja! (mit hörbarer Erleichterung)

Therapeut: (Mit einem Ausdruck von Selbstverständlichkeit im Tonfall) Na, dann war Ihre Wut (auf mich) doch berechtigt!

Diese Wut, die in der Sitzung vor dieser Stunde aufgetreten war, hatte mein Patient vollkommen für sich behalten und sie sich auch sonst in der vorhergehenden Sitzung in keiner Weise anmerken lassen. Und auch ich hatte nichts davon bemerkt. D.h. ich war in der Vorsitzung gemeinsam mit meinem Patienten atmosphärisch eingetaucht in eine mangelnde emotionale Sensibilität für das intersubjektive Geschehen zwischen uns und hatte meine subtile Verachtung (eine komplementäre Gegenübertragung) unbemerkt agiert. – Im Mikroausschnitt dieser Sitzung danach kann deutlich werden, in welch rasanter Geschwindigkeit Emotionen in der therapeutischen Beziehung hin- und herwechseln: Wohl, weil er sich geradezu körperlich überwinden muss, seine Äußerung zu machen, stöhnt und räkelt sich Herr H., ehe er zögerlich äußern kann, wie er sich in der letzten Stunde gefühlt hat, nämlich von mir genauso behandelt wie einst von seinem Vater. Ich bin davon überrascht, erahne aber auch sofort, wie er sich in der letzten Stunde gefühlt haben mag, eben ›wie dumm‹ von mir behandelt, und spreche dies wie eine nachträgliche Affektspiegelung aus. Im Moment, in dem er meine Spiegelung hörbar erleichtert mit einem ›Ja‹ beantwortet, wird mir schlagartig klar, dass seine nicht ausgesprochene Wut auf mich eine vollkommen angemessene und berechtigte Reaktion war, denn ich hatte ihn mit meiner Bemerkung gekränkt. Auf so eine Kränkung ist deren ärgerliche oder gar wütende Zurückweisung die zutreffende und eigentlich unvermeidliche Reaktion. In deren Vermeidung während der letzten Stunde liegt jedoch die (letztlich chronisch) pathologische Reaktion des Patienten und in ihrer Wiederholung im Hier und Jetzt unserer Beziehung die Übertragung. (Eine weitergehende Auseinandersetzung mit dieser Szene findet sich in Kap. 10.2)

Solche emotionalen Zusammenhänge müssen im Zuge der stillen, emotional-reflexiven Arbeit der Psychotherapeut:innen erst erkannt und in ihren emotionalen Kontexten verstanden werden, ehe damit dialogisch gearbeitet werden kann. Oft aber bleibt wie in dieser Szene für die stille, emotional-reflexive Arbeit keine Zeit, um im Moment des Geschehens situativ passend reagieren bzw. antworten zu können. Dann ist es wichtig, dass Psychotherapeut:innen emotional kompetent und mit sich selbst erfahren genug sind, um im Augenblick des dialogischen Geschehens authentisch und zugleich therapeutisch wirksam reagieren zu können. So war es in der Mikroszene mit Herrn H. wichtig, ihm zu spiegeln, dass seine Wut auf den Therapeuten eine situativ vollkommen angemessene Reaktion war.

5.5 Die emotionale Kompetenz

Die emotionale Kompetenz der Psychotherapeut:innen und Psychoanalytiker:innen besteht darin, zu wissen,

1. dass Emotionen stets einen Anlass haben oder einen Anstoß brauchen, um zu entstehen;
2. dass sich ein Zusammenhang von Anlass und den aufkommenden Emotionen per Reflexion erschließen lässt; und
3. dass bei dieser Reflexion Theorien hilfreich sein können, die den Zusammenhang von gegenwärtigem Auslöser und Emotionserfahrung der Vergangenheit beschreiben.

Die Alltagserfahrung lehrt, was auch wissenschaftlich belegt ist (Northoff & Dümpelmann 2016; Solms 2023), nämlich dass Emotionen stets einen Anlass haben oder einen Anstoß brauchen, woraufhin sie als *Reaktion* auftreten. In der oben beschriebenen kleinen Vignette taucht eben dieser Zusammenhang auf. Die Wut von Herrn H. war als unmittelbare Folge einer kurzen Bemerkung des Analytikers aufgetreten.

Leider aber ist der Zusammenhang zwischen einer aufkommenden Emotion und dem Anlass, auf den wir Menschen mit einem Gefühl reagieren, nicht immer so einfach zu erkennen.

Das Fallbeispiel in Kap. 10.3 mit Herrn N. liefert ein Beispiel: Wiederholt berichtet er davon, wie schrecklich er sich mit seiner Frau fühlt, jener Frau, mit der er sich nicht nur erotisch liebend, sondern vor allem auch im kreativen Bereich schon lange so sehr verbunden fühlt. Aber immer wieder mischen sich Gefühle der Ödnis und Langeweile in die Beziehung, die er mit zunehmender Verzweiflung wahrnimmt. Es gelingt allerdings zunächst nicht zu erkennen, welches Ereignis zum *Anlass* für das Auftreten des Leeregefühls wird.

Wie kommt es dazu, dass Herr N. auf seine Frau mit einem Empfinden von Ödnis reagiert? Und wie kommt es, dass Herr H. sich von einer kurzen Bemerkung seines Analytikers wie ein dummer Junge behandelt fühlt und wütend wird? Die Psychoanalyse hat für Situationen wie diese das Konzept der Übertragung entwickelt. Der Patient erlebt den Analytiker in manchen Situationen so, als wäre er eine andere Person. In diesem konkreten Fall erlebte Herr H. den Analytiker wie den Vater. Es kommt, so könnte man sagen, zu einer Verkennung des situativen Moments und es treten Gefühle auf, die aus der Erfahrung mit der vermeintlich erkannten Person stammen.

Das Konzept der Übertragung der Psychoanalyse hat eine verblüffende Ähnlichkeit mit dem Konzept der »prädiktiven Hierarchie« (Solms 2023, S. 170 ff.) des Gehirns, mit dem Neurowissenschaftler:innen dieses Phänomen verstehen. Sie können – verkürzt formuliert – zeigen, dass alle Wahrnehmung des Menschen von bereits Wahrgenommenem geprägt wird. Dazu muss man wissen, dass das Gehirn jegliche Wahrnehmung lebenslang als Mikroelemente in »Karten« der Repräsentanzen abspeichert. Die Vernetzung der Karten mit einer Unzahl dieser kleinsten Repräsentanzen ergibt erst jene oft komplexen Bilder oder Szenen der Erfahrung, die wir als Erinnerung kennen, indem das Gehirn sie aus Mikro-Repräsentanzen konstruiert. Selbst die optischen Bilder, die wir mit unseren Augen sehen, stellen keine einfachen

Projektionen der äußeren Wirklichkeit in der Sehrinde des Gehirns dar, sondern sind aus der lebenslangen Seherfahrung und deren Repräsentanzen gebildete Konstrukte (Denecke 1999).

> Das *Prinzip der prädiktiven Hierarchie* besagt, dass das Gehirn mit Vorhersagen arbeitet.

Das Gehirn bildet als sofortige Antwort auf Wahrnehmungen Apriori-Hypothesen in Verbindung mit dem Hintergrundwissen, welches in Form von Repräsentanzen gespeichert vorliegt. Die gesamten sich permanent wiederholenden Kommunikations- und Aktualisierungsvorgänge des täglichen Lebens beruhen auf dem Prinzip der augenblicklichen Evidenz (Solms 2023, S. 169). Das bedeutet, dass alle sensorischen Wahrnehmungen, die das Gehirn als Input erreichen, in Bruchteilen von Sekunden auf ihre Evidenz, d. h. deren Bekanntheit im Gehirn überprüft werden. Auf diese Weise werden Wahrnehmungen vor dem Hintergrund der »Welt unserer vertrauten phänomenalen Erfahrungen« (ebd. S. 172) geprüft und erkannt.

Wenn man diese Zusammenhänge, unter denen das Gehirn eintreffende Wahrnehmungen verarbeitet, versteht, dann verwundert es nicht, dass sich Übertragungsvorgänge oder beispielsweise auch Déjà-vu-Erlebnisse ereignen. Das Erleben und die Erfahrung der Vergangenheit bricht sich darin Bahn und nicht nur das, sondern auch die Art der Bewältigung, die sich einst etabliert hat, erfolgt bis in die Gegenwart immer wieder. Das ist beispielsweise im psychischen Phänomen der Zwanghaftigkeit zu beobachten: Gegenwärtiges wird unter Leugnen aktueller Zusammenhänge mit den stereotypen Bewältigungsmustern einer ewig gleichen Gestrigkeit beantwortet.

Mit diesem psychodynamischen Verständnis, dass nicht nur die szenische *Erfahrung* der Vergangenheit, sondern auch das zugehörige emotionale Erleben in der Gegenwart wieder auftauchen kann, *als wäre beides aktuell* begründet, wird es möglich, die gegenwärtigen Gefühle eines Patienten per kontextueller Reflexion daraufhin zu untersuchen, was die *Ursachen* für sein aktuelles Leiden sind. Dann wird im Beispiel von Herrn N. verständlich, dass er seine über ihre Kinderlosigkeit depressiv werdende Frau unbewusst so erlebt, wie er in seiner Säuglingszeit die Mutter erlebt hat, die immer wieder in tiefe Trauer über ihren jüngst verstorbenen Säugling geraten war.

Das implizite erworbene prozedurale Beziehungswissen und das damit verknüpfte emotionale Erleben brechen sich in solchen Momenten Bahn, es tritt in die Gegenwart ein und ›färbt‹ die Emotionen des Moments gemäß der Erfahrung seiner frühesten Vergangenheit. – Hinsichtlich der oben geschilderten Szene mit Herrn H. wird verständlich, dass in der Übertragung der Vorstunde ein Verhalten aufgetreten ist, das als früh entwickelter Bewältigungsmodus verstanden werden sollte: Er hat seine Wut spontan verleugnet. Diese Form der Affektabwehr deutet darauf hin, dass es in seiner Vergangenheit Gründe gegeben haben muss, die Wut nicht auszuleben; im weiteren Verlauf des Verbatimprotokolls in Kapitel 10.2 zeigen sich die Gründe dafür in einer komplexen Verwicklung der Erfahrung mit heftigster Wut in der Vaterbeziehung.

5.6 Die psychotherapeutische Beziehungskompetenz

Die psychotherapeutische Beziehung unterscheidet sich in ganz wesentlichen Punkten von Beziehungen im Alltag, von der Paarbeziehung und der Elternbeziehung. Und doch hat sie wichtige Gemeinsamkeiten mit diesen Formen, um transformativ wirksam sein zu können. Das ist ja ihre vorrangige Aufgabe, *Veränderungen* im Patienten bewirken zu können.

Und eben diese Aufgabe der Therapeut:innen, Veränderung zu bewirken, erfordern erste grundlegende Fähigkeiten: Fachliches Wissen, erworbene therapeutische Selbsterfahrung und unter Supervision erworbene Kompetenz im therapeutischen Dialog lassen ab dem ersten Moment der Begegnung mit den Patient:innen eine Hierarchie entstehen, die dem gegenübersteht, was für Patient:innen von Anfang an wichtig ist, nämlich *Wertschätzung ohne jede Form von Bewertung* zu erfahren. Alltagssprachlich wird dieser Modus der Begegnung als ›auf Augenhöhe‹ bezeichnet.

Dieser Modus der Begegnung stellt die emotionale Voraussetzung dafür dar, dass in der Anfangsphase der Behandlung zwischen den therapeutischen Partner:innen eine *sichere Bindung* oder ›epistemic trust‹ entstehen kann.

Fähigkeiten zur Empathie und Emotionsspiegelung, zum ›affekt-attunement‹, zur Verbalisierung von Emotionen und zum Ertragen von Spannungen sind emotionale Kompetenzen von Psychotherapeut:innen, die ähnlich wie in der Eltern-Kind-Beziehung in die therapeutische Beziehung implementiert werden müssen. Damit wird ein dialogischer Raum geschaffen, in dem Platz ist für jegliche Art emotionalen Erlebens auf Basis eines Vertrauensverhältnisses, in dem keine emotionalen Verletzungen zu erwarten sind. Diese Fähigkeiten stellen therapeutische *Basis-Kompetenzen* dar.

Die Schaffung eines dialogischen Raumes, in dem für die Patient:innen ausreichend Platz für jegliche Art von Emotionen ist, wird befördert durch die Fähigkeit zu emotionaler Resonanz, dem Zulassen/Aufkommen eigener Fantasien und dem Sich-Überlassen kontemplativer Reverie seitens der Therapeut:innen. Eine besonders herausfordernde Kompetenz ist gefordert, wenn Patient:innen ihre Emotionen nur mittels Projektion, projektiver Identifizierung oder agierend/verwickelnd ausdrücken können.

Therapeut:innen benötigen in all diesen Situationen des emotional gefüllten dialogischen Raumes die Fähigkeit, erfassen zu können, wann der passende Zeitpunkt erreicht ist, den dialogischen Austausch des sorgsamen Erfassens der emotionalen Zustände beider (!) zu überführen in eine kontextuelle Reflexion. Die Fähigkeit zur Reflexion von emotionalen Zuständen im Zusammenhang mit bislang unbewussten Erfahrungen in den primär-prägenden Beziehung stellt die Kernkompetenz von psychodynamischen Psychotherapeut:innen dar.

Damit der dialogische Prozess der kontextuellen Reflexion transformativ wirksam werden kann, ist es nötig, dass Therapeut:innen in der Lage sind, ihn so über emotionale Zusammenhänge zu führen, dass Patient:innen mit den empfundenen Emotionen *fühlend* in Kontakt bleiben, während beide reflexiv denkend darüber sprechen. Denn anders können Emotion und Reflexion nicht zur Integration der entdeckten Zusammenhänge in das Selbstsystem, d. h. zu einer Modifikation der Repräsentanzen, führen.

Neben diesen Fähigkeiten zur emotional-dialogischen Prozessgestaltung benötigen Therapeut:innen einige eher funktionale Kompetenzen zur Beziehungsgestaltung. Dazu gehört besonders die Fähigkeit zur Übernahme der Verantwortung für die Rahmenbedingungen der Therapie, deren Einhaltung und verlässliche Beständigkeit.

Die Auffassung von Sandler und Sandler (1985), was mit psychoanalytischer Arbeit zu erreichen ist, soll zum Schluss dieses Kapitels als Zusammenfassung dessen dienen, was das Ziel psychodynamischer Psychotherapie ist:

»Der Analytiker will dem Patienten dabei helfen, seine von infantilen Wünschen bestimmten Selbstanteile, die unangenehme Konflikte verursacht haben und im Laufe der Entwicklung bedrohlich geworden sind, schließlich zu akzeptieren. [...] ein wichtiges Ziel der Analyse ist es, dem Patienten zu ermöglichen, sich mit seinen früher inakzeptablen Seiten anzufreunden, mit bisher bedrohlichen Wünschen und Phantasien gut umgehen zu können. Um das zu erreichen, muss der Analytiker durch seine Deutungen und die Art, wie er sie dem Patienten anbietet, eine Atmosphäre der Toleranz für das Infantile, Perverse und Lächerliche herstellen, eine Atmosphäre, [...] die er mit dem Verstehen, das er zusammen mit dem Analytiker erworben hat, internalisieren kann« (ebd. S. 801).

Teil 1 Zusammenfassung

Emotionale Kompetenz ist die Bezeichnung für ein umfangreiches Set an psychischen Fähigkeiten, mit dem wir Menschen unsere emotionale Innenwelt mental ›handhaben‹. Zahlreiche dieser Fähigkeiten bleiben ›unsichtbar‹, während sie aktiv sind. Emotionale Kompetenz verrichtet ihre Arbeit weitgehend unbewusst, im nicht oder kaum wahrnehmbaren Bereich der Psyche. Darum ist sie zu kennen und zu verstehen für die psychodynamische Arbeit so bedeutsam.

Emotionen, die Basisemotionen und ihre Abkömmlinge, die Vielfalt emotionaler Gefühlstönungen, wie sie als Mischung der Basisemotionen entstehen, sind fühlbar, aber kaum je identifizierbar, es sei denn, diese Fähigkeit entsteht in der Frühzeit des Lebens. Die *Basis der emotionalen Kompetenz* entwickelt sich erst im intersubjektiven Beziehungssystem zwischen Mutter und Kind. Dort entstehen *die zentralen Fähigkeiten*

1. zur Wahrnehmung der spezifischen Qualität der Emotion,
2. zur Regulation der mit ihr verbundenen Erregung,
3. zu ihrer Verbalisierung sowie
4. die Fähigkeit, Emotion zum Gegenstand des reflexiven Denkens zu nehmen,
5. sie kontextuell zu reflektieren und
6. passende Handlungsantworten zu kreieren und auszuführen.

Die im Hirnstamm gebildeten Basisemotionen stellen im psychischen System die motivatorisch wirksamen Antriebskräfte dar. Sie stellen die erste Reaktion des Systems auf dort eintreffende Reize dar und werden gemeinsam mit dem Reizkomplex (z. B. Demütigung von einem Freund → Empörung und Wut; Tod einer Freundin → Trauer, Schmerz und Mitgefühl für die Angehörigen; verärgerte Rückmeldung vom Chef → Schuld- und Schamgefühle, Angst vor Kündigung) zur »Arbeitsanforderung« (Solms 2023) an den mentalen Akteur des Selbst. Der mentale Akteur muss die Emotionen so bewältigen, dass sie erträglich werden, und er muss auf das emotionsauslösende Reiz-Ereignis angemessene Antworten kreieren (siehe Kap. 3). Für diese Arbeit greift der mentale Akteur zu auf die emotionalen Kompetenzen, die in den psychischen Funktionen im Allgemeinen (siehe Kap. 2.8) und in den Fähigkeiten zur Emotionsregulierung (siehe Kap. 4) im Besonderen zur Verfügung stehen.

Die Arbeitsweise des ZNS stellt dem mentalen Akteur für diese Aufgaben eine Routine zur Verfügung, die behilflich ist, auf jeden eingehenden Reizkomplex eine angemessene Antwort zu finden. Sie prüft jeden eingehenden Reizkomplex in den Repräsentanzen des nicht-deklarativen und des deklarativen Gedächtnisses darauf, ob derartige Vorkommnisse bekannt sind. D. h. Repräsentanzenwissen ist dabei behilflich, für den eingehenden Reizkomplex eine bereits bekannte Antwort zu finden. Auf diese Weise muss der mentale Akteur nur auf noch nicht bekannte Reize neue Antworten finden. Die meisten mentalen Arbeitsabläufe vom Eintreffen des Reizes bis zur Antwort darauf laufen unbewusst ab. Das ist der Grund dafür, dass die enormen Mengen von täglich vom mentalen Akteur zu bewältigenden Arbeitsanforderungen im Zeitraum von Millisekunden bewältigt werden können. Emotionale Kompetenz, d. h. ein komplexes Set von Fähigkeiten, auf Emotionen als motivatorische Kräfte zur Bewältigung eines Reizes zu reagieren, ist dem mentalen Akteur des Selbst somit bei seiner Kreation angemessener Reizantworten eine zentrale Hilfe.

Wenn es einem Individuum allerdings im Laufe seiner Entwicklung nicht gelungen ist, ein reifes Set an Fähigkeiten der emotionalen Kompetenz zu entwickeln (siehe Kap. 4.3), kann es zu gravierenden Störungen der Dynamik des Emotionalen im Selbst kommen. Defizitär ausgebildete psychische Funktionen beeinträchtigen dann die Arbeitsfähigkeit des mentalen Akteurs. Und im Selbst eintreffende sensorische Reize sowie die von ihnen ausgelösten Emotionen können beim Abgleich mit dem Repräsentanzenwissen fehlerhaft interpretiert werden, z. B. als Wiederholung unerträglicher oder unbewältigter Erfahrungen der Beziehungsvergangenheit (Übertragung). Momentane emotionale Selbstzustände können beim Abgleich mit dem Repräsentanzenwissen für identisch gehalten werden mit repräsentierten Zuständen des fremden Selbst. Und eintreffende Reize können auf nicht ins Repräsentanzenwissen integrierte Trauma-Erfahrungen treffen und diese aktualisieren (Flashback).

Kompetente psychodynamische Psychotherapie-Arbeit ist die Arbeit mit emotionalen Zuständen dieser Art. Daraus ergibt sich ein komplexes psychotherapeutisches Arbeitsfeld. Der folgende, zweite Teil des Buches ist den Grundlagen dieser Arbeit gewidmet.

TEIL 2

Die Praxis der emotionsbasierten psychodynamischen Psychotherapie

KAPITEL 6

Was wollen wir erreichen?

> *»Die meisten psychoanalytischen Formulierungen der therapeutischen Wirkung haben zwei Grundannahmen gemeinsam [...]: Erstens verbinden sie die Pathologie mit der Persistenz von primitiven mentalen Entwicklungsstrukturen, und zweitens gehen sie davon aus, dass die Psychoanalyse ihren mutativen Einfluss durch einen Prozess ausübt, in dem verleugnete unbewußte mentale Strukturen reorganisiert und mit bewussten, höher entwickelten Strukturen integriert werden« (Fonagy et al. 2004, S. 282, Hervorhebung M. K.).*

Schöner und vor allem kürzer, als Fonagy et al. es formuliert haben, kann man wohl kaum beschreiben, wie und wodurch psychodynamische Psychotherapien wirksam werden. Auf der Kehrseite allerdings kann die Beschreibung dessen, was Psychotherapeut:innen mit ihrer Arbeit erreichen wollen, nur sehr umfangreich ausfallen, denn diese Aufgabe ist schlicht außerordentlich komplex.

Fonagys Grundidee ist relativ einfach und vor dem Hintergrund der im ersten Teil des Buches beschriebenen Grundannahmen nicht allzu schwer verständlich. Pathologie, d. h. behandlungsbedürftige psychische Symptomatik, ist danach stets verbunden mit der Existenz »primitiver mentaler Entwicklungsstrukturen«. Das können, wie das Wort »primitiv« beschreibt, nur frühkindlich erworbene Strukturen sein, die – verstanden mit dem in Kapitel 3 beschriebenen Selbstkonzept – einerseits im Bereich der Repräsentanzen, andererseits im Bereich der psychischen Funktionen zu verorten sein dürften. In diesem Verständnis sind »primitive mentale Entwicklungsstrukturen« *das Unbewusste*, mit dem wir arbeiten. Unsere Arbeit besteht darin, mit unseren Patient:innen in einen Prozess einzutreten, der dazu geeignet ist, die unbewussten mentalen Strukturen zu »reorganisieren« und »mit bewussten, höher entwickelten Strukturen zu integrieren«, d. h. sie von der unbewussten auf die bewusste Ebene zu heben.

Wenn wir noch einen Schritt weiter gehen und versuchen, Fonagys kondensiert-abstrakte Formulierung in die reflexiv-denkende Sprache des Praxisalltags zu übersetzen, so können wir seinen Satz beinahe wie eine Aufforderung verstehen. Ich denke, dass Fonagy uns sagt, dass es während der Behandlung unserer Patient:innen stets darum geht, zwei Dimensionen unbewusster Strukturen des Selbst zu beachten: Die in den Repräsentanzen gespeicherte Beziehungserfahrung, beginnend in der frühesten Lebenszeit, sowie die als psychische Funktionen gespeicherte Vielfalt der psychischen Fähigkeiten, also dem Reservoir der emotionalen Kompetenz, mit deren Hilfe das Selbst alle anfallenden psychischen Aufgaben bewältigt. In beiden, den Repräsentanzen sowie den psychischen Funktionen, verbirgt sich auf unbewusste Weise diejenige Pathologie, wegen der unsere Patient:innen psychotherapeutische Hilfe suchen.

Mit dieser Melange aus unbewusst pathologisch kontaminierten Repräsentanzen und ebenso unbewusst defizitär oder pathologisch geprägten psychischen Funktionen im Selbstsystem unserer Patient:innen setzen wir Psychotherapeut:innen uns emotional und reflexiv auseinander und bieten ihnen darüber einen fortlaufenden Dialog an. Dabei lassen wir uns auf eine therapeutische Beziehung ein, in der diese Melange des Unbewussten ihre Wirkung entfaltet; von ihr lassen wir uns berühren, verwickeln oder einfangen. Die darin erkennbar werdenden emotionalen und relationalen Dynamiken nehmen wir in den Fokus unserer Aufmerksamkeit und machen sie zunehmend zum Thema des Dialogs. Dabei entwickelt sich ein emotional-reflexiver Prozess des Miteinanderseins, der bereits durch sein dialogisches Geschehen eine mutative Wirkung entfaltet und der als thematischer Austauschprozess Inhalte ins Bewusstsein hebt, die zu neuem Beziehungswissen werden.

Die Ziele des psychodynamischen Therapieprozesses sind im Detail vielfältig, weisen jedoch zwei Grundlinien auf, an denen stets gearbeitet wird: Die psychischen Funktionen sowie das in den Repräsentanzen gespeicherte Beziehungswissen.

- Ähnlich wie die Mutter in der Beziehung mit ihrem Kind diesem ihr psychisches Repertoire in Form ihrer psychischen Funktionen zur Verfügung stellt, stellen auch Psychotherapeut:innen ihre psychischen Funktionen zur Verfügung. Aufgrund der lebenslangen Fähigkeit zum impliziten Lernen adaptieren Patient:innen ihre psychischen Fähigkeiten an die ihrer Therapeut:innen und integrieren deren Modi der psychischen Verarbeitung in das Repertoire ihrer eigenen Ich-Funktionen.
- Ähnlich wie Eltern einen prägenden Einfluss ausüben, indem sie ihren Kindern bislang unerkannte Zusammenhänge in sich selbst und ihrer Umwelt erklären und auf diese Weise dazu beitragen, dass ihre Kinder ein Verständ-

nis von sich selbst und eine Theory of Mind[38] entwickeln, werden auch Psychotherapeut:innen wirksam. Im Unterschied allerdings zur entwicklungsfördernden Wirksamkeit der Eltern streben sie eine *mutative Wirkung im Repräsentanzenwissen* an. Indem sie nämlich mit ihren Patient:innen in den reflexiv-dialogischen Austausch treten über Themen, Zusammenhänge und Erlebensweisen, die diese im Wissen der deklarativen Repräsentanzen über sich selbst und ihre Objekte (= Vorstellung von der mentalen Welt der bedeutsamen Anderen) abgespeichert haben, heben sie die darin verborgenen unbewussten Erfahrungen und Zusammenhänge in den Fokus der gemeinsamen Aufmerksamkeit.

Indem die psychodynamische Therapiearbeit eine Modifikation der psychischen Funktionen auf implizite Weise bewirkt und eine Modifikation der deklarativen Repräsentanzen auf kognitive Weise, werden damit zwei zentrale Wirkfaktoren des Verfahrens erkennbar. Als dritter Wirkfaktor tritt die therapeutische Beziehung selbst hinzu, die auf ebenfalls implizite Weise (1) die Fähigkeit zur Bindung, (2) Modi des Verhaltens in Beziehungen und (3) das implizite Beziehungswissen verändert. Das gilt für beide Beteiligte gleichermaßen.

6.1 Psychische Gesundheit – Die Referenz für psychogene Krankheiten

Psychotherapie als Behandlung psychischer Erkrankungen braucht eine Referenz, zu welcher in Relation gesetzt ein psychischer Zustand als Krankheit verstanden werden kann. Dieser Zustand ist die psychische Gesundheit. Doch wo ist die Grenze anzusetzen, welche eine gesunde von einer erkrankten Psyche abgrenzt? Auf diese Frage gibt das Werk *Faber/Haarstrick-Kommentar. Psychotherapie-Richtlinien* (Rüger et al. 2012) Auskunft. Danach kommt »der Krankheitscharakter dieser Störungen [...]

38 »Eine ›theory of mind‹, Theorie des Geistes oder des Mentalen, ist ein Konstrukt aus zusammenhängenden Überzeugungen und Wünschen, die man einer Person zuschreibt, um sich deren Verhalten zu erklären. [...] Die[se] kognitive Fähigkeit, eigene oder fremde Handlungen nicht nur mit beobachtbaren Phänomenen, sondern darüber hinaus auch mit Überzeugungen, Wünschen, Plänen usw. zu erklären, ist individuell unterschiedlich entwickelt und bildet eine wichtige Determinante für die individuellen Besonderheiten der Selbstorganisation« (Fonagy et al. 2002, S. 34).

wesentlich zum Ausdruck, dass sie der *willentlichen Steuerung* durch den Patienten nicht mehr oder nur zum Teil zugänglich sind« (S. 15, Hervorhebung M. K.). Bei dieser Definition orientiert sich der Kommentar ausdrücklich nicht an der Symptomatik, sondern daran, ob dem Patienten die *Steuerung* seiner momentanen Lebensbewältigung *willentlich* möglich ist. Sicherlich ist das eine ›weiche‹ Grenzdefinition, doch sie ermöglicht eine Orientierung, für beurteilende Psychotherapeut:innen ebenso wie für Patient:innen.

Nach dieser Definition ist also nicht jeder Blues bereits eine Depression und nicht jede heftige Angst bereits Ausdruck einer Phobie, einer Panikstörung oder einer posttraumatischen Belastungsstörung. Vielmehr ist bei solchen Symptomen die Frage zu beantworten, ob eine von solchen emotionalen Zuständen betroffene Person trotzdem noch in der Lage ist, beispielsweise ihrer Arbeit nachzugehen oder andere drängende Aufgaben des Alltags ausreichend konzentriert und zielführend zu bewältigen. Die Abgrenzung fällt oft schwer, gelingt Patient:innen im Zweifel aber allein, gegebenenfalls mithilfe von Ärzt:innen oder Psychotherapeut:innen.

Bei der Abwägung von *gesund versus krank* ist eine gute Vorstellung davon hilfreich, über welche psychischen Fähigkeiten und Ressourcen eine psychisch durchschnittlich gesunde Person verfügt. Außerdem kann sie Psychotherapeut:innen dabei helfen, einzuschätzen, wie ausgeprägt die Störung bei Betroffenen ist. Wie lässt sich diese Abschätzung handhaben?

Um sich eine Vorstellung davon zu machen, was eine *psychisch ausreichend gesunde* Person ausmacht, ist es sinnvoll, sich die grundlegenden mentalen Abläufe zu vergegenwärtigen, die von Moment zu Moment bei der Bewältigung jeder einzelnen Aufgabe und Herausforderung stattfinden: Die Psyche, d. h. das Selbstsystem, ist abgesehen vom Zustand des Non-REM-Schlafes immer in Aktion. Dabei ist jede einzelne psychische Aktion des ZNS eine Reaktion auf eine Stimulation durch einen Reiz, der aus dem somato-psychischen System selbst oder seiner Umwelt stammt. Und jeder Reiz, ob unbemerkt, subliminal oder bewusst vom Sensorium des ZNS aufgenommen, löst im Hirnstamm kategoriale Emotionen aus dem Bereich der Basisemotionen aus. Das »bewusste Es« (Solms 2013) reagiert, gleichgültig ob dem Bewusstsein dessen Wahrnehmung gelingt oder nicht. Dabei wird eines oder auch mehrere der sieben Emotionssysteme (siehe Kap. 1.3) aktiviert und motivational wirksam. Eine Kaskade von Ereignissen läuft daraufhin innerhalb von Millisekunden im ZNS ab. Die motivational wirksamen Emotionen werden mithilfe des synaptischen Netzwerkes auf verschiedenen Ebenen des ZNS – subkortikal und kortikal – mit dem Erfahrungswissen (Beziehungswissen *und* Modi der Anpassung/Ich-

Funktionen) der deklarativen und nicht-deklarativen Repräsentanzen verglichen. Die Ergebnisse des Vergleichs werden im Mittelhirn vom »Entscheidungsdreieck« (Solms 2023) zu Antworten auf den Reiz verarbeitet und somatisch sowie psychisch in Handlungsantworten umgesetzt. Diese psycho-physischen Mikroprozesse laufen zeitlich im Bereich von Millisekunden ab und erfolgen weitgehend unbewusst.

Mit der Beschreibung dieser Mikroschritte soll zunächst eine Vorstellung davon entstehen, wie die elementaren physiologischen Grundabläufe auf dem Weg zum psychischen Erleben erfolgen. Um auf die Ebene des bewusst wahrnehmbaren Erlebens zu gelangen, müssen zahlreiche der mentalen Arbeitsschritte geschehen, die im ersten Teil des Buches beschrieben wurden.

Dem ausreichend gesunden Selbstsystem gelingt es, die motivationalen Impulse der Basisemotionen so zu nutzen, dass dem Individuum in der überwiegenden Zahl der Fälle die Bewältigung der Lebensaufgaben gelingt, d. h. in Modi der Anpassung zu wandeln. Dabei wird meist nicht bemerkt, dass der gesamte tägliche Lebensablauf ein permanentes ›Abarbeiten‹ von – in der Regel diskreten (!) – Emotionen ist. Denn wir machen uns nicht bewusst, dass die Mehrzahl der täglichen Aufgabenbewältigungen dem Such-System (Neugier, Interesse), dem Lust-System (Appetenz, Vergnügen), dem Care-System (Sorge, Fürsorge, Verbundenheit) und dem Play-System (Freude, Spiel-Lust) folgen. Diese in psychodynamischen Psychotherapien bislang eher vernachlässigten oder nur selten bearbeiteten Emotionen sind es aber, welche im Alltag den Antrieb dafür liefern, dass die allfälligen Aufgaben bewältigt werden können.

Gewöhnlich werden die machtvollen Emotionen des Wut-Systems (Wut, Zorn, Hass, Verachtung), des Lust-Systems (sexuelles/Suchtmittel-Verlangen), des Panik- und Verlassenheit-Systems (Angst, Panik, Schmerz, Trauer, Verzweiflung) und des Furcht-Systems (Schreck, Furcht, Zweifel, Unsicherheit, Schock) als die eigentlichen Gefühle des Menschen angesehen und Emotionalität mit den Spitzenaffekten dieser emotionalen Qualitäten gleichgesetzt. Doch das ist Küchenpsychologie, welche die mit hoher Erregungsmenge versehenen Emotionen für das eigentlich Emotionale im Menschen hält. Sie stellen jedoch nur einen Teil des emotionalen Repertoires von uns Menschen dar.

Dem gegenüber ermöglicht erst der Erwerb *emotionaler Kompetenz* die Fähigkeit, die gesamte Bandbreite der Basisemotionen sowie die mit Ihnen verbundenen qualitativen Mischformen der Emotionen fühlend wahrzunehmen, sie verbal differenziert zu erfassen, sie zu regulieren und in ihren konflikthaften Konstellationen zu steuern, sie reflexiv in kontextuellen Zusammenhängen zu begreifen und sie auf dieser Grundlage in körperliche oder psychische Handlung umzusetzen. Damit befähigt emotionale Kompetenz genau zu dem, was im ›Faber/Haarstrick-Kommentar‹ als »willentliche Steuerung« bezeichnet wird und als Kennzeichen einer gesunden Psyche angesehen werden kann.

Strukturell verstanden bedeuten die beschriebenen Zusammenhänge, dass in einem dualen Selbstsystem das »I«, der mentale Akteur, dem »me«, dem repräsentationalen oder erlebenden Selbst gegenübersteht. Und es ist das »I«, welches als mentaler Akteur die dem »me« entstammenden emotionalen Impulse in körperliche oder psychische Handlung umwandelt. Damit ist der mentale Akteur, die entscheidende strukturelle ›Steuereinheit‹ des Selbst und dafür verantwortlich, dass und wie das Selbstsystem mit den aus dem »Es« und den Repräsentanzen aufgestiegenen Emotionen umgeht.

Die Reifung der emotionalen Kompetenz geht mit der Entwicklung der psychischen Fähigkeiten/Funktionen des mentalen Akteurs einher.

Um die Bandbreite der Funktionsfähigkeit des mentalen Akteurs, besonders auch im Verlauf der Behandlung, einschätzen zu können, ist es hilfreich, dessen Fähigkeit zur *Regulation des Emotionalen* (siehe Kap. 4.2) immer wieder zu prüfen bzw. zu beobachten. Denn vor allem die Fähigkeit, Emotionen aus den verschiedenen Systemen der Basisemotionen parallel nebeneinander zulassen zu können, eröffnet dem Individuum die Möglichkeit, damit den momentanen emotionalen Selbstzustand zu regulieren (vgl. den Abschnitt Antagonismus, Spannungstoleranz und Hierarchisierung in Kap. 4.2).[39]

Im gesunden Selbstsystem ermöglichen die Fähigkeiten des mentalen Akteurs, emotionale Erregungszustände, insbesondere Spitzenaffekte (z. B. Zorn- oder Hassausbrüche, zusammenbruchartige Zustände von Trauer oder Verzweiflung, spontane panische Angstzustände, sexuelle Erregung), in angemessener Zeitdauer in der Weise zu regulieren, dass dem betroffenen Individuum seine situationsadäquate Fähigkeit zur kontextuellen Reflexion des Affektzustandes wieder zugänglich wird.

39 Für eine weitergehende Einschätzung, wie es um die psychische Gesundheit eines Individuums und insbesondere der psychischen Struktur bestellt ist, bieten die OPD (2006) und Rudolf (2004) ausgezeichnete, vertiefende Orientierungsmöglichkeiten.

Ein gesundes Selbstsystem verliert in der Regel nicht die Fähigkeit zur Steuerung seiner Emotionen. Steuern oder beherrschen hingegen (Spitzen)-Emotionen das Selbst regelhaft über einen vorübergehenden Zeitraum hinaus und lassen unkontrollierte Handlung entstehen, so kann das ein Hinweis auf das Vorliegen einer Psychopathologie sein: Die kontrollierbaren Steuerungsmöglichkeiten, die das Charakteristikum emotionaler Kompetenz sind, versagen dann oder sind nicht angemessen ausgebildet.

6.2 Psychogene Krankheit, Psychodynamik und das Unbewusste

Psychogene Erkrankungen stellen das Hauptindikationsfeld der psychodynamischen Psychotherapien dar. Sie werden verstanden als nonverbaler Ausdruck der Körper-Seele-Einheit, welche der Umwelt unbewusst mitteilt, dass mit dem psychosomatischen Funktionssystem etwas nicht stimmt: Das System ist nicht gesund, sondern krank in dem Sinn, dass es sich nicht kontinuierlich angemessen selbst steuern kann. Und es kann diesen Umstand seiner Krankheit nicht anders als durch Symptome zum Ausdruck bringen.

Die Formulierung, dass das psycho-somatische Funktionssystem sich nicht selbst steuern kann, lässt an die Abläufe im Selbstsystem (siehe Kap. 3) denken. Strukturell verstanden ist der mentale Akteur permanent verantwortlich für die Steuerung (1) der im Selbstsystem mobilisierten, ins Unbewusste verdrängten Erinnerungen (szenisch-deklaratives Repräsentanzenwissen), 2) der getriggerten Beziehungserfahrungen (nicht-deklaratives, implizit erworbenes handlungsdialogisches Repräsentanzenwissen) und (3) der in Verbindung damit aktivierten Kräfte (Emotionen und Arousal). Mit dieser Trias reagiert das Selbstsystem auf eingehende Reize (erfasste sensorische Wahrnehmungen aus der Umwelt und aus dem Selbstsystem). Das ist eine sehr komplexe Aufgabe, die angemessen zu erledigen, dem mentalen Akteur im Fall psychogener Erkrankungen nur eingeschränkt möglich ist. Im Vergleich mit psychisch Gesunden steht psychogen Erkrankten lediglich ein begrenztes, d. h. defizitäres Repertoire von Ich-Funktionen zur Verfügung. Solch ein Mangel wird subjektiv nicht empfunden, ist also unbewusst. Diese Dimension unbewusster Einschränkung der psychischen oder Ich-Funktionen muss im psychotherapeutischen Prozess zu *einem* Fokus der Aufmerksamkeit und Arbeit werden.

Zum *zweiten* Fokus der Aufmerksamkeit muss das subjektive Beziehungserleben werden. Der Begriff ›Beziehungserleben‹ lässt ebenfalls an das Konzept des Selbstsystems denken, an das *erlebende Selbst* sowie an das *präreflexive Selbst*, die beide ›Sitz‹ der das Beziehungswissen bergenden Repräsentanzen sind. In dieser Begrifflichkeit unserer Fachsprache denken wir im reflexiven Modus über unsere Patient:innen nach. Allerdings ist Beziehungserleben die subjektive Dimension der Patient:innen, ihre Erfahrung, wenn sie uns in der Behandlung gegenübersitzen und mit uns sprechen. Wir antworten ihnen in der gleichen (Alltags-)Sprache ihres ihnen bewussten Erlebens. Gleichzeitig ist es jedoch die *stille emotional-reflexive Arbeit* (Klöpper 2023), welche Psychotherapeut:innen *parallel zur dialogischen Arbeit* leisten! Sie wird in der Fachsprache gedacht; und sie führt Psychotherapeut:innen in einen Reflexionsprozess, der den therapeutischen Prozess kontinuierlich begleitet. Psychotherapeutische Arbeit zu leisten bedeutet, *stets zu oszillieren* zwischen zwei Ebenen mentalen Prozessierens: (1) der Ebene des empathischen Einschwingens auf das emotionale Geschehen im dialogischen Prozess mit den Patient:innen – und gemeinsam mit den Patient:innen – und (2) der Ebene der Beziehungskontexte fachkompetent reflektierenden psychodynamischen Arbeit, die wir im Stillen für uns allein durchführen.

Es ist dieser Reflexionsprozess der stillen emotional-reflexiven Arbeit, der dazu dient, die Brücke vom präsenten emotionalen Beziehungserleben der Patient:innen zu deren unbewusst repräsentierten Beziehungserfahrungen zu schlagen. Die darin erfolgende kontextuelle Reflexion trägt den entscheidenden Anteil dazu bei, dass aus der therapeutisch-dialogischen, Emotionen erfassenden Arbeit eine psychodynamisch verstehende Psychotherapie wird. Die relational-kontextuelle Reflexion ermöglicht es erst, »dass die Psychoanalyse ihren mutativen Einfluss durch einen Prozess ausübt, in dem verleugnete unbewußte mentale Strukturen reorganisiert und mit bewussten, höher entwickelten Strukturen integriert werden« (s. o. Fonagy et al. 2004, S. 282).

Die ›verleugneten unbewussten mentalen Strukturen‹ oder »Handlungs-Wahrnehmungs-Affekt-Schemata«, wie Wolfgang Mertens (1998, S. 118) es ausdrückt, bilden das in den *nicht-deklarativen Repräsentanzen* des präreflexiven Selbst gespeicherte *prozedurale Beziehungswissen*, das vor allem in den ersten Lebensjahren im Zuge impliziten Lernens im limbischen System des ZNS gespeichert wird. Sie bilden den tiefsten Kern des Unbewussten.

Wie kann man sich diese metapsychologisch beschriebenen Zusammenhänge als im realen Leben auftretendes unbewusstes Beziehungserleben vorstellen?

Herr M. wird von seinem Zahnarzt in meine Praxis überwiesen. Der Kollege informiert mich vorab telefonisch, sein Patient habe einen ungewöhnlich ausgeprägten Beißzwang, der bereits zu einem weitgehenden Verlust der Zahnsubstanz geführt habe. Er habe so etwas noch nicht erlebt. Zum vereinbarten Termin erscheint ein Mann von ca. 55 Jahren, der auf den ersten Blick beeindruckt. Sein gerötetes Gesicht, seine den ganzen Körper durchziehende Erstarrung, seine mit gerundetem Rücken vorgebeugte Haltung und sein auf dem Hals nach vorn geschobener Kopf, der von einem dezenten Tremor geschüttelt wird, drücken eine furchtbar anmutende Spannung aus. Seine Sprache ist bei der Begrüßung fast ein wenig zackig und knapp in der Wortwahl. Sein Körper scheint panischerstarrte Angst auszudrücken. Im Sessel angekommen, entspannt er sich ein wenig und äußert auf die einleitende Frage, was ihn zu mir führe, mit einem Anflug von Lachen in der Stimme: »Tja, das möchte ich auch gern mal wissen. Mein Zahnarzt hat mich hergeschickt.« Auf Nachfragen berichtet er sodann, dass er den Beißzwang und die Spannung in Hals und Kopf schon lange habe; sein Nervenarzt gebe ihm Medikamente dagegen, die ihm gut helfen würden. Woher das komme, könne er nicht sagen. Seiner zögerlichen Bereitschaft zur Beteiligung am Gespräch scheint eine einzige abwehrende Zurückweisung unterlagert zu sein, als würde er sagen: ›Ich will das alles nicht!‹. Einen Blick auf seine Lebens- und Familiensituation teilt er nur kurz: Es gehe ihm gut; er beziehe eine ausreichende Rente und lebe sehr zufrieden mit seiner Frau. Ich frage, wieso er eine Rente beziehe, so alt sei er doch noch gar nicht? Er sei wegen Herzbeschwerden vorzeitig für berufsunfähig erklärt worden. Mit knappen Erklärungen dieser Art macht er mir klar, dass er keinen Grund für Gespräche mit einem Psychotherapeuten sieht. Wir verabschieden uns ohne eine weitere Vereinbarung.

Im anschließenden Telefonat mit dem zahnärztlichen Kollegen erfahre ich, dass es sich um einen Mann aus seinem Bekanntenkreis handele, der mit einer Reihe von psychischen Problemen zu kämpfen habe. Nicht er allein mache sich Sorgen um den Mann. Er sei aus psychischen Gründen berentet worden; man munkele, dass er nicht mit seinem Chef klargekommen sei. Und er wisse aus dessen Familie, dass seine Mutter nach der Geburt eine Wochenbettdepression gehabt habe, weshalb der Säugling über beinahe ein Jahr fernab der Mutter von einer Amme großgezogen worden sei, ehe er – noch im 2. Weltkrieg – wieder zu seiner Mutter zurückgekehrt sei.

Vor einer Beschreibung der Psychodynamik, die im Fall von Herrn M. erkennbar wird, muss ein kurzer Blick auf den Stand der Entwicklung der Theoriebildung der Psychoanalyse erfolgen, um deren Verständnis unter dem Gesichtspunkt der Bedeutung von *präverbal erworbener prozeduraler Erfahrung* einordnen zu können.

»Nicht-deklarative Formen des Gedächtnisses können zum Zweck der psychoanalytischen Diskussion äußerst nützlich als *nicht-bewusst* beschrieben werden« (Davis 2001, S. 451,[40] Übersetzung M. K.). Und weiter: »Die Entdeckung der nicht-deklarativen Gedächtnisprozesse ist für das psychoanalytische Verständnis der Erinnerung substantiell wichtig. Analytische Erinnerungstheorien, welche die bewusste, vorbewusste und dynamisch unbewusste Erinnerung beschreiben, beziehen sich ausschließlich auf deklarative Erinnerungen. Nicht-deklarative Gedächtnissysteme hingegen üben einen *allgegenwärtigen Einfluss* auf die psychische Funktion aus, der vollständig außerhalb des individuellen Gewahrseins erfolgt« (ebd., Hervorhebung M. K.). – Diese Konzeption des nicht-deklarativen Gedächtnisses steht in breiter Übereinstimmung mit den Auffassungen zahlreicher Autor:innen wie beispielweise der BPCSG (1998), Beebe & Lachmann (2004), Mertens (1998) und Stern (2005).

Mertens (2020) fragt:

> »Ist diese Auffassung [...] vereinbar mit der Auffassung, dass sich die psychoanalytische Metapsychologie ausschließlich mit der Repräsentanzenwelt eines Menschen befassen solle? Ja, wenn wir davon ausgehen, dass Selbst-und Objektrepräsentanzen, die sich auch als dicht gewebte Bedeutungsnetzwerke auffassen lassen, nicht erst mit sprachlichen Symbolen entstehen, sondern aus den mit Beginn des Lebens sich bereits entwickelnden Bedeutungen aus kinästhetischen, motorischen, affektiven, gestischen Zeichen und Indices gebildet werden [...]. Wenn die Präkonzeptionen eines kleinen Kindes wegen elterlicher Unfähigkeit, diese Zeichen zu decodieren, auf keine angemessene Resonanz stoßen, entstehen bereits die ersten Entwicklungstraumatisierungen, deren Betrachtung und Einbeziehung aus der zeitgenössischen Psychoanalyse aber nicht mehr wegzudenken sind« (S. 458 f.).

Das bedeutet für die klinische Praxis, dass wir davon ausgehen müssen, dass der bisherigen Konzeption des verdrängt Unbewussten eine weitere Dimension *nicht-bewusster* Erinnerung unterlagert ist, der zwei wichtige Eigenschaften innewohnen:

---

40 Ich danke Wolfgang Mertens für die Anregung, die er mir mit dem Hinweis auf diesen Text gegeben hat.

- »Nicht-deklarative Erinnerung ist der phänomenalen Wahrnehmung nicht zugänglich und kann nur indirekt erkannt werden, per Schlussfolgerung.«
- »Nicht-deklarative Erinnerung übt ihren Einfluss auf gegenwärtiges Handeln ohne jegliche Form begleitend aufgerufener Erinnerung aus« (Davis 2001, S.452; Übersetzung M.K.).

Mit diesem Verständnis der Wirkkraft nicht-deklarativen Erfahrungswissens, das im implizit erworbenen Beziehungswissen prozedural gespeichert ist, wird die Fallvignette von Herrn M. verständlich. Angst scheint nicht nur seinen ganzen Körper zu durchziehen, sondern sein gesamtes Leben, jedenfalls wenn man annimmt, dass die frühesten Lebenserfahrungen des Säuglings sein Leben grundlegend geprägt haben. Er ist als Kind einer Mutter zur Welt gekommen, die nach der Geburt eine Wochenbettdepression erlitt, die offenbar so ausgeprägt war, dass sie nicht in der Lage war, das Kind zu versorgen. Möglicherweise war ihr Leben bereits vor der Geburt von Angst (der Angst vor dem eigenen Versagen als Mutter?) geprägt. Wie hat das Kind in utero diese Mutter erlebt? Jedenfalls erfuhr das Kind mit der Geburt einen ersten vollständigen Verlust, den der vertrauten Körpermutter. Und Monate später hatte das Kind einen zweiten kompletten Verlust zu verkraften, den der zur sozialen Mutter gewordenen Amme. Zwei Verlusttraumata standen am Lebensbeginn dieses Kindes und damit zwei von heftiger Panik begleitete Neuanfänge. Das Kind wird die ›Zähne kräftig zusammengebissen‹ haben müssen, um diese Erfahrungen bewältigen zu können. *Neuanfang ist gleich Verlust*, so mag das damit einhergehende prozedurale (!) Beziehungswissen des Kindes geprägt geworden sein. Vor dem Hintergrund dieser psychodynamischen Annahme ist es nicht verwunderlich, dass sein implizit erworbenes, nicht-deklaratives Beziehungswissen den erwachsenen Mann bis in die Gegenwart im Sinne der *nicht bewussten Erwartung* (!) bestimmt, dass jeder Neuanfang einer Beziehung mit einem weiteren traumatischen Verlust einer vertrauten Beziehung einhergehen kann. So verstanden muss er sich vor jeder neuen Beziehung fürchten und schützen zugleich. So hat er es mit mir getan (vgl. Gillett 1996).

Dieses Beispiel von Herrn M. soll die Aufmerksamkeit darauf lenken, dass die Bildung von unbewusstem Beziehungswissen bereits im ersten Lebensjahr mit der Abspeicherung beziehungstypischer Erfahrungsmuster beginnt. Eric Gillett (1996) weist in einer Übersichtsarbeit nach, welche schweren Folgen erlittene Liebes- und Objektverlust-Erfahrungen im ersten Lebensjahr für die Entwicklung der Beziehungsfähigkeit haben. Das folgende Beispiel einer Gruppenpatientin verdeutlicht genau das, nämlich welche Folgen einer frühen Störung der Mutter-Kind-Dyade sich hinter einer gelungenen Fassade netten Auftretens verbergen können.

Ein Kollege berichtet im Rahmen der Supervision, dass er sich Sorgen um eine junge Patientin in seiner Gruppe macht. Er kriege sie nicht richtig zu fassen, er könne kein Verständnis dafür entwickeln, wie ihr Problem psychodynamisch zu verstehen sei. Sie sei eine kleine, kesse junge Frau, stets frech und sexy angezogen, sodass man sie gleich gern mögen könne. Aber der 22-jährigen Frau gelängen keine dauerhaften Beziehungen und in Alltagsbegegnungen gerate sie rasch in Streit. Ähnlich sei es auch in der Gruppe. Einerseits erzähle sie wenig, andererseits rutsche sie ganz schnell wieder aus der Aufmerksamkeit, wenn sie etwas von sich anspreche. Es sei, als wenn die Gruppe sie rasch unbeachtet lasse; bei ihr frage niemand noch einmal nach, was sonst ganz üblich sei. Im Gruppengeschehen falle ihm auf, dass sie häufig wie unbeteiligt gucke. Und sie gehe immer mal raus, wahrscheinlich auf die Toilette. Darauf angesprochen habe sie beschämt und ein wenig wie ertappt reagiert, aber inhaltlich nichts dazu sagen können. – Sie sei die Tochter von Russland-Deutschen, die in der Zeit um ihre Geburt nach Deutschland gekommen seien. Der Vater sei hier nicht zurechtgekommen und nach elf Jahren nach Russland zurückgekehrt. Die Mutter rede viel von sich selbst, passe überhaupt nicht auf, wenn sie etwas sage, und höre einfach nicht zu. Die Patientin erlebe die Gruppe häufig wie die Mutter, und auch er selbst gerate in die Rolle desjenigen, der rede, aber ihr nicht zuhöre. Er habe das Gefühl, dass er sie nicht erreiche. Es sei so, als falle sie aus der Gruppe, und das stimme ihn besorgt.

Diese Vignette ist so bedeutsam, weil sich darin zeigt, wie wichtig es ist, zu erfassen und aufmerksam wahrzunehmen, dass sich im Verhalten von Patient:innen *ein Handlungsdialog* verbergen kann. Ein Handlungsdialog bringt implizit erworbenes, nicht-deklarativ abgespeichertes prozedurales Beziehungswissen zum Ausdruck. Wenn das unbeachtet oder unentdeckt bleibt, so gehen Botschaften des Unbewussten verloren. In der Vignette lernen wir eine junge Frau kennen, die sich widersprüchlich in die Beziehung mit der Gruppe einbringt: Im äußeren Erscheinungsbild um Aufmerksamkeit werbend und Sympathie erzielend, zieht sie sich dennoch wie in einen Kokon zurück, wenn sie unbeteiligt blickt und irritierend häufig aus der Beziehung geht. Das Gleiche scheint sie durch ihr Verhalten zu bewirken, nämlich dass die Gruppe sich, ihr ähnlich, dem entzieht, was sie in die Gruppe einbringen möchte. In Momenten der Übertragung auf die Gruppe wie auch auf den Therapeuten klagt sie, dass diese sich wie die Mutter verhielten, viel redend und nicht zuhörend. Sie klagt, mit dem, was sie bewegt, nicht anzukommen, kein Gehör zu finden. Und gleichzeitig scheinen die anderen mit dem, wovon sie bewegt sind, bei ihr nicht anzukommen.

Ist diese handlungsdialogisch geäußerte Botschaft »Ich habe das Gefühl, dass wir uns mit dem, was uns innerlich bewegt, gegenseitig nicht erreichen können« möglicherweise der nicht deklarativ mitteilbare Hinweis, d.h. die Inszenierung dessen, was die Patientin in ihrer frühesten Lebenszeit mit der Mutter erlebt hat? Kann es sein, dass die Mutter in der Zeit um ihre Geburt herum so intensiv mit der emotionalen Verarbeitung ihrer Flucht-Erfahrung beschäftigt war, dass das geschah, was die Patientin verbal berichten kann: Die Mutter ist oft so mit sich beschäftigt, dass sie nicht zuhören kann. Ist das die prägende Beziehungserfahrung dieser Frau seit ihrer Geburt, welche sie auch mit ihrem netten, sympathischen Auftreten nie ändern konnte? – Diese Annahme kann zumindest als eine psychodynamische Hypothese dienen, mit der gearbeitet werden kann.

6.3 Psychodynamische Psychotherapie – Was ist das?

Psychodynamische Psychotherapie »beschäftigt sich mit unbewussten, vor allem aber mit irrationalen Prozessen in einem Menschen und in zwischenmenschlichen Beziehungen« (Mertens 2019). Die für deren Verständnis notwendigen *beiden Dimensionen des Unbewussten* sind nunmehr benannt. Sie ermöglichen es zu verstehen, worauf die psychotherapeutische Arbeit der psychodynamischen Verfahren im Grundsatz abzielt:

1. die qualitative Ausstattung der Patient:innen mit psychischen Funktionen oder strukturell verstanden die Reife des mentalen Akteurs im Selbstsystem sowie
2. die Erfahrungsfülle der explizit erworbenen deklarativen, szenischen und der implizit erworbenen nicht-deklarativen, prozeduralen Repräsentanzen, wie sie strukturell verstanden im erlebenden und im präreflexiven Selbst des Selbstsystem abgespeichert sind.

Damit lässt sich jetzt konzeptionell beschreiben, worin die *Aufgabe der therapeutischen Arbeit* besteht, um den Patient:innen ein wenig Licht ins Dunkel ihres Unbewussten zu bringen. Psychodynamische Psychotherapie soll

1. den Patient:innen, d.h. ihrem mentalen Akteur, die kontinuierliche Gelegenheit geben, im Miteinander mit den Psychotherapeut:innen eine Nachreifung der psychischen Funktionen zu entwickeln; das ist die emotionsbasierte Arbeit.
2. den Patient:innen im Zuge gemeinsamer kontextueller Reflexion die Entdeckung bislang un-/nicht-bewusster emotionaler Zusammenhänge ihres Selbst- und Beziehungserlebens ermöglichen und auf diese Weise ihr Repräsentanzenwissen modifizieren, d.h. bislang nicht- und unbewusste Beziehungszusammenhänge in ihr Selbstverständnis integrieren; das ist die psychodynamische Arbeit.
3. ermöglichen, neue Beziehungserfahrung auf der Grundlage von Spannungen und Konflikten im Hier und Jetzt der therapeutischen Beziehung zu erwerben; das geschieht im Rahmen einer intersubjektiven Beziehung.

KAPITEL 7

Der Anfang – Eine spezielle Herausforderung

Vor dem Beginn psychodynamischer Psychotherapien erfolgen *probatorische Gespräche*. Sie dienen Psychotherapeut:innen dazu, einen ersten Eindruck von den Patient:innen zu bekommen, die Schwere ihrer Erkrankung einzuschätzen, ihre Beziehungsfähigkeit kennenzulernen und ihre Motivation zur Psychotherapie zu erfassen. Diese Aufgabe ist komplexer und diffiziler, als man zunächst meinen möchte.

7.1 Die erste Begegnung

Die ersten Kontakte zwischen Therapeut:innen und ihren Patient:innen sind für beide Beteiligte besondere Momente, selbst für ältere und erfahrene Therapeut:innen. Die Erwartung des Ungewissen, das der ersten Begegnung innewohnt, versetzt beide in Spannung, wenn auch Patient:innen intensiver. Während es bei ihnen ihre unbewussten Erwartungen und vor allem Befürchtungen sind, die Spannung entstehen lassen, ist es für Therapeut:innen die Ungewissheit und Neugier zugleich, die stets mit der Frage und Herausforderung verknüpft ist, wie gut es gelingen wird, sich auf die neue Begegnung einzustellen, einen ersten emotionalen Zugang zu finden, einen dialogischen Faden aufzunehmen und eine vertrauensvolle Beziehung zu initiieren.

In der Regel spricht zuerst der Körper der Neuankömmlinge mit ihren Therapeut:innen. Kleidung, Körperhaltung, Prosodie, Mimik und Gestik sind die Signale, die wir bereits an der Praxistür in Bruchteilen von Sekunden aufnehmen, noch ehe die Zeremonie der Begrüßung erfolgt.

Unvergesslich ist für mich Frau A., die am Telefon ganz kompetent klingend um eine zweite Psychotherapie gebeten hatte; ihre erste Therapeutin, die mir bekannte Frau S., habe sie an mich verwiesen. Ich war gespannt, wem ich begegnen würde, als ich auf das Klingeln öffnete. Vor mir stand eine auffallend kleine, burschikos wirkende Frau mit Kurzhaarfrisur, die sofort entschieden auf mich zuschritt, kaum dass die Tür geöffnet war, meine Hand zur Begrüßung ergriff, fast ruppig, und sie sofort wieder losließ. Schwupps, huschte sie an mir vorbei und fand mit sich rasch sich orientierendem Blick das Wartezimmer, in dem sie sofort verschwand. Ich ging, da sie zu früh gekommen war, in mein Büro und fühlte mich von dieser Begrüßung wie überfallen. Was war da gerade für ein Sturm über mich hinweggefegt? Als ich Minuten später an die Wartezimmertür trat, fand ich Frau A. wie verbarrikadiert auf dem Sessel, die Beine hochgezogen und eine große Tasche wie eine Mauer vor sich auf dem Schoß, blickte sie mich mit großen ängstlichen Augen an. Was für eine *Szene*, dachte ich und empfand sie, die eben noch die Überfallende war, nun wie eine sich vor mir oder einem Überfall Fürchtende.

Im Verlauf der sich anschließenden Behandlung sollte sie sich als eine mehrfach traumatisierte Frau erweisen, die ausgestattet mit beeindruckender Energie und kaum beherrschbarer Wut ein Leben zwischen kraftvoll ausgeübter Berufstätigkeit als Familienverdienerin und desaströsen Panikattacken führte.[41] Über ihre Behandlung wird in Kapitel 9.2 ausführlicher berichtet.

Der psychoanalytische Begriff ›Szene‹ geht zurück auf die Arbeit von Alfred Lorenzer (1970, 2002), der das Konzept des *szenischen Verstehens* maßgeblich entwickelt hat. Danach kann ein Mensch sein implizit erworbenes prozedurales Beziehungswissen nur handlungsdialogisch ausdrücken, d. h. in Szene setzen. Die Inszenierung wird in diesem Konzept verstanden als unbewusstes dialogisches Ausdruckmittel implizit erworbener emotionaler und/oder körperlicher Beziehungserfahrung. In der Szene drückt sich prozedural erworbenes Beziehungswissen aus, d. h. in prägenden Beziehungen entstandene nicht bewusste Erwartungen von Reaktionen des Gegenübers ebenso wie automatisierte Modi der Einstellung auf diese einst erfahrenen und seitdem antizipierten Reaktionen.

Wie die Szene mit Frau A. zeigt, können solche Inszenierungen grundsätzlich zwei gegensätzliche Informationen kommunizieren, eine aktive sowie eine passive. Im ersten Schritt des Begrüßungsrituals tritt Frau A. mit ihrem burschikos anmuten-

41 Ich habe den Fall von Frau A. 2014 ausführlich in Kapitel II-5 beschrieben.

den Erscheinungsbild und einem mir überfallsartig anmutenden Schritt auf mich zu und packt mich mit ihrem ruppigen Händedruck irritierend unangemessen. Im zweiten Schritt verschwindet sie geradezu, indem sie sich überraschend schnell der Begrüßung entzieht, um sich im Wartezimmer schützend hinter ihrer großen Handtasche zu verbergen. In dieser nur wenige Sekunden dauernden Begrüßungsszene ist eine beinahe überwältigend wirkende Aktivität unmittelbar gepaart mit einem Impuls des körperlichen Verbergens in offensichtlicher Erwartung einer Gefahr.

Derartige Szenen bedürfen der sorgsamen Aufmerksamkeit, Wahrnehmung und Empathie seitens der Psychotherapeut:innen. Sie müssen so präzise wie möglich in ihrem Handlungsablauf erfasst und festgehalten werden. Und es bedarf des wachsamen Erfassens der körperlichen Gefühle, Emotionen und spontanen Fantasien, die während der Szene in der Gegenübertragung auftauchen.

Eintrittsszenen verwickeln Therapeut:innen von der ersten Sekunde an in ein aktuell *unbewusstes, intersubjektives Beziehungsgeschehen* mit ihren Patient:innen. Diese Szenen sind Ausdruck des vollkommen selbstverständlichen allzeitigen Beziehungserlebens der Patient:innen. Das ich-syntone Verhalten und die dadurch spontan ausgelöste Szene, zu der das Erleben in der Gegenübertragung gehört, trägt in der Regel Bedeutungen in sich, die häufig nicht sofort erfasst werden können, gleichwohl bedeutsam sind.

In markanten Szenen wie der mit Frau A. ist es nicht allzu schwierig, zu erahnen, worin die Bedeutung der Szene besteht und worum es in der bevorstehenden Arbeit mit der Patientin gehen wird: Um überfallsartig aufgetretene Beziehungserfahrung der Lebensvergangenheit und um die allzeitige Erwartung der Wiederholung ähnlicher Vorgänge in der Gegenwart. Und mit etwas Fantasie lässt sich annehmen, dass in der Eingangsszene auch ein unbewusster Bewältigungsmodus der Patientin zu erkennen ist, nämlich derjenige, einer allzeit unbewusst erwarteten Gefahr stets burschikos, kraftvoll entgegenzutreten. Das scheint zugleich auch Kern der Abwehr der Patientin zu sein, um die unerträglich schmerzvollen Emotionen der überfallsartig erfolgten Erfahrungen der Vergangenheit nicht spüren zu müssen.

Viele Eingangsszenen mit Patient:innen laufen allerdings viel blander ab. Es scheint dabei alles wie erwartet zu funktionieren: Die Menschen kommen im unauffälligen Alltagshabitus, ordentlich gekleidet, freundlich im Benehmen und geschickt in der Schilderung der Gründe oder Beschwerden, die zum Kommen Anlass geben.

Dabei wird häufig auch eine Symptomatik deutlich – Angst, Depressivität, Selbstunsicherheit, soziale Probleme, unerklärliche körperliche Beschwerden – aber der Mensch gegenüber bleibt fern, die Lebens- und Beziehungsgeschichte erscheint so ›normal‹, das Gespräch ist so ›leer‹. Als Gesprächspartner fühlt man sich emotional nicht berührt oder vielleicht sogar unwichtig und bedeutungslos, obgleich die Patient:innen doch gerade wegen der psychotherapeutischen Fachkompetenz zum Gespräch kommen.

7.2 Die emotionale Dynamik unbewusster Inszenierungen

Es ist wichtig zu erfassen, dass gerade in solchen ›leer‹ oder fade abweisend anmutenden Begegnungen die unbewusste Gestaltung einer Szene, also die Inszenierung einer unbewussten Beziehungserfahrung, verborgen sein kann. Die aufmerksame Beobachtung der Gegenübertragung liefert in solchen Fällen den ›Schlüssel‹ zum Verständnis. Racker (1959) hat beschrieben, dass die Gegenübertragung als emotionaler Ausdruck eines prozedural stattfindenden intersubjektiven Geschehens verstanden werden sollte. Dabei geraten Therapeut:innen im Verlauf eines nicht bewussten *Prozesses der emotionalen Resonanz* in emotionale Zustände, die als Abbild dessen aufgefasst werden können, was bereits während der frühesten Beziehungserfahrungen der Patient:innen begonnen hat und was deren Primärbeziehungen einst geprägt hat. In der Gegenübertragung taucht die gefühlsmäßige Gestalt der Grundmodalität solcher Beziehungserfahrungen der Patient:innen in prototypischer Weise auf: Therapeut:innen empfinden die verschiedenen Facetten derjenigen Emotionen, welche einst die beiden Beteiligten der Primärbeziehung empfunden haben. In der *komplementären Gegenübertragung* werden Gefühle spürbar, welche die Pflegepersonen früher dem Kind gegenüber empfunden haben; in der *konkordanten Gegenübertragung* werden diejenigen Gefühle wahrnehmbar, die das Kind einst den Elternfiguren gegenüber empfunden hat.

Mithilfe dieser theoretischen Modellvorstellung wird es möglich, die oben beschriebene Erstgesprächssituation als unbewusste Reinszenierung der grundlegenden Beziehungserfahrung mit den Primärpersonen zu verstehen. Die Gegenübertragung kann nun verstanden werden als eine *emotionale Resonanz*, in welche die Patientin den Therapeuten unbewusst versetzt. D. h. in ihm ist während des laufenden Dialogs mit der Patientin allmählich ein emotionaler Zustand eingetreten, der – so die Vermutung des Therapeuten auf der Grundlage der Theorie von Racker – dem ähnlich sein dürfte, wie die emotionale Befindlichkeit beider, Eltern und Kind, von

Anfang an miteinander gewesen ist. Dabei tauchen zwei Dimensionen von Fühlzuständen im Therapeuten auf: Indem er sich als »emotional leer« wahrnimmt, ist er in die komplementäre Befindlichkeit der Primärperson geraten, die dem Kind – im zeitlichen Längsschnitt der Beziehung – überwiegend emotionslos, vielleicht sogar desinteressiert begegnet ist. Und in seinem Empfinden, »unwichtig« oder vielleicht sogar »bedeutungslos« zu sein, taucht das Empfinden des Kindes von einst als konkordante Gegenübertragung auf, das sich gegenüber der emotionslosen Primärperson unwichtig oder bedeutungslos empfunden hat.

Diese Interpretation der vom Therapeuten in der Erstgesprächssituation mit seiner Patientin wahrgenommenen emotionalen Zustände der Gegenübertragung ermöglichen es, eine allererste psychodynamische Hypothese zu formulieren. Denn die mithilfe der Gegenübertragung erfassbare handlungsdialogisch kommunizierte Szene erlaubt es, Emotionen zu erfassen, die im verbal formulierten Dialog gar nicht auftauchen. Wie beschrieben, gerät der Therapeut in zwei dezent voneinander unterscheidbare emotionale Verfassungen: Einerseits empfindet er sich als emotional leer, andererseits als unwichtig, beinahe bedeutungslos. – Die Bindungstheorie beschreibt den Bindungsstil in Beziehungen wie dieser als eine ›unsicher-vermeidende Bindung‹. Das ist die Modalität eines Miteinanders, worin das Aufkommen und der Austausch von Emotionen miteinander weitgehend vermieden wird.

Das Verstehen des Konzeptes von Racker ermöglicht es, auch die Eingangsszene mit Frau A. noch differenzierter zu begreifen. Indem ich mich wie von ihr überfallen fühle, gerate ich in die konkordante Gegenübertragung und erlebe sie als Aggressor, und damit ähnlich wie sie selbst einst von beiden Elternteilen traumatisch misshandelt wurde. Und in ihrer unübersehbaren Angst vor mir wird eine unbewusste Erwartung sichtbar, nämlich dass ich ihr misshandelnd oder missachtend begegnen werde.

> *Unbewusste Erwartungen* sind der entscheidende Wesenszug aller implizit erworbenen prozeduralen Beziehungserfahrungen.

7.3 Verwicklung – Wenn die Reflexion versagt

Es geschieht häufig, dass Therapeut:innen nach der ersten Begegnung noch kein rechtes Verständnis für ihre neuen Patient:innen entwickeln können. Und auch die Reflexion der Gegenübertragung lässt oft eher Fragen als Antworten aufkommen. Das ist nicht ungewöhnlich und erfordert die Fähigkeit, unangenehme Spannungen aufgrund von Nicht-Wissen oder Orientierungslosigkeit auszuhalten. Es geschieht aber auch immer mal wieder, dass bereits im ersten Treffen zwischen den beiden eine Art der Verwicklung entsteht, welche die Therapeutin oder den Therapeuten konfus oder irritiert zurücklässt. Dann kann eine – gelegentlich schwer erträgliche – Verwirrung entstehen, die nach Entwirrung verlangt. Eine Supervision kann dann hilfreich sein.

Frau B. kommt zum Erstinterview. Sie wirkt ein wenig aufgeregt und beginnt auf die Frage, was sie in die Psychotherapie führt, schnell und viel zu reden. Rasch reiht sie in ihrer Erzählung Ereignisse aneinander, die der Therapeutin geradezu tragisch erscheinen. Es fällt ihr allerdings auf, dass diese Aneinanderreihung von Ereignissen keine erkennbaren Zusammenhänge aufweist. Als sie versucht, die Unklarheit aufgrund der mangelnden Kohärenz mithilfe von Fragen zu klären, erhält sie Antworten, die sie zunehmend irritieren.

Es gelingt der Therapeutin zu verstehen, dass ihre Patientin Mutter eines kleinen Kindes ist. Dieses sei im Alter von zweieinhalb Jahren in einer Kita mit der Begründung abgelehnt worden, das Kind sei so anstrengend. Die Therapeutin möchte verstehen, weswegen das Kind so anstrengend sei. Aber auf ihre entsprechende Frage beginnt die Patientin davon zu erzählen, wie anstrengend sie selbst es mit dem Kind empfinde, und reiht sogleich weitere Erzählungen über sich selbst aneinander.

Im weiteren Verlauf der Sitzung berichtet sie, dass ihre Schwester an Windpocken verstorben sei, als die Mutter mit ihr, der Patientin, schwanger war. Nach dem Tod der Schwester habe die Mutter eine Psychose entwickelt.

Ende des vergangenen Jahres sei sie gemeinsam mit ihrem Kind in einer Kur gewesen und habe dort erfahren, dass sich Stress der Mutter negativ auf das Kind auswirke.

Ihre eigene Mutter sei ihr gegenüber stets kalt und abweisend gewesen; sie habe gar nicht auf sie als Kind eingehen können. Einen Großteil der Bemutterung und Erziehung habe ihre acht Jahre ältere Schwester übernommen und sie großgezogen. Zu ihrem Vater habe sie ein besseres Verhältnis gehabt, doch er sei aufgrund

seiner Arbeit wenig zu Hause gewesen und in ihrem elften Lebensjahr verstorben.
Seit der Geburt der Enkelkinder verhalte sich die Mutter diesen Kindern gegenüber ganz anders als früher. Sie gehe besser mit ihnen um und gehe auch auf sie ein. Über sich selbst habe die Mutter einmal gesagt: »Ich konnte das (die Kinderbetreuung) nach dem Tod von X (der ersten Tochter) nicht mehr.«
Ähnliches sagt die Patientin über sich selbst als Mutter. Sie habe immer mal wieder das Gefühl, dass sie ihrem Sohn keine gute Mutter sei. Wenn er zum Beispiel einen Wutanfall habe und aus seiner Wut nicht herauskomme, dann sei es, als wenn sie abschalte. Sie könne dann für längere Zeit gar nichts sagen und sich dem Kind nicht zuwenden. Die Therapeutin äußert zu dieser Szene, sie habe beim Zuhören den Eindruck gehabt, dass die Patientin einen Zustand der Dissoziation beschreibe.
Nach dem Kindsvater befragt, berichtet die Patientin, dass dieser sich bereits vor der Geburt von ihr abgewandt habe und sich bis heute kaum um das Kind kümmere. Obgleich die beiden zu diesem Zeitpunkt bereits fünf Jahre ein Paar gewesen seien, habe sie bis dahin nicht gemerkt, dass er süchtig sei und auch Drogen konsumiere.
Die Therapeutin: »Ich war erstaunt, wie wenig berührt ich von all diesen tragischen Ereignissen und von der Patientin selbst war.« Sie könne sich nach dieser Sitzung mit der Patientin kein rechtes Bild von ihr und ihrer psychischen Störung machen. Und während sie dies in der Supervision sagt, kommt sie mir – anders als ich sie sonst kenne – diffus hilf-, sprach- und orientierungslos vor. Spontan geht mir die Frage durch den Sinn, ob sie sich wohl ähnlich fühlt, wie die Patientin sich ihrerseits während und mit ihren schwierigen frühen Bindungsbeziehungen erlebt hatte.

Die Erstinterviewerin konnte also dem Narrativ ihrer Patientin keine Informationen entnehmen, die sie in die Lage versetzt hätten, sich ein Bild von ihr und ihrer Störung zu machen. Das ist geschehen, obgleich Frau B. ihr zahlreiche anamnestisch-informative Daten berichtet hatte. Im Gegenteil, die Informationen der Patientin waren »irritierend« für sie und sie registrierte »erstaunt«, wie wenig berührt sie davon war. Darüber hinaus wirkte meine Supervisandin diffus hilf-, sprach- und orientierungslos. Und es war für mich spürbar, dass sie sich damit in einer schwer erträglichen, verunsicherten Gefühlsverfassung befand. Darin, so ging mir durch den Sinn, kommt vermutlich eine komplexe Gegenübertragung zum Ausdruck, welche *als emotional-verwickelter Anteil* der Beziehung mit ihrer Patientin verstanden werden sollte.

In solchen Situationen ist es hilfreich, sinnvoll und geradezu notwendig, den *Handlungsdialog* von Patient:innen, d.h. die unbewusste Inszenierung ihrer Beziehungsgestaltung, in den Blick zu nehmen. Recht häufig entsteht durch den handlungsdialogischen Modus der Beziehungsgestaltung eine Verwicklung des Gegenübers, also hier die der Therapeutin. Und das ist nicht allein ein handelnder Prozess, sondern immer auch ein emotionaler Prozess, welcher wie in diesem Fall eine nur schwer zu erfassende Komplexität der Gegenübertragung zur Folge hat.

Verwicklungen werden jedoch nicht immer bemerkt, nicht immer ernst genommen oder gelegentlich sogar als eigenes Versagen interpretiert und voller – oft unbemerkter – Scham verdrängt. Und das geschieht besonders leicht, wenn Patient:innen den Therapeuten nicht oder nicht wesentlich berühren, wenn der Dialog scheinbar emotionslos bleibt. Wer kommt dann schon gleich auf den Gedanken, dass eben gerade das, die Emotionslosigkeit oder – wie die Therapeutin es ausdrückte – ihr Nicht-Berührtsein in Verbindung mit diffuser Irritation und Gefühlen der Hilflosigkeit eine wegweisende Gegenübertragung sein kann?

Sobald es Therapeut:innen jedoch gelingt, sich als eingewoben in das Erleben der Patient:innen zu empfinden und das Phänomen der Verwicklung als solches zu verstehen – beachte: beides ist wichtig, sich emotional zu *empfinden* und die auftauchenden Emotionen reflektierend im Beziehungskontext zu *verstehen* –, kann die Gegenübertragung als Beteiligung an einer verwickelnden Form der Inszenierung erkannt und genutzt werden. Genau diese Arbeit hatte ich hier als Supervisor stellvertretend für meine Supervisandin zu übernehmen.

Die emotional-reflexive Arbeit der Supervision bestand in diesem Fall darin, die relative Unberührtheit ernst zu nehmen, das Erstaunen als bedeutsam und wegweisend zu verstehen (i.S.v. »hier stimmt was nicht«) und der Frage nachzugehen, was für ein Beziehungsmodus wird inszeniert, der zum Empfinden der Unberührtheit führt. Damit wird es möglich, sich zu fragen: »Welche Rolle wird mir in Gestalt dieser Gegenübertragung unbewusst übertragen?« Mit Blick auf die Vielfalt der berichteten Szenen kann dann die Vermutung auftauchen, dass in der Situation des Erstgesprächs der gleiche Beziehungsmodus auftaucht, wie er auch innerhalb der Beziehungssituationen des Narrativs auftaucht, aber nicht geschildert wird.

Mithilfe dieser stillen emotional-reflexiven Arbeit kann dann die Hypothese entstehen, dass die primäre Beziehungserfahrung der Patientin dem Modus folgte: ›In mir ist etwas emotional dramatisch Aufregendes los, aber ich erfahre darauf eine emotional unberührte Reaktion‹. Dieser Modus ist vermutlich in der Beziehung mit der Mutter der Säuglingszeit entstanden, als diese sich in ihrer (psychotisch anmutenden?) Trauerreaktion befand und nicht auf die Emotionen des Kindes eingehen konnte, und hat sich möglicherweise in der Folgezeit als bleibend etabliert.

Bei einer solchen hypothetischen Annahme ist es wichtig, zu bedenken, dass derartige Beziehungsmodi im aktiven und im passiven Modus auftreten. D.h. die Patientin kann sich immer mal wieder passiv im Kind-Erleben befinden, so wie hier in der ersten Begegnung mit der Therapeutin, die in unbemerkter Verwicklung wie die Mutter der Patientin emotionslos reagierte; sie kann sich aber auch im aktiven Modus ähnlich wie die Patientin verhalten, gerade so (dissoziativ?), wie in der geschilderten Wutszene mit dem Sohn. Dabei befindet sich die Patientin zugleich und unbewusst im Modus der transgenerationalen Weitergabe ihrer eigenen emotionalen Störung an den Sohn.

Allerdings ist die nicht bewusste Inszenierung und Verwicklung mit diesem Verständnis allein noch nicht vollkommen begriffen. Denn der diffus hilf-, sprach- und orientierungslose Zustand der Therapeutin, wie er erst in der Supervision erkennbar und benennbar wurde, findet darin noch keine Erklärung. Diese Erklärung wird erst möglich, wenn wir darin einen zumindest partiellen und vorübergehenden Einbruch ihrer psychischen Funktionen erkennen. Die Supervisandin hat – ohne es benennen zu können – im Beisammensein mit ihrer Patientin Teile ihrer Fähigkeiten zur Mentalisierung passager verloren. Darin spiegelt sich – im Sinne einer konkordanten Gegenübertragung – ein Anteil der strukturellen Störung des mentalen Akteurs der Patientin. Auch das sollte als Folge des handlungsdialogischen Geschehens verstanden werden. Erst wenn wir die schnellen Themenwechsel der Patientin und den Eindruck der Therapeutin, ihre Patientin reihe Zusammenhangloses aneinander, auffassen als ein nicht bewusstes Abbild der mentalen Arbeitsweise des Selbstsystems der Patientin, gelingt es zu verstehen, dass die Supervisandin die Zusammenhänge zwischen Handlungen und daraus resultierenden Fühlzuständen nicht erfassen kann. Darin spiegelt sich das Empfinden ihres Selbstzustandes wider, wenn sie sich hilf-, sprach- und orientierungslos fühlt/wahrnimmt, so wie sich das Kind vermutlich einst der Mutter gegenüber erlebt hat.

Es ist wichtig zu verstehen, dass in diesem Erstinterview ein Aspekt der Gegenübertragung auftritt, der bislang selten Beachtung findet, nämlich dass die empathisch-resonante Einstellung von Therapeut:innen auf ihre Patient:innen einen vorübergehenden Einfluss auf ihre eigene *mentale Funktionsfähigkeit* haben kann und sich in der Folge die strukturelle Kohärenz der Therapeut:innen passager lockert. Wir sind es gewohnt, Gegenübertragung unter dem Aspekt der emotionalen Zustandsveränderung der Therapeut:innen zu reflektieren und diese Veränderungen in den beiden von Racker beschriebenen Dimensionen der komplementären und konkordanten Perspektive zu verstehen, um daraus psychodynamische Schlussfolgerungen zu ziehen. Dass die Gegenübertragung bei Therapeut:innen Zustände hervorrufen kann, in denen sich die Funktionsfähigkeit ihres mentalen Akteurs vorübergehend verändert und sich darin der Zustand des mentalen Akteurs der Patient:innen spiegelt (projektive Identifizierung), wird eher selten beschrieben.

Im Fall von Frau B. ist die Therapeutin in der Gegenübertragung in den Zustand des langsam zunehmenden Versagens ihrer Reflexionsfähigkeit geraten. Darin ist eine projektive Identifikation mit dem mentalen Zustand der Patientin zu sehen, die ihrerseits nicht in der Lage ist zur kontextuellen Reflexion der geschilderten narrativen Inhalte. Solange dieser Wandel des Selbsterlebens von Therapeut:innen unbemerkt bleibt, geht er häufig einher mit dem Bemerken eines zunächst diffusen, sodann langsam zunehmenden Empfindens der gedanklichen Verständnislosigkeit und dem Selbstgefühl, sich dieser Zustandsveränderung hilflos ausgeliefert zu fühlen; das kann mit einem Empfinden von diffuser Angst einhergehen. In solchen Fällen ist es also hilfreich, an die Möglichkeit der projektiven Identifizierung mit dem mentalen Funktionszustand des mentalen Akteurs der Patient:innen zu denken.

Das Denkmodell des Prozesses der langsam entstehenden projektiven Identifikation und die damit einhergehende Entdeckung, »Ich bin in meinem Denken gerade eben genauso eingeschränkt, wie meine Patientin es offenbar ist«, ermöglicht es Therapeut:innen, wieder fühlenden Anschluss zu erlangen an die mit der projektiven Identifikation verlorengegangenen *Selbstgefühle* für die eigenen psychischen Funktionen und das damit verbundene *fühlbare Wissen* um die vertrauten mentalen Fähigkeiten. Die eigene Kompetenz wird damit wieder erlebbar.

KAPITEL 8

Psychodynamik – Die mentale Vorbereitung auf den therapeutischen Prozess

Die probatorischen Gespräche vor Beginn der eigentlichen Psychotherapie dienen der Klärung so wichtiger Fragen wie der Indikationsstellung, der beziehungsmäßigen Passung von Patient:in und Therapeut:in, vor allem aber der Klärung der Psychodynamik der psychogenen Erkrankung.

Der Text einer Psychodynamik stellt auf einer metapsychologisch abstrahierten Ebene die Hypothese von Psychotherapeut:innen über die Historie der Dynamik des Psychischen ihrer Patient:innen dar. Sie beschreibt, wie sich die psychische Entwicklung der Patient:innen seit ihrer Geburt auf der Grundlage ihrer prägenden Beziehungserfahrungen vermutlich ereignet hat und wie sich in deren Verlauf die Struktur der Psyche zu ihrer gegenwärtigen, weitgehend unbewussten Form, dem Selbstsystem, entwickelt hat.

Die Ergebnisse der neurobiologischen Forschung, wonach die im Hirnstamm gebildeten Affekte der Basisemotionen in Verbindung mit dem Arousal im Mittelhirn die grundlegende motivationale Antriebskraft des Menschen entstehen lassen, führt zu einem wesentlichen Wandel im Verständnis der Psychodynamik gegenüber dem auf der Basis der »Zwei Triebe Theorie« (Kernberg 2023) Entstehenden. Das kommt besonders im gewandelten Verständnis des Konzeptes vom *unbewussten Konflikt* zum Tragen (siehe Kap. 8.2).

Im Mittelpunkt der Veränderung des psychodynamischen Verstehens steht die Annahme, dass nicht-bewusste prozedurale Beziehungserfahrung den Kern des Unbewussten bildet. Dieses Beziehungswissen bleibt lebenslang nicht-bewusst wirksam. Jedoch entwickeln sich die Modalitäten, mit deren Hilfe der mentale Akteur des Selbstsystems unter Verwendung seiner psychischen Funktionen mit diesem Erfahrungswissen umzugehen vermag, kontinuierlich im gesamten Verlauf des Lebens. Dabei entwickelt der mentale Akteur vom ersten Lebenstag an *Modalitäten der Abwehr* gegenüber intrasystemischen Reizen, wie es beispielsweise die Affekte der

Basisemotionen sind, und *Modalitäten der Anpassung* an die Bedingungen der gegebenen Umwelt; diese werden zunächst von den primären Beziehungspersonen des Kindes geschaffen und bald schon von seiner sich erweiternden sozialen Welt. Die Fähigkeit zur Modifikation der Abwehr und Anpassung bleibt dem mentalen Akteur des Selbstsystems lebenslang erhalten. Das gewährleistet die lebenslange Flexibilität der psychischen Funktionen des mentalen Akteurs und bildet die entscheidende Grundlage dafür, dass das Individuum stets seinen Lebensaufgaben gewachsen ist. Im Zuge der Entwicklung der psychischen Funktionen, der Modalitäten von Abwehr und Anpassung und der Flexibilität des mentalen Akteurs entsteht die emotionale Kompetenz des Individuums zur Bewältigung seiner individuellen Lebensherausforderungen.

Dieses grundsätzlich ausreichend gut funktionierende psychische System benötigt gute Rahmenbedingungen, um über eine ca. 20-jährige Entwicklungszeit hinweg zur vollständigen Funktion reifen zu können. Aber was geschieht, wenn dieser Reifungsprozess misslingt?

8.1 Psychodynamik formulieren[42]

Die Formulierung der Psychodynamik stellt Psychotherapeut:innen vor eine gelegentlich schwierige Herausforderung. Denn der Text erfordert eine Übersetzung, indem er das Narrativ des Patienten, sein darin geschildertes emotionales Erleben, die Szene und Beziehungsdynamik zwischen Therapeut:innen und Patient:innen sowie die Gegenübertragung von der Ebene des subjektiven Erlebens auf die Ebene des *metapsychologischen* Verstehens überträgt. Dabei werden die Inhalte des Narrativs, dem Beziehungserleben im Dort und Damals und der Beziehungsgestaltung im Hier und Jetzt in kohärente biografische, entwicklungspsychologische und strukturelle Zusammenhänge gefügt. Das ist eine mentale Arbeitsleistung der Therapeut:innen, die u. a. deswegen notwendig ist, weil die meisten Patient:innen aufgrund ihrer Betroffenheit, die sie ins Erstgespräch führt, gar nicht in der Lage sind, ihre Lebens- und Beziehungserfahrungen in kohärenten Kontexten zu berichten.

Was bedeutet es, die erhobenen Daten auf die Ebene des metapsychologischen Verstehens zu übertragen? Und wie gelingt diese Formulierung? Indem der Versuch unternommen wird, (1) den manifesten Erzähltext, (2) das Erleben und das Auftreten

42 Der Text dieses Unterkapitels folgt weitgehend Kapitel 9 in *Die Dynamik des Psychischen* (Klöpper 2014). Dort kann die Aufgabe der Formulierung der Psychodynamik im Detail nachgelesen werden.

des Patienten und (3) die konkrete Hier-und-Jetzt-Beziehung in der therapeutischen Situation (4) mithilfe des Gefühlserlebens des Patienten sowie (5) der Gegenübertragung des Therapeuten in deren unbewussten Kontext zu verstehen und die Inhalte in eine metapsychologisch formulierte Konstruktion der unbewussten Lebens- und Entwicklungszusammenhänge des Patienten zu übertragen. Diese Übersetzung erfolgt per Reflexion des Materials zu 1–5 und per Imagination des Therapeuten, d. h. einer mentalen Suche nach Zusammenhängen im Narrativ, welche der Patient nicht berichten konnte. Bei dieser stillen mentalen Arbeit übersetzen Therapeut:innen vom Patienten konkret Erlebtes und Berichtetes in den – dem Narrativ unausgesprochen innewohnenden latenten – *Text unbewusster Zusammenhänge*. Dabei verwenden sie die Theorie und die Sprache der Metapsychologie. Dieser Text wird als Hypothese formuliert.

Als Ergebnis der Übersetzung in den metapsychologisch hypothetisierenden Text gelingt es in der Regel, folgende Inhalte der Psychodynamik zu beschreiben:

1. Die biografische Lebensgeschichte als einen lebenslangen entwicklungspsychologischen Prozess, worin die Schwellenkrisen der Kindheit und Jugend dargestellt werden und worin gezeigt wird, welche Aufgaben der Entwicklung der Patient gut oder nur unzulänglich bewältigt hat;
2. die Beziehungsdynamik mit den wichtigen Pflegepersonen und die dabei entstandenen maladaptiven Beziehungsmuster;
3. die unbewussten motivationalen Konflikte im Kontext der zugrunde liegenden Beziehungskonflikte;
4. die erkennbaren Defizite in der Struktur des Selbstsystems zusammen mit einer Einschätzung des Strukturniveaus;
5. traumatisch wirksame oder transgenerational weitergegebene Beziehungserfahrungen;
6. die aktuell unbewussten Beziehungsmuster, in denen Beziehungserfahrungen der Vergangenheit aktualisiert sind und zur psychischen Erkrankung geführt haben.

Der Text einer Psychodynamik, worin diese Inhalte formuliert sind, soll es ermöglichen, in einer ersten Hypothese zu verstehen, wie sich das vom Patienten als quälend empfundene emotionale Erleben der Gegenwart aus dem Gesamtmaterial des Narrativs, aus der unbewussten Szene in der therapeutischen Begegnung und aus den lebensgeschichtlichen Beziehungserfahrungen herleiten lässt und als zusammengehörig (als in sich kohärent) verstanden werden kann. Der Text soll verständlich werden lassen, wie die unbewussten Erfahrungen der Vergangenheit und deren

Verarbeitung, d.h. deren gelungene und misslungene Bewältigungsmodi im Hier und Jetzt des aktuellen Erlebens und der Symptomatik, wieder auftauchen.

Erfahrene Leser:innen mögen in dieser Darstellung der Erarbeitung einer Psychodynamik den Eindruck gewinnen, dass die Aufgabe darin keineswegs neu sei: Business as usual? Doch dieser Eindruck trügt!

Denn die Beachtung der eingangs beschriebenen, emotional grundlegenden sieben Systeme der Basisemotionen (siehe Kap. 1.3) muss ab der ersten Begegnung mit Patient:innen dazu Anlass geben, das Modell des unbewussten Konfliktes neu zu überdenken und künftig differenziert zu verstehen. Ferner ist die Beachtung des Umstands wichtig, wie unterschiedlich Emotionen qualitativ und quantitativ erlebt werden, je nachdem, ob sie im Kontext des deklarativen oder des nicht-deklarativen Beziehungswissen ausgelöst werden.

8.2 Der unbewusste Konflikt

Als Konflikt verstehen wir das Aufeinandertreffen widerstreitender Auffassungen oder Positionen. Konflikte treten interpersonell und intrapsychisch auf. Ihnen gemeinsam ist, dass es keine Auflösung der Gegensätzlichkeit gibt. »Die Psychoanalyse betrachtet den Konflikt als konstitutiv für den Menschen« (Laplanche & Pontalis 1972, S. 257). In der Theorie der Psychoanalyse wurde der Konflikt lange Zeit vor allem als intrapsychisches Phänomen betrachtet, angesiedelt zwischen Trieb und Über-Ich; der Ödipuskonflikt wurde zu dessen zentraler Ausformung. Mit dem Entstehen der Objektbeziehungstheorie wandelte sich das Konfliktverständnis von der Ein- zur Zwei-Personen-Psychologie. Der Konflikt war nun angesiedelt zwischen den (vom Trieb induzierten) Wünschen auf der einen und Ge- und Verboten auf der anderen Seite, die ausgehend von Objektrepräsentanzen das Selbst in seinen moralischen Werten prägen. Dieses Konfliktverständnis war weiterhin eingebunden in ein triebpsychologisch verstandenes Entwicklungsmodell. Mit dem Aufkommen einer Entwicklungslehre, welche die *Individuation* des Kindes in den Blick nahm und deren schrittweise Entfaltung von der Separation aus der Mutter-Kind-Dyade über die Autonomie-Entwicklung hin zur Individuation, gerieten schließlich andere Konfliktkonstellationen in den Fokus: Autonomie vs. Abhängigkeit, Unterwerfung vs. Kontrolle, Versorgung vs. Autarkie u.a.m. wurden Ende des 20. Jahrhunderts erstmalig vom Arbeitskreis OPD (2006) formuliert. Darin werden Wegmarken der Reifung des Selbstsystems und die dabei erreichten Zwischenziele auf dem Weg zur Individuation in Relation gesetzt zur Entwicklung der Primärbeziehung und den kindlichen Beziehungswünschen.

Gerhard Schüßler (2002) beschreibt, wie das weitere Fortschreiten der Theorieentwicklung, der Ich-Psychologie und der Objektbeziehungstheorie »das Modell des *Entwicklungsschadens* erarbeitet hat. Es geht hierbei um die Auswirkungen früherer Konflikte, also im Wesentlichen um schwere Vernachlässigungen, Misshandlungen und Nichtberücksichtigung kindlicher Grundbedürfnisse, die Entwicklung des Selbst, der Ich-Funktionen und Objektbeziehungen. Bei diesen strukturellen Störungen bestehen Defizite in der Entwicklung des Ich und des Selbst. Defizite, die dazu führen, dass klar abgegrenzte innerpsychische Konflikte mit dynamischer Wirksamkeit nur zum Teil bestehen. [...] Das objektbeziehungstheoretische Konfliktmodell benutzt als Grundelement die *Interaktionserfahrung* eines Kindes, die Selbstobjektbeziehungen, die in ihrer traumatischen Ausprägung und ihrem Versagen in immer wiederkehrenden Beziehungsgestaltungen konfliktstiftend waren« (S. 388, Hervorhebungen M. K.). Hier deutet sich an, dass die Triebtheorie nicht mehr den entscheidenden Hintergrund für die Entwicklung von Konflikten bildet.

Gillett (1996) untersucht den intrapsychischen Konflikt aus der Perspektive der frühen prozeduralen Beziehungserfahrung und der Lerntheorie. Er zitiert Demos und Kaplan (1986), die ein dreieinhalb Wochen altes Baby mit seiner Mutter beobachtet haben:

> »Immer wenn Cathy absichtsvoll, aber ohne zu lächeln, in das Gesicht ihrer Mutter schaute, interpretierte die Mutter ihr stilles, fokussiertes Interesse als Langeweile. Ihre Schlussfolgerung, dass Cathy gelangweilt sei, hat sie mehrfach zum Ausdruck gebracht. In solchen Momenten hat sie Cathy ihr eigenes Gesicht aus dem Sehfeld entzogen und mit einem Spielzeug vor ihren Augen herumgewedelt. Diese Sequenz wurde mehrfach während der folgenden Wochen beobachtet. Während dieser spielerischen Aktionen schien ein Lernprozess aufzutauchen, in dem ihr [Cathys] angeborenes Potenzial, mit Interesse zu reagieren, schrittweise abnahm. – Cathy lernte, dass ihr Bemühen, die Aufmerksamkeit der Mutter zu gewinnen, eine schmerzliche Zurückweisung zur Folge hatte. – Mit zweieinhalb Monaten begann Cathy mit einem eigenen Beitrag; sie initiierte selbst das Kopf-Abwenden im Face-to-Face-Austausch« (S. 699, Übersetzung M. K.).

Die Autor:innen schlussfolgern aus dieser exemplarischen Szene, dass Kinder bereits im ersten Lebensjahr *Vermeidungsstrategien* als Schutz vor schmerzlichen Erfahrungen entwickeln: »Cathy wies ihre Mutter zurück, bevor sie sie zurückweisen konnte« (ebd.), ist die Schlussfolgerung der Autor:innen. Man darf wohl annehmen, dass diese Entwicklung von Cathy mit einem schrittweisen Verschwinden, einem Leugnen desjenigen motivationalen Antriebs einherging, der ursprünglich zum Interesse am Gesicht der Mutter geführt hatte. Gillett sieht ähnlich wie Schüßler in frühesten Beziehungserfahrungen wie diesen den Beginn der Entwicklung des intrapsychischen Konflikts. Das Beispiel illustriert, was Mertens 2020 meinte, als er schrieb, »dass Selbst- und Objektrepräsentanzen […] nicht erst mit sprachlichen Symbolen entstehen, sondern aus den mit Beginn des Lebens sich bereits entwickelnden Bedeutungen […] gebildet werden« (S. 458).

Erfahrungen wie die von Cathy sind es, die – besonders wenn sie sich mit Regelmäßigkeit wiederholen – in implizit erlernter Weise ihren Niederschlag finden in den nicht-deklarativen prozeduralen Repräsentanzen. Aus der Abfolge zahlloser Wiederholungen derartiger *spezifischer* Erfahrungen formen sich *prototypische* Erinnerungsbilder (Gillett 1996, S. 695), die Stern (1992) als »Representations of Interaction that have been Generalised« (RIG) bezeichnet hat. Es werden damit ›Schemata‹, ›Prototypen‹ oder ›mentale Modelle‹ benannt, die letztlich alle das gleiche Phänomen beschreiben: RIGs oder auch Schemata bilden gesammelte Erfahrungen der Vergangenheit ab, anhand derer aktuelle Erfahrungen ausgewertet werden[43]. Sie prägen auf der Grundlage der in ihr prototypisch gespeicherten Erfahrungen *Erwartungen* in einem Wenn-Dann-Muster. Das geschieht mit positiven Erfahrungen nicht anders als mit negativen. Erfährt der Säugling also auf einen speziellen Wunsch oder ein Vorhaben mit Regelmäßigkeit eine Zurückweisung, Ablehnung oder Demütigung seitens der primären Pflegepersonen, so wird diese Reaktion künftig nicht nur erwartet, sondern das Kind wird diesen speziellen, Ablehnung auslösenden Impuls künftig vermeiden. Das ist emotional notwendig, um sich auf diese Weise vor schmerzlichen Gefühlen in der Beziehung zu schützen und um letztlich die Beziehung selbst oder die Liebe darin nicht zu gefährden. Liebes- oder Beziehungsverlust sind die größten Gefahren, vor denen Kinder sich vom ersten Lebenstag an schützen. Das Muster eines Konflikts nimmt auf diesem Weg der Hierarchisierung frühester Wünsche und Bedürfnisse seinen Anfang: Der eine Wunsch ist wichtiger als der andere, der deswegen aufgeschoben werden kann.

Wenn wir dieses Verständnis der frühesten Entwicklung von RIG oder Schemata nun mit dem Wissen verknüpfen, dass es die *Basisemotionen* sind, welche die vielfältigen motivationalen Antriebe im Mensch bewirken, so wird die Brisanz dieser Zusammenhänge deutlich. Denn indem die beschriebenen Schemata Muster der Vermeidung beinhalten, erfahren die ihnen zugrunde liegenden speziellen Basis-

43 Vgl. auch das Prinzip der *prädiktiven Hierarchie* der Neurowissenschaften (siehe Kap. 3.5, Pkt. 10)

emotionen bereits in der Anfangsphase des Lebens eine bisweilen schwerwiegende Hemmung. Im Beispiel von Cathy ist zu sehen, wie ihre Fähigkeit, Interesse aufkommen zu lassen, bereits im dritten Lebensmonat schwindet. Interesse ist die zentrale Emotion des Such-Systems (siehe Kap. 1.3) und für die Entwicklung vitaler kognitiver Funktionen unverzichtbar.

Herr K. ist in der Schlussphase seiner Analyse. Die Erfahrung mit dem Vater, der auf ihm unliebsame Aktivitäten des Sohnes seit dessen erstem Lebensjahr (!) stets strafend, teilweise mit Ohrfeigen, reagiert hatte, war ausführlich Thema unserer Arbeit gewesen. Nun berichtet er von einem aktuellen Ereignis in seiner Gemeinde. Er hatte als Pastor in einer Versammlung einen seit Langem schwelenden Konflikt zwischen zwei Gruppen zu moderieren und hatte sich sorgfältig vorbereitet. Der Kompromiss, den er vorstellen wollte, war für beide Seiten bisher ein Tabuthema gewesen. Aber nun, so war er überzeugt, gab es keine Alternative mehr dazu. Er stellte den Kompromiss in wenigen Worten vor und wollte seine Argumentation starten, als er merkte, dass ihm plötzlich die Gedanken ausblieben. Was er sorgfältig vorbereitet hatte, kam ihm nicht mehr in den Sinn. Er hatte eine Denkblockade. Er war nicht mehr in der Lage, seinen Kompromissvorschlag argumentativ zu begründen. Schwer erträgliche Peinlichkeit und Angst überfielen ihn und ließen ihn ohnmächtig stumm werden.

Nach diesem Ereignis und noch vor unserer nächsten Sitzung gelang es ihm zu reflektieren und zu analysieren, was in diesem Augenblick mit ihm geschehen war. Er sei, so sagte er, offenbar in die Gefühle des vertrauten Vaterkonflikts geraten, als er das Tabu gebrochen habe. Er habe das Gebot, das Verbotene niemals auszusprechen oder es auch nur zu wollen, ganz bewusst ignoriert. Und dann sei das geschehen, was er aus den Momenten der Strafe mit seinem Vater kenne, nämlich dass das, was er wolle, in seinem Kopf wie ausgelöscht sei, verbunden mit einem quälenden Schamgefühl und einer Blockade seines Denkens. Das Tabu zu brechen und im selben Moment das Entsetzen in den Gesichtern der Gemeindemitglieder zu sehen, sei offenbar der Auslöser gewesen. Auf einen Schlag habe er sich wie damals gefühlt. Das sei kaum erträglich gewesen und doch auf eine merkwürdige Weise bekannt.

Ich war von dieser Schilderung tief beeindruckt. Nicht nur, dass es Herrn K. gelungen war, das schockierende Geschehen so zu analysieren, wie ich es nicht besser gekonnt hätte, sondern auch das, was er dabei herausgefunden hatte, waren der Grund für meine Überraschung und Freude über seine gewachsene emotionale Kompetenz.

Hatte er doch beschrieben, was für die Wiederkehr von Gefühlszuständen aus traumatisch wirksamen Erfahrungen der Frühkindheit typisch ist, nämlich dass sie mit einer Wucht und Nachdrücklichkeit auftreten, als wären sie das Ergebnis einer *gegenwärtigen* Erfahrung. In diesem Beispiel ist unverkennbar, dass der emotionale Selbstzustand von Herrn K. noch *vor* jeglicher bewussten Reaktion der Gemeindemitglieder auftrat: Das aufkommende Entsetzen auf den Gesichtern erfolgte *vor* weiteren Reaktionen der Teilnehmer:innen der Versammlung. Hier wurde prozedurale Erfahrung im Handlungsdialog per Mimik als Trigger ausgelöst. Die Denkblockade war die unmittelbare unbewusste Reaktion (eine Abwehrmaßnahme des mentalen Akteurs) auf den Trigger. – Das Beispiel zeigt, wie prozedural gewonnene und prototypisch repräsentierte Beziehungserfahrung jahrzehntelang überdauert und einschließlich der ursprünglichen Abwehrmaßnahmen aktiviert werden kann; eine Analyse kann das nicht verhindern! Aber sie ermöglicht die Fähigkeit zu deren Bewältigung.

> Dieses Grundprinzip, dass Basisemotionen bereits in der Frühkindheit durch negative Beziehungserfahrungen konflikthaft Beschränkungen erfahren können, gilt für alle sieben motivational wirksamen Systeme.

Alle Systeme der Basisemotionen sind für die Entwicklung der vitalen Vielfalt des täglichen Lebensantriebs unverzichtbar. Gerät eines dieser Systeme ins Schema eines solchen Vermeidungsmusters, so können daraus bleibende Konfliktmuster entstehen: Bei der Aktivierung einer der sieben motivationalen Basisemotionen wird augenblicklich eine schmerzliche Reaktion der Pflegepersonen erwartet und der motivationale Impuls wird zum Selbstschutz vermieden. Das hat für die Entfaltung der Individuationsentwicklung des Kindes in der gesamten Breite seiner Fähigkeiten und konstitutionellen Anlagen gravierende Folgen und kann im weiteren Leben zur Entwicklung von Angstkrankheit oder Depression führen, aber auch zu zunehmender Wut, Ablehnung oder gar Hass.

Für die Arbeit in der psychodynamischen Psychotherapie bedeutet das, dass möglichst früh darauf geachtet werden sollte, wie die emotional-affektiven Abkömmlinge der sieben Basisemotionen ins Selbstsystem integriert sind. Wie können sie von der Person er- und gelebt werden? Sind Lücken oder Mängel in der Integration und Entfaltung der sieben Systeme der Basisemotionen erkennbar?

Wenn wir diese Zusammenhänge vor dem Hintergrund des Wissens reflektieren, dass alle Beziehungserfahrung der ersten beiden Lebensjahre nicht szenisch erinnert werden kann, sondern in einem eigenständigen Gedächtnissystem prozedural repräsentiert und abgespeichert wird, so nähern wir uns einem tieferen Verständnis der enormen emotionalen Wirkmacht, die vom »impliziten Beziehungswissen« (Lyons-Ruth 1998) ausgeht.

8.3 Prozedurale Erfahrung: Die Vergangenheit in der Gegenwart

Prozedurale Erfahrung kann, wie im Beispiel von Herrn K. gezeigt, lebenslang *emotional* wiederbelebt werden! Der gesamte emotionale Komplex, welcher als nichtdeklarative Repräsentanz seit der Frühkindheit gespeichert wird, kann in jedem Lebensalter erneut ins emotionale Erleben treten und wird dann trügerischerweise so empfunden, als sei er aus den Zusammenhängen des aktuellen Moments entstanden:

Frau L., eine sensible Frau in den Vierzigern, lebt ohne Beziehung. Zum wiederholten Mal spricht sie über ihre Hoffnungslosigkeit, noch einmal eine Beziehung hinzubekommen. Sie ist ein Scheidungskind; ihre Eltern hatten sich während ihrer Grundschulzeit getrennt, vollkommen überraschend für sie und ihre Schwester. Sie musste bei ihrer Mutter bleiben, während die Schwester zum Vater kam. Mit ihrem Schmerz und ihrer Trauer über den Verlust des Aufgehobenseins in der Familie konnte sie bei der Mutter weder Verständnis noch Trost finden; immer von Neuem hatte sie gehofft, dass die Eltern wieder zueinander fänden oder sie wie die Schwester beim Vater bleiben könnte. Aber ihr Hoffen und Sehnen blieb erfolglos.

Erwachsen geworden blieben ihre Versuche einer Partnerschaft lange erfolglos, bis sie einen »liebevollen Mann« fand und sich an ihn band. Allerdings verlor sich rasch die sexuelle Anziehung. In der Folge geriet sie in eine erotische Affäre mit einer Frau, die sich allerdings bald der Mutter ähnlich emotional kalt und verständnislos zeigte. Unglücklich hin- und hergerissen zwischen beiden und unfähig, selbst eine Entscheidung zu treffen, kam es zum Eklat. Sie verlor beide Menschen. Das war vor über zehn Jahren. Seitdem lebt sie mit dem Gefühl einer nicht enden wollenden Hoffnungslosigkeit und kam deswegen in die Psychotherapie.

Wie passt diese Geschichte in den Kontext prozeduralen Erlebens? Zunächst ist das aus der Geschichte noch nicht ersichtlich. Sobald sie aber aus der Perspektive der Empathie erfasst wird, entsteht ein »neuer Raum« des Verständnisses. Empathie ist ein Teil dessen, was in der Gegenübertragung stattfindet. Und wenn das mittels Empathie Erfasste als nicht berichteter Bestandteil einer Szene verstanden werden kann, erweitert sich der »Raum« des emotionalen Verstehens. Was war in meiner Gegenübertragung geschehen?

> Ich hatte der Geschichte zugehört und mich in meiner Vorstellung in die Position der Patientin imaginiert. Ich war in meiner Fantasie mit ihr in die Trennungssituation der Eltern gegangen, war entsetzt, schockiert und fühlte mich ohnmächtig dem Treiben der beiden Erwachsenen ausgeliefert, unfähig nachzuempfinden, was in ihnen vorgehen könnte. Ich erlebte ein bis dahin ungeahntes hilfloses Ausgeliefertsein. Bis eine Ahnung davon einsetzte, dass Mama und Papa sich nicht mehr liebhaben, konnte ich mir – in meiner Imagination als das betroffene Kind – nicht vorstellen, dass ich ebenfalls davon betroffen sein könnte, nicht mehr geliebt zu sein. Doch es kam noch schlimmer. Ich wurde Mama zugeordnet und machte die Erfahrung, von ihr keinen Trost und kein Verständnis zu erfahren, alleingelassen zu sein mit meiner emotionalen Verwirrung und meinem Schmerz über das Verlorene. – Beginnend diese in der stellvertretenden Identifikation zugelassenen Emotionen zu reflektieren, begriff ich, welche *Aussichtslosigkeit* dieses Kind, das meine Patientin einmal war, ertragen haben musste, wenn sie auf eine erneute Verbindung schaffende Gemeinsamkeit hoffte. Sie war aussichtslos allein in Gegenwart der Mutter und ihre Schwester war ebenso verloren wie ihr Vater. Sie war ohne jede Aussicht auf Verbundenheit, in der eine Klärung ihrer emotionalen Wirren hätte möglich sein können.

In Behandlungssituationen wie dieser, in denen das Narrativ keine ausreichende Schilderung dessen enthält, was die Erzählperson in den geschilderten Episoden emotional erlebt hat, ist es notwendig, dass Therapeut:innen den *fehlenden Teil* der Geschichte mithilfe der eigenen Vorstellungsfähigkeit ergänzen. Auf diese Weise wird aus dem Narrativ erst eine nachvollziehbare Geschichte, die außer dem historisch kohärenten Ablauf auch emotionale Zusammenhänge zu erfassen vermag.

Als Leser:in mögen Sie sich fragen, wie es möglich sein soll, den fehlenden Teil der Geschichte unter Zuhilfenahme der Vorstellung der Therapeut:innen zu erfassen. Besteht dabei nicht die Gefahr, die Vorstellung vom Erleben der anderen Person mit den eigenen Emotionen zu füllen? Ein solcher Einwand ist berechtigt. Allerdings kann genau diese Gefahr abgewendet werden, wenn es Therapeut:innen gelingt, in den Zustand der *Resonanz* zu gehen. Dabei lässt man sich – bildlich gesprochen – vom Patienten genauso in Schwingung bringen, wie Saiten eines Streichinstruments dessen Korpus in Schwingung bringen und beide gemeinsam den speziellen Klang des Tones entstehen lassen. Ähnliches wird Therapeut:innen im Zustand der Resonanz möglich.

Um in diesen Zustand zu gelangen, ist es notwendig, nicht allein auf die Inhalte des Narrativs von Patient:innen zu hören. Vielmehr müssen Therapeut:innen alle Sinne ihrer Wahrnehmung nutzen, um sich für ihre Resonanz zu öffnen. Riechen, hören, schauen und sogar den eigenen Körper einschließlich des Gesichts in Haltung und Spannung spüren sind die Hilfsmittel, aufgrund derer die Wahrnehmung der emotionalen Zustände des Anderen zu einem selbst gleichsam herüberfließen kann. Sobald es gelingt, den Anderen in Mimik, Gestik, Haltung und Geruch von Moment zu Moment wahrzunehmen, und sobald es möglich wird, das Sprechen des Anderen in seiner Melodie, seinem Rhythmus, seiner Tonlage und Betonung (die Prosodie) wie einen Gesang zu hören, setzen im nun mitschwingenden Zuhörer spürbare emotionale Veränderungen ein. Therapeut:innen hören dann sozusagen ›zweigleisig‹ zu. Einerseits wird die erzählte Geschichte inhaltlich aufgenommen, andererseits wird die ›emotionale Melodie‹, welche das Narrativ begleitet, wahrgenommen. Und wie im Gesang das Kunstwerk aus beidem besteht, dem Text und der Melodie, ist es auch beim Bericht der Patient:innen. Die emotionale Melodie, die in der resonanten Haltung der Gegenübertragung wahrgenommen wird, liefert jenen ›fehlenden Teil‹, der das Narrativ erst zur vollständigen Geschichte werden lässt.

Es ist also ein prozeduraler, ein handlungsdialogischer Prozess, dessen aufmerksame Wahrnehmung in Mikroschritten es ermöglicht, dass nicht ausgesprochenes emotionales Erleben des Einen vom Anderen durch die Einnahme der Haltung der Resonanz erfasst werden kann. Dabei gilt es zuzulassen, was im Moment zu erfahren, zu spüren, zu empfinden ist an Emotionen und Körpergefühlen und was an Fantasien, Bildern und Einfällen spontan aus dem eigenen Inneren aufsteigt.

Vergleichen Sie noch einmal die Beschreibung der Vorgänge in mir, während ich der Patientin zugehört habe. Alle in der kurzen Beschreibung meiner Gegenübertragung aufgeführten Empfindungen und Einfälle resultierten aus dem Zulassen meiner Wahrnehmung für meine spontane (nicht kontrollierte, nicht gefilterte) Reaktion auf die handlungsdialogischen Botschaften der Patientin.

In der o.a. Vignette wird ein mentaler Arbeitsablauf in intersubjektiver Verbundenheit von Patientin und Therapeut beschrieben, worin das unausgesprochene emotionale und körperliche Empfinden des Einen durch die emotionale und körperliche Resonanz des Anderen

1. *sensitiv empfunden,*
2. *bewusst qualitativ wahrgenommen,*
3. *treffend verbalisiert* und als solches sodann
4. *relational-kontextuell reflektiert* wird.

Diese vier Schritte der stillen emotional-reflexiven Arbeit stellen das *zentrale Element* der Arbeit während der emotionsbasierten psychodynamischen Psychotherapie dar.

Darüber hinaus stellen diese Arbeitsschritte die zentrale Abfolge von Fähigkeiten dar, die psychischen Funktionen entsprechen! Diesen Vierschritt mentaler Arbeit zu beherrschen, ist das entscheidende Kennzeichen für das Vorhandensein von emotionaler Kompetenz. Darüber sollten alle Psychotherapeut:innen verfügen.

Es sollte jetzt verständlich und nachvollziehbar geworden sein, dass die Einnahme der Haltung einer empathischen Resonanz dasjenige Hilfsmittel ist, welches es nicht nur ermöglicht, die unvollständige Geschichte des Narrativs zu vervollständigen und fehlende Teile des emotionalen Erlebens eines anderen zu erfassen. Vielmehr wird es damit erst möglich, sich den grundlegenden emotionalen Erfahrungen im prozeduralen Beziehungserleben von Patient:innen zu nähern, d.h. in Kontakt zu treten mit bislang nicht bewussten (i.e. unbewussten) Erfahrungen der Patient:innen.

In der beschriebenen Vignette ist es die kaum zu ertragende Erfahrung von Aussichtslosigkeit, eine emotional haltgebende (=sichere) Bindung in Beziehung erfahren zu können, welche Frau L. seit der Trennung ihrer Eltern durch ihr Leben begleitet. Diese prozedural erworbene Grundemotion ihrer Vergangenheit bildet die unbewusste Grundlage ihrer Hoffnungslosigkeit in der Gegenwart. Diese Aussichtslosigkeit schleicht sich, so meine Hypothese, in alle ihre Beziehungen ein.

Erst durch die aufmerksame Arbeit mit der Gegenübertragung und deren Reflexion im Verlauf der stillen emotional-reflexiven Arbeit ist es möglich, die grundlegenden emotionalen Erfahrungen, die sich nur prozedural ausdrücken können, zu entschlüsseln und ihre Wirksamkeit bis in die Gegenwart zu erfassen.

8.4 Die grundlegenden Ursachen psychischer Störungen

Während der probatorischen Sitzungen erfolgt die emotionale und gedankliche Vorbereitung auf die bevorstehende Behandlung von Patient:innen. In dieser Zeit entsteht die Formulierung des Textes der Psychodynamik. Dabei muss die Frage beantwortet werden, wie die psychische Störung der Patient:innen im Beziehungskontext entstanden ist. Dem liegt die grundlegende, wissenschaftlich untermauerte Annahme zugrunde, dass psychogene Erkrankungen hervorgehen aus psychischen Störungen, die (1) im Laufe des Lebens auf der Basis von Beziehungserfahrungen entstanden sind, aufgrund derer (2) maladaptive Modi der Lebensanpassung entstanden sind, welche (3) die gesamte Lebensanpassung so dominieren, dass (4) situativ angemessene Formen der Lebensgestaltung nicht oder teilweise nicht mehr möglich sind.

Kurz gesagt: Es sind stets unbewusste psychodynamische Zusammenhänge, welche psychische Störungen und daraus resultierende psychogene Erkrankungen entstehen lassen. Sie können nur dann angemessen psychotherapeutisch behandelt werden, wenn es gelingt, sie in ihren Entstehungszusammenhängen, d.h. in ihren *emotional ursächlichen Beziehungskontexten* zu verstehen.

Das Verständnis dieses Makro-Zusammenhanges macht es erforderlich, erfassen zu können, worin die grundlegenden Beziehungserfahrungen und -modalitäten in ihren Mikro-Bestandteilen bestehen, die einst zur Ursache für die Entwicklung von psychischen Störungen wurden.

8.4.1 Stete Mikro-Traumatisierungen und Defizite

Wie in Kapitel 8.2 beschrieben, führen Beziehungserfahrungen der frühen Kindheit, die sich wiederholt im gleichen Modus ereignen und mit schmerzlichen Emotionen einhergehen, zu Vermeidungsstrategien und können auf diese Weise die Grundlage für motivationale Konflikte bilden. Das sind aber nicht die einzigen Folgen frühkindlicher Beziehungserfahrungen. Vielmehr ist nicht nur all das, was geschieht, sondern insbesondere auch das, was *nicht* geschieht, für die Entwicklung des kindlichen Selbst wichtig. In Teil 1 des Buches wird beschrieben, dass *die komplette Abfolge* von

- wahrnehmendem Erfassen,
- präverbal kommunizierendem Austausch,
- spielerischem Umgang und die transmodale (z.B. mimische, gestische, körperlich tänzelnde oder lautmalerische) Gestaltung
- der erfassten Emotionen, körperlichen Empfindungen und Impulse

durch die Elternpersonen für die Entwicklung der psychischen Funktionen des Kindes vom ersten Lebenstag an von unverzichtbarer Bedeutung ist. All diese Modi des intersubjektiven Austausches zwischen den Pflegepersonen und dem heranwachsenden Säugling und Kleinkind sind gerade auch für die Entfaltung der *motivationalen Systeme*, wie sie den angeborenen Basisemotionen innewohnen, wichtig! Denn nur mithilfe dieses intersubjektiven Austausches können sich die Basisemotionen zu individuellen Wesenszügen, Eigenschaften und Fähigkeiten des Kindes transformieren. Bleibt diese lebendige und reichhaltige, hedonisch lustvolle Interaktionserfahrung des Kindes mit seinen Elternpersonen aus und wird sie auch sonst nicht kompensiert[44], so entsteht bereits im ersten Lebensjahr ein *Entwicklungsdefizit* der psychischen Struktur, das möglicherweise während der gesamten Kindheit nicht oder zu wenig nachzuholen ist.

Das Gleiche gilt für hedonisch unlustvolle Interaktionserfahrungen mit den Elternpersonen, die in den ersten Lebensjahren nur im prozeduralen Miteinander kommuniziert, ertragen und reguliert werden können. Wut, Schmerz, Trauer, Scham, körperliche Missempfindungen u. a. m. kann ein Säugling nicht allein ertragen und regulieren. Das Weinen und Schreien des Kindes ebenso wie sein gesamter Körperausdruck sprechen in diesem Alter die Sprache prozeduraler Kommunikation und brauchen ein Gegenüber, das diese ›Sprache‹ versteht und darauf angemessen zu reagieren vermag. Misslingt dieser intersubjektive Austausch oder findet er gar nicht statt, so entsteht auch darin ein Defizit der Entwicklung basaler Fähigkeiten und Fertigkeiten des Kindes.

> Es ist für das Verständnis der Psychodynamik wichtig, erfassen zu können, dass die Basis für die Entfaltung, Regulation, Differenzierung und beginnende *individuelle Ausgestaltung der verschiedenen motivationalen Antriebskräfte* während der ersten Lebensjahre geschaffen wird. Dieses prozesshafte Geschehen bildet den Kern des Unbewussten. Es geschieht im intersubjektiven, handlungsdialogischen Austausch zwischen dem Kind und seinen Pflegepersonen. Die den Antrieb leitenden Motivationen nehmen ihren Anfang in den Basisemotionen und sie entwickeln sich auf der Grundlage der im konstitutionellen Selbst (siehe Kap. 3.3) angeborenen Neigungen und Begabungen. Für das Gelingen dieser Entwicklung brauchen sie vom ersten Lebenstag an die Aufmerksamkeit und angemessene Reaktionen der Eltern.

---

44 Z. B. durch weitere Pflegepersonen neben den Eltern wie Großeltern, Tagesmütter und Erzieher:innen in Kitas.

Darüber hinaus muss im Zuge der Reflexion der Psychodynamik bedacht werden, dass die vielfältigen Fähigkeiten, die von den psychischen Funktionen zur Verfügung gestellt werden, im gesamten Entwicklungsverlauf die entscheidenden Hilfsmittel sind, damit die motivationalen Basisemotionen sich zu individuellen Antriebskräften entfalten können. Die Entwicklung der motivationalen Antriebskräfte von den Basisemotionen bis zu reifen motivationalen Fähigkeiten und Fertigkeiten, welche die individuelle Persönlichkeit erst prägen, beginnt im frühen intersubjektiven Austausch zwischen Eltern und dem Säugling/Kleinkind und findet ihre reife Form erst in Gestalt derer Ausdifferenzierung während der Adoleszenzentwicklung zum Jungerwachsenen.

Vor diesem Hintergrund wird verständlich, dass die Entwicklung des Kindes zum Individuum eine komplexe, unbewusste *strukturelle Vernetzung* benötigt, die zwischen den angeborenen Anlagen, den Basisemotionen und den psychischen Funktionen erfolgt. Diese Entwicklung beginnt mit dem ersten Lebenstag. Defizite im Verlauf von deren Entwicklung gehen mit gravierenden Störungen der psychischen Struktur des Selbstsystems einher. Viele Eltern sind dieser Aufgabe, besonders in den ersten Lebensjahren, aber auch später während der Adoleszenzentwicklung, nicht gewachsen. Denn sie erfordert vor allem in den ersten Lebensjahren des Kindes eine große Aufmerksamkeit und Präsenz der Eltern und sie benötigt die Fähigkeit, sich auf die präverbal-prozedurale Kommunikation mit den Säuglingen einzulassen.

8.4.2 Differenzierung, Entdifferenzierung und Spaltung der Basisemotionen

Der Säugling wird mit einem Set an Basisemotionen geboren, die sich in zwei Gruppen einteilen lassen, wenn man sie nach ihrem *hedonischen Tonus* ordnet. Die Systeme der Lust, Suche und Fürsorge sowie die des Spiels lassen den Tonus ins Positive des Lustvollen steigen, die der Wut, Furcht und Panik lassen ihn ins Negative der Unlust sinken. Das Selbstsystem hat ebenso wie das Gehirn das Bestreben, zwischen beiden einen Ausgleich herzustellen, eine *Homöostase relativer Lustneutralität*. In beiden hedonischen Zuständen werden Emotionen und Affekte in einem Ausmaß der Intensität und Erregung empfunden, das die Regulationskapazität des reifen Selbstsystems in der Regel nicht überschreitet.

Kernberg 2023 (S. 362 f.) vertritt die Auffassung, »dass der Ursprung des dynamisch Unbewussten in primär bewussten affektiven Erfahrungen aus der Interaktion zwischen Säugling und Mutter liegt« (S. 361). Von Anfang an entstünden im Mutter-Kind-Paar Fähigkeiten und Verhaltensmuster, denen er allerdings im Unterschied zu Säuglingsforscher:innen den Charakter eines subjektiven Erfahrungswertes abspricht.

Die Kindheitsamnesie verhindere das. Die aktive Erinnerung für diese Erfahrungen und Muster setze erst im dritten Lebensjahr ein. Diese Erinnerungen würden die »Aktivierung von Affekten« sowie »die Aktivierung einer subjektiven zwischenmenschlichen Erfahrung, positiv wie negativ« in sich tragen. Solche Einheiten positiver wie negativer Affekte bilden gemeinsam mit entsprechenden Selbst- und Objektrepräsentanzen die »Bausteine« der Psyche, die durch Integration zur allmählichen Entstehung eines integrierten Selbst führen. Die auf diese Weise entstehenden dyadischen Einheiten, die durch die Repräsentationen des Selbst und der Bezugspersonen gemeinsam mit den darin vorherrschenden Affekten gebildet werden, scheiden *alle frühen Interaktionen* in affektiv positive und affektiv negative und schließlich *in idealisierte und persekutorische* verinnerlichte Objektbeziehungen. Diese Einheiten werden zu den wesentlichen Bestandteilen der unbewussten Fantasie.

Hier findet sich eine Parallele mit der von mir (M. K.) vertretenen Auffassung bezüglich der Bedeutung der Erfahrungen in der frühen Mutter-Kind-Dyade und der prägenden Wirkung nicht-deklarativer Repräsentanzen. Allerdings divergieren die Auffassungen, wenn Kernberg der Meinung ist, dass *alle* frühen Interaktionen sich in *idealisierten und persekutorischen* Objektbeziehungen niederschlagen. Diese Annahme geht davon aus, dass alle Kinder – unabhängig von der Qualität der sie ins Leben begleitenden Bindungsbeziehungen – mit ihren Eltern einen Zustand der Spaltung der verinnerlichten Objektbeziehungen durchlaufen, einhergehend mit einer Spaltung der zugehörigen Affekte in hedonisch positive und negative, ehe diese Phase überwunden wird. »Diese Entwicklung entspricht der Psychodynamik, die Melanie Klein (1946) als paranoid-schizoide Position bezeichnet hat« (Kernberg 2023, S. 364).

Diese Auffassung wird hier nicht geteilt. Vielmehr wird hier davon ausgegangen, dass es in der durchschnittlichen Bevölkerung westlicher Kulturen eine Mischung der psychischen Strukturen der ihr angehörenden Menschen gibt. Die Bindungstheorie geht davon aus, dass ca. 50–60 % der Menschen »sicher«, ca. 30–40% »unsicher-vermeidend« und ca. 10–20 % »unsicher-ambivalent« gebunden sind; daneben gibt es einen Anteil prozentual nicht genannter »desorganisiert« gebundener Menschen (Brisch 1999, S. 48). Die strukturbezogene Psychotherapie (Rudolf 2004) und der Arbeitskreis OPD (2007) nehmen eine ähnliche kategorisierende Einteilung verschiedener »Strukturniveaus« vor; dabei unterscheiden die Autor:innen zwischen »gut integriert«, »mäßig integriert«, »gering integriert« und »desintegriert«. Beide Modelle geben einen Eindruck davon, wie es um die psychische Gesundheit Erwachsener in den Bevölkerungen der westlichen Kulturen bestellt ist. Wenn man Spaltung als Kennzeichen einer schwer gestörten psychischen Struktur versteht, wie sie etwa bei Borderline-Störungen vorliegt, so darf man vor dem Hintergrund der beiden Modelle annehmen, dass sich diese Form der Störung einschließlich deren Vorläufer in der Frühzeit der Entwicklung nur bei einem relativ geringen Anteil der Durchschnittsbevölkerung entwickelt.

Ich bin der Auffassung, dass Kinder »gut integrierter« oder »sicher gebundener« Eltern *nicht* wie von Kernberg angenommen eine Entwicklungsphase durchlaufen, in der sie *obligat* ein Spaltungserleben ihrer Selbst- und Objektrepräsentanzen entwickeln und in der idealisierte und persekutorische Objektbeziehungen einander polarisiert gegenüberstehen. Vielmehr kann man davon ausgehen, dass Kinder dieser Elterngruppen *triadisch* strukturierte Objektbeziehungen erfahren und bereits früh entsprechende Selbst- und Objekt-Repräsentanzen bilden. Ihre Repräsentanzenwelt beinhaltet neben positiven und negativen Objektbeziehungen einen ›*dritten Raum*‹, der neben positiven und negativen Beziehungserfahrungen ein weiteres, drittes Spektrum von Erfahrung beinhaltet, das von mild-positiv über neutral bis hin zu mild-negativ reicht. Dieser dritte Erfahrungsbereich stellt Kinder von Anfang an vor die Herausforderung und bietet ihnen damit zugleich die Chance, hedonische (lustvolle ebenso wie unlustvolle) *Beziehungsspannungen* zu erfahren, welche sie ohne Spaltung ertragen und langsam zunehmend auch ohne Unterstützung ihrer regulierenden Beziehungspersonen allein bewältigen können. Die Entwicklung einer solchen Spannung regulierenden Fähigkeit geht schrittweise über in die Fähigkeit, *Ambivalenz* zu erfahren und zu tolerieren, ohne in den Modus der Spaltung zu kippen.

Dem gegenüber gehen die Entwicklungen vieler Kinder mit dem zentralen Wesenszug einer *dual strukturierten* intrapsychischen Organisation ihrer Beziehungserfahrung einher. Der damit verbundene Funktionsmodus des Selbstsystems wird üblicherweise als Spaltung bezeichnet.

Neben diesen beiden Modi entwickeln zahlreiche Menschen in der Kindheit und Jugend einen dritten Modus der Reifung des Selbstsystems, welcher sie von Moment zu Moment hin- und herkippen lässt zwischen gesunden, triadischen und pathologischen, dualen Modi der Organisation ihrer Beziehungserfahrungen. Bei allen drei Formen handelt es sich um weitgehend unbewusste Gestaltungsmodi des Beziehungserlebens.

Diese unbewussten Organisationsmodi des Beziehungserlebens gehen – im Fall der gesunden Reifungsentwicklung eindeutig ausgeprägt – einher mit einer *triadischen Strukturierung der Basisemotionen*. So stellt beispielsweise das Care-System am Lebensbeginn den häufigsten und zeitweise stärksten motivationalen Antrieb dar. Auf dessen *aktiver* Seite stellt die Mutter dem Kind *auf der passiven* Seite genau die Fürsorge zur Verfügung, welche der Säugling mit seinen Bedürfnissen nach Regulation von Erregung, Nahrung, Wärme und Schlaf, nach Aufmerksamkeit und Spiel-Aktivität benötigt. Fürsorge-Geber und Fürsorge-Nehmer stellen in diesen Aktivitäten eine systemische Einheit dar und entwickeln eine zunehmend intimvertraute intersubjektive (Ver-)Bindung, welche beiden ein Gefühl der (Bindungs-) Sicherheit gibt. Doch diese strukturierte Beziehung des Gebens und Nehmens verharrt nicht im dualen Modus, sondern strebt einem dritten Zustand entgegen, dem der *autonomen Fähigkeit zur Selbst-Fürsorge* des Kindes. Unbemerkt entsteht im Kind die Reifung aller drei Fähigkeiten: als Fürsorge-Nehmer, als Fürsorge-Geber und als Selbst-Fürsorger. Damit wird während dieser Entwicklung zugleich die Grundlage für den unausgesprochenen Generationen-Vertrag gelegt, welcher das Kind im Laufe der Zeit dazu befähigt, seinerseits als Eltern zum Fürsorge-Geber zu reifen (Mutter-Kind-Spiel), aber auch den eigenen Eltern in deren altersbedingter Zunahme als Fürsorge-Nehmer zur Verfügung zu stehen. Das Fürsorge-System reift zu einer triadischen Ausgestaltung.

Alle sieben primären Systeme der Basisemotionen durchlaufen – im Fall der gesunden Reifungsentwicklung eindeutig ausgeprägt – solche *Entwicklungsprozesse zur triadischen Ausstattung* mit den system-spezifischen emotionalen Fähigkeiten auf der aktiven sowie passiven Seite und den jeweiligen selbstbezogenen Emotionen:

- **Lust-System:** (1) Den auf andere und anderes gerichteten Emotionen der Appetenz, Lust, des sexuellen Verlangens oder der Gier steht (2) die Lust gegenüber, selbst zum Objekt dieser Emotionen anderer zu werden, und dem (3) stehen Emotionen zur Seite, welche das eigene Selbst zum Lustobjekt werden lassen oder das eigene Selbst lustvoll zu befriedigen.
- **Such-System:** (1) Dem eigenen Forscherdrang, Neugier und Interesse an der Umwelt mit entsprechend hedonischem Gewinn steht (2) die Bereitschaft und Neigung gegenüber, selbst zum Objekt der Neugier und des Interesses anderer zu werden, und (3) dem stehen Emotionen zur Seite, selbst – z. B. im Rahmen reflexiver Selbstexploration – zum Objekt des Such-Systems zu werden.
- **Wut-System:** (1) Der Entwicklung der differenzierten Fähigkeit und Regulation von eigenem Ärger, eigener Wut, Hass, Zorn und Verachtung steht (2) die Entwicklung der Fähigkeit gegenüber, selbst zum Objekt derartiger Emotionen anderer zu werden und dabei Schuld-, Scham- und/oder Ohnmachtsgefühle zu ertragen, und (3) dem stehen Emotionen wie Unzufriedenheit, Ärger, Wut und Zorn zur Seite, die sich gegen das eigene Selbst richten und zum Motivator der Selbstentwicklung werden können.

- **Furcht-System:** (1) Von anderen ausgelöste Emotionen wie Schreck, Zweifel, Unsicherheit, Furcht, Scham oder Schuld erfordern die Fähigkeit, in diesen Zuständen nicht passiv oder ohnmächtig zu erstarren, sondern sie zu ertragen und dennoch (unter Aktivierung anderer Basisemotionen!) reagibel zu bleiben; (2) dem steht die Entwicklung der Fähigkeit gegenüber, anerkennen zu können, selbst zur Ursache für die Auslösung des Furcht-Systems anderer werden zu können und die Verantwortung dafür übernehmen zu können; (3) das Gleiche gilt, wenn Emotionen des eigenen Furcht-Systems durch eigenes Missgeschick, Versäumnis oder Fehler ausgelöst werden und so zum Anstoß weiterer Reifungsschritte des Selbstsystems werden.
- **Panik- oder Verlassenheitspanik-System:** (1) Schockartig ausgelöste Emotionen panischer Angst durch überwältigend empfundene äußere Ereignisse oder körperliche Zustände gehen mit dem Empfinden von allumfassender Ohnmacht, Verlassenheit und todesnaher Angst einher und lösen das Gefühl absolut passiver Ausgeliefertheit aus; (2) dem steht die Entwicklung der Fähigkeit gegenüber, anerkennen zu können, selbst für andere zur Bedrohung und Ursache für die Auslösung des Panik- oder Verlassenheitssystems anderer werden zu können. Die Auslösung dieses emotionalen Systems erfordert (3) während der Kindheit und Jugend die Entwicklung der Fähigkeit, in Momenten der Angst oder Panik den Kontakt zum Selbst und zum Möglichkeitsraum, den das Spektrum der Basisemotionen als Gegenmittel zur Panik zur Verfügung stellt, aufrechterhalten zu können (= Fähigkeit zum Wechsel vom Modus Ohnmacht/Flucht zum Modus Wut/Aktivität/Kampf).
- **Play-System:** (1) Gemeinsam mit anderen in spielerischen Aktionen erlebte Emotionen der Lust, Freude und dem Verlangen nach dessen Wiederholung ermöglichen (2) die Entwicklung der Fähigkeit, sich in verschiedenen sozialen Rollen aktiv wie auch passiv auszuprobieren, und auf diese Weise Erfahrungen zu sammeln, die (3) zur Grundlage werden können für die Entwicklung von Autonomie und Individuation in hedonisch lustvollen, unlustvollen sowie aktiv erfahrenen Selbstzuständen im sozialen Umfeld.

> Die sieben Systeme der primären Affekte oder Basisemotionen benötigen während der Kindheit Entwicklungsbedingungen, d.h. intersubjektive Bindungsbeziehungen, welche die Möglichkeit bieten, dass psychische Fähigkeiten im Umgang mit den Basisemotionen entstehen können, die in dem Sinne *triangulär* sind, dass sie (1) aktiv wie (2) passiv in Beziehung mit anderen gelebt und (3) für die Entfaltung der eigenen Autonomie und Individuation genutzt werden können.

Erst in Abgrenzung zu diesen reifen Fähigkeiten im Umgang mit den Basisemotionen lassen sich die pathologischen Entwicklungen mit einer dual strukturierten Organisation der weitgehend unbewussten Modi der Gestaltung der Lebens- und Beziehungsprozesse besser erkennen und verstehen. Polarisierende und spaltende Gestaltungen des emotionalen Umgangs mit anderen sowie mit sich selbst bestimmen dann das emotionale Erleben und das davon geleitete Handeln. Wachsen Kinder also in einem Beziehungsgefüge auf, deren Objektbeziehungen von Anfang an polarisiert sind oder überwiegend hin- und herkippen zwischen affektiv/hedonisch negativem und positivem Erleben, so hat das zur Folge, dass der ›dritte Raum‹ im Mittelfeld erträglicher hedonischer Spannungen fehlt. Damit kann der differenzierte emotionale Reichtum, wie er den sieben Systemen der Basisemotionen innewohnt, nicht in seinem vollen Umfang in den prägenden Beziehungen gelebt werden und kann sich in der Folge auch nicht differenziert entfaltend entwickeln. Eine dauerhafte Spaltung zwischen hedonisch positiven und hedonisch negativen Affekten, polarisierte Beziehungen und eine Polarisierung sowie eine damit einhergehende Einschränkung des Selbsterlebens sind dann die unvermeidliche Folge.

8.4.3 Kolonisation: Die transgenerationale Weitergabe

In der zweiten Hälfte des letzten Jahrhunderts geriet das Phänomen der transgenerationalen Weitergabe in den Fokus der Aufmerksamkeit, als Kinder der Generation der Holocaust-Überlebenden vermehrt über Symptome klagten, die von den Überlebenden selbst bekannt waren. Nicht nur panische Angstzustände und suizidal depressive Zustände traten bei ihnen auf, sondern auch das von den Überlebenden bekannte Empfinden von *Überlebensschuld* gehörte zu den geklagten Erscheinungen. Berichte über die Analysen der davon Betroffenen nahmen zu und langsam setzte sich die Erkenntnis durch, dass es offenbar Wege geben müsse, wie emotionale Erfahrungen von Elternpersonen an die Kindergeneration weitergegeben werden können. Allein der Wirkmechanismus blieb längere Zeit rätselhaft.

Fonagy et al. (2004) trugen dazu bei, dass der Mechanismus, bei dem die Weitergabe von Affektzuständen von einer auf die nächste Generation erfolgt, verstanden werden konnte. Um ihn verstehen zu können, ist es notwendig, sich an die grundlegenden Prinzipien zu erinnern, wie Kinder im intersubjektiv-prozeduralen Austausch mit der Mutter die Fähigkeit entwickeln, ihre Emotionen qualitativ zu identifizieren und quantitativ zu regulieren. Die Einzelheiten dazu werden in Kapitel 2.3 beschrieben. Der entscheidende Punkt für das Verständnis der *transgenerationalen Weitergabe* ist der, dass das bio-soziale Feedback der Mutter dafür verantwortlich ist, dass das Kind Schritt für Schritt die Kompetenz entwickelt, sein emotionales Erleben identifizieren und mental handhaben zu können. Im Zentrum dieses Konzeptes steht die Annahme, dass die vom Hirnstamm gebildeten Basisemotionen erst dadurch mental genutzt und sinnvoll verarbeitet werden können, dass sie einen Mikroprozess durchlaufen, worin sie von der Mutter[45] *passgenau* gespiegelt und zunächst transmodal lautmalerisch (affect-attunement) sowie später verbal-symbolisierend kommuniziert werden. Zu diesem Mikroprozess tritt ein zweiter hinzu, der darin besteht, dass die Mutter die Spiegelung der kindlichen Emotion mit einer *Markierung* versieht. Dabei fügt sie der Spiegelung unlustvoller Emotionen z. B. die Botschaft hinzu, dass der emotionale Zustand des Kindes vergehen wird, bald schon erträglich sein wird, in jedem Fall aber nicht bedrohlich ist; denen lustvoller Emotionen fügt sie bestätigende oder unterstützende Signale hinzu. Die Gesamtheit dieser Mikroprozesse, die in einem mimisch-gestisch und prosodisch zum Ausdruck gebrachten *Resonanz*geschehen der primären Pflegepersonen bestehen, werden im kindlichen Gehirn als *sekundäre Repräsentanzen* gespeichert. D. h. die Fähigkeit der Mutter, Empathie für das von ihrem eigenen emotionalen Erleben *unabhängige* Empfinden des Kindes aufzubringen, ermöglicht ihr, die Resonanz des passgenauen Emotionsausdruckes gemeinsam mit der kommentierenden Markierung zu kommunizieren. Die Markierung ermöglicht dem Kind, zu erfassen, dass die Mutter nicht eine eigene Emotion kommuniziert, sondern mit dem Kind über dessen Emotion im Austausch ist.

Wenn aber beispielsweise der Säugling einer traumatisierten Mutter mit seinen emotionalen Zuständen, wie z. B. einer schrillen Angst, greinend und motorisch erregt in deren Armen liegt und ihre Beruhigung braucht, so kann es geschehen, dass die Mutter dazu nicht in der Lage ist. Das geschieht z. B. dann, wenn der emotionale Zustand des Kindes für die Mutter zum Trigger ihrer eigenen Traumaerfahrung wird. Ihre getriggerten und sie überflutenden, vom Trauma herrührenden Emotionen blockieren dann ihre Fähigkeit zur empathischen Resonanz. Der Säugling bleibt mit seiner Angst ungespiegelt und ohne die unbedingt erforderliche markierende Resonanz der Mutter in deren Gegenwart allein! Das Kind erlebt dann nicht eine seinen Affekt souverän spiegelnde Mutter, sondern eine von ihrem eigenen Affekt überflutete Frau, die nicht mehr mütterlich reagiert, sondern in sich zurückgezogen mit sich selbst beschäftigt ist. – Das Gleiche kann ebenso mit anderen Emotionsqualitäten geschehen. Und es kann auch in der Beziehung mit dem Vater auftreten (s. u.).

---

45 Oder einem anderen Gegenüber wie beispielweise Psychotherapeut:innen

Die Folgen solcher Beziehungserfahrung können gravierend sein, besonders wenn sie sich regelmäßig und gleichförmig wiederholen. Der Säugling/das Kind nimmt dann die emotionalen Zustände seiner primären Bezugspersonen – im o.a. Beispiel die Angst der Mutter – in der Weise als Repräsentanz in sich auf, als wären sie markierte Spiegelungen und wie diese geeignet, darauf aufbauend individuell passende Bewältigungsmodi zu entwickeln. Jetzt wird verständlich: Auf Resonanz und markierter Spiegelung basierende Beziehungserfahrung ermöglicht dem Kind im hedonisch positiven Erleben die Entwicklung von Freude und Genussfähigkeit und im hedonisch negativen Erleben die Entwicklung von Erregungsberuhigung. Diese vitalen Varianten treten aber nicht auf, wenn Pflegepersonen statt Resonanz und Markierung die eigenen Entgleisungen ihrer Emotionen in der Beziehung mit dem Säugling und Kleinkind unreguliert ausleben. Die Folge solcher Erfahrungen vom ersten Lebenstag an ist, dass das Kind seinerseits *Repräsentanzen des entgleisenden* Verhaltens der Eltern in sich bildet. Diese nicht bewussten, sekundären prozeduralen Repräsentanzen des Emotionsverhaltens des traumatisierten Elternteils werden genauso wie die Repräsentanzen adäquater markierter emotionaler Spiegelung zu lebenslang Orientierung gebenden Markern im kindlichen Selbst.

Eine meiner Patientinnen, Frau Z., kam wegen eines groben selbstverletzenden Verhaltens in die Behandlung. Sie lebte, wie sich im Behandlungsverlauf immer deutlicher zeigte, mit einem ignoranten, gewalttätig dominanten Ehemann zusammen. Das Paar zeigte nach außen die Fassade eines wohlhabenden Lebens in einem schicken weißen Einfamilienhaus und meine Patientin war eine äußerst schöne, schlanke, modisch gekleidete, erotisch anziehende junge Frau, die sicher stets alle Blicke auf sich zog. Nach streitenden Auseinandersetzungen mit ihrem Mann zog sie sich immer wieder unter die Dusche zurück, verbrühte ihren Körper unter heißem Wasser und zog sich nach stundenlangen Duschprozeduren die Haut in Fetzen von den Füßen. Die Schilderungen von ihrem ehelichen Leben anzuhören, war für mich kaum erträglich. Das Ausmaß der darin zu hörenden Ohnmacht der Patientin ihrem skrupellosen Partner gegenüber und meine aufbäumende Wut dagegen erzeugten schwer auszuhaltende Spannungen in mir. Die Schilderungen dieser Szenerien blieben längere Zeit unverändert und beherrschten die Sitzungen; eine wiederholte Inszenierung, wie sich zeigen sollte. Langsam konnte sich Frau Z. daran machen, die Beziehungserfahrungen ihres bisherigen Lebens in den Blick zu nehmen. Nun begann sie, die Szenerie ihres Elternhauses zu schildern. Sie war geprägt durch einen alkoholkranken Vater, der einerseits als selbstständiger Handwerker zuverlässig für seine Familie sorgte, diese aber andererseits immer wieder tyrannisch anmutend in eine unerträgliche Ohnmachtslage versetzte. Er kam in der Kindheit meiner Patientin immer wieder betrunken nachhause und rief grölend-klagend nach seiner Ehefrau. Diese schloss sich dann regelmäßig gemeinsam mit ihr und ihrer Schwester in eine Kammer ein, wo die Drei ritualisiert eine immer gleiche Szene über sich ergehen lassen mussten. Polternd, schreiend, grölend, jammernd, schluchzend breitete der Vater seine Erfahrungen vor den Dreien aus, die er als junger Mann am Ende des zweiten Weltkrieges an der Westfront als Soldat und Kriegsgefangener machen musste. Die Schilderungen der vielen Geschichten ihres Vaters, die meine Patientin in der Kammer zu hören bekam, ließen in mir bis dahin selten so dramatisch imaginierte Vorstellungen davon aufkommen, wie unerträglich das Leben von Soldaten an der Front und in Gefangenschaft sein muss, wie schier unaushaltbar die Panik unter Dauerbeschuss im Feld ist, zumal wie beschämend mit dem eigenen »Schiss« in der Hose, wie panisch-furchterregend das Sterben der Kameraden um sich herum zum Anfassen nahe ist, wie demütigend die Behandlung als Kriegsgefangener, wie unfassbar die Angst bei einer Scheinerschießung mit einer Pistole am Kopf ist u. s. w. Das alles und noch viel mehr hatte der Vater als junger Erwachsener durchlebt und seiner Familie immer und immer wieder davon in höchst angsterregender Weise vor der Tür ihres Verlieses vorgetragen.

Es lässt sich diese Behandlungsgeschichte, so sehr dramatisch und emotional explosiv sie ist, in der psychodynamischen Reflexion viel einfacher erfassen, als sie für Frau Z. mit psychotherapeutischer Hilfe zu bewältigen war: Sie lebt inzwischen mit großer Zufriedenheit in Beziehung mit einem anderen Partner. Psychodynamisch relevant ist hier das Verständnis des Wirkmechanismus der *Kolonisation*. Es wird wohl nachvollziehbar, wie der im zweiten Weltkrieg schwer traumatisierte Vater in seinen unter Alkoholeinfluss auftretenden Flashbacks selbst zum Täter wurde und wie er seine Familie in jene Panik und Ohnmacht versetzte, die er am Kriegsende mehrfach selbst durchleben musste. Die Unausweichlichkeit der Panik und Ohnmacht, mit der die Ehefrau und seine zwei Töchter im Verlies all das über sich ergehen lassen mussten, taucht in Frau Z. erneut wieder auf, als sie erleben muss, dass sie einen tyrannischen Mann zum Partner gewählt hat. Von der Wut, die sie ihrem Mann gegenüber empfindet, kann sie keinen Gebrauch machen. Stattdessen richtet sie die Wut unter der Dusche gegen sich selbst. So wenig wie der Vater im Feld mit seiner Wut etwas anfangen konnte gegenüber dem Kugelhagel oder gegenüber der Pistole am eigenen Kopf, so wehrlos fühlt sie sich gegenüber dem Ehemann. Die Panik und Ohnmacht des

Vaters leben kolonisiert in ihr und so kann sie nicht anders, als den Ehemann wie einst den Vater und wie dieser den Krieg mit all seinen Folgen passiv auszuhalten. Dem Ehemann fühlt sie sich so ohnmächtig ausgeliefert, wie der Vater einst dem Beschuss durch die Gegner ausgeliefert war.

Fonagy et al. (2004) bezeichnen jenen Komplex des Selbst, der aus sekundären Repräsentanzen ohne Markierung besteht, als »fremdes Selbst« (ebd. S. 18 f.), der per »Kolonisierung« entsteht (vgl. Klöpper 2006, S. 202 f.). Er »bleibt […] den Strukturen des konstitutionellen Selbst *fremd*«. Die Autor:innen folgen damit »Winnicotts (1967) These, dass der Säugling *sich selbst* in der Mutter nicht finden kann, stattdessen die Mutter findet. Er ist dann gezwungen, die Repräsentation des mentalen Zustands seines Objektes als Kern seiner selbst zu internalisieren« (Fonagy et al 2004, S. 19, Hervorhebung im Original).

Der dargestellte, nicht bewusste Modus der Kolonisation ist klinisch häufig anzutreffen und wird meist als Form der transgenerationalen Weitergabe bezeichnet. In einer rein phänomenologischen Beschreibung dieses Modus wird von Identifikation gesprochen. Dieses Verständnis ist ursprünglich entstanden im Konzept der Abwehrlehre im Rahmen der Triebtheorie. Damit wird die Annahme zum Ausdruck gebracht, dass beispielsweise der Sohn eines prügelnden Vaters seinerseits ein gewalttätiger Vater wird, weil diesem ähnlich wie dem Vater eine sozial verträgliche Form der Abwehr/Bewältigung seiner destruktiven Triebimpulse nicht gelingt. Dieses Phänomen lässt sich rein deskriptiv auch verstehen als eine transgenerationale Weitergabe des misslingenden Abwehrmodus, unterscheidet sich aber grundlegend vom oben beschriebenen Konzept der unbewussten Weitergabe einer affektiven Erfahrung: Der im Beispiel oben beschriebene Vater wird nicht deswegen von seiner Familie als Bedrohung empfunden, weil seine Aggression durch den Alkohol entfesselt ist, sondern weil er ein Gefühlserleben entstehen lässt, das seiner eigenen traumatischen Erfahrung entspricht: Er gibt unbewusst sein emotionales Erleben als Traumatisierter an die nächste Generation weiter, ohne selbst wie einst die Täter zu handeln.

8.4.4 Trauma: Missbrauch und Misshandlung in Beziehung

Die Geschichte von Frau Z. lässt deutlich werden, dass die Grenzen zwischen transgenerationaler Weitergabe, Missbrauch und Misshandlung unscharf sind. In zahlreichen Fällen werden Opfer von Misshandlung oder Missbrauch später ihrerseits zu Tätern. Dabei entsteht eine Täter-Opfer-Umkehr, die psychodynamisch verstanden in vielen Fällen darauf basiert, dass misslingende Modi der Impulskontrolle und -regulation von einer Generation an die nächste weitergegeben werden. Entscheidend für die Unterscheidung zwischen transgenerationaler Weitergabe und Traumaerfahrung ist, dass – wie im Beispiel von Frau Z. geschildert – ihr Vater nicht wie die Täter seiner Traumatisierung gehandelt hat, sondern dass er sein Opfer-Sein agiert und seine Familie intrusiv seinen höchst erregten Traumaerinnerungen ausgesetzt hat. Im Fall von Misshandlung und Missbrauch liegt eine Täter-Opfer-Umkehr vor, welche durch die gleichen gezielten Handlungen, wie sie selbst erlitten wurden, aktiv schädigend wirksam wird.

Mit Blick auf das eigentliche traumatische Geschehen wird zwischen einmalig auftretendem Trauma und mehrfach auftretenden Traumata unterschieden sowie, ob sie als Naturereignisse (Erdbeben, Unwetter u. Ä.) oder als technisches Unglück (Zugunglück, Seilbahnabsturz, Explosion u. Ä.) auftreten oder ob sie von Menschen verursacht werden.

Die Indikation zur psychodynamischen Psychotherapie nach Traumata wird in der Regel in solchen Fällen gestellt, bei denen mehrfach wiederholte Traumaerfahrungen in zwischenmenschlichen Beziehungen kumulative Wirkungen entfaltet haben, wie das bei über einen langen Zeitraum andauernden körperlichen und/oder psychischen Misshandlungen und sexuellem Missbrauch der Fall ist.

Frau B. kam wegen einer depressiven Symptomatik und deutlichen Zwangsritualen in die Behandlung. Schon im Erstgespräch berichtete sie davon, dass sie als Kleinkind von Bauarbeitern in einem Abbruchhaus gefunden worden sei, als diese damit beginnen wollten, das Haus abzureißen. Da ihre Mutter nicht aufzufinden gewesen sei, kam sie in die Obhut ihrer Großeltern und wuchs bei ihnen auf. Erst im Verlauf der Behandlung entstand in Berichten vieler kleiner Episoden ein erahnbares Bild dessen, was das Kind bis zum Auffinden durch die Arbeiter erlebt haben muss: Die Mutter lebte ein unstetes Leben mit zahlreichen Männern, bei deren Besuchen das Kind weggesperrt wurde, ebenso wie sie eingesperrt wurde, wenn die Mutter die Wohnung verließ. Sicher konsumierte die Mutter Alkohol, möglicherweise Drogen. Die in Gegenwart der Mutter wieder und wieder gemachte Erfahrung der Verlassenheit (in ihrer Gegenwart ebenso wie durch ihre Abwesenheit) stellt ein lang hingezogenes Komplex-Trauma der präverbalen Entwicklungszeit dar. In der gesamten Zeit bei ihren Großeltern lernte Frau B. ihre Mutter nur sporadisch kennen, wenn diese ihre Eltern besuchen kam. Damit wiederholte sich die Erfahrung immer weiter.

Treten Missbrauch und Misshandlung in der Kindheit und Jugend auf, so ist das häufig mit einer komplexen Störung des Selbstsystem verbunden, wenn *beide* Elternbeziehungen der kindlichen Entwicklung durch je eigenes Versagen geschadet haben.

Herr N. kam wegen Ängsten und wiederholten depressiven Phasen in die Behandlung. Er berichtete schon in den Erstgesprächen von den wiederholten gewalttätigen Misshandlungen durch seinen Vater. Schläge, Strafen und Prügelrituale durchzogen sein Leben von Kind auf an. Erst im Verlauf seiner Behandlung begann er davon zu berichten, dass das erstgeborene Kind der Mutter, seine Schwester, bereits nach drei Wochen verstorben sei. Er erinnere, dass die Mutter immer wieder in lange Phasen der Trauer verfallen sei, in denen sie für ihn nicht erreichbar gewesen sei. – In diesem Fall war die psychische Entwicklung des Kindes nicht allein durch gewalttätige Misshandlung in Kindheit und Jugend durch den Vater beeinträchtigt, sondern hatte bereits beim Eintritt ins Leben durch die »tote Mutter« (Green 2011) eine erste schwere Schädigung im Sinne eines kumulativen Traumas erfahren.

Hin und wieder stellen auch singuläre Trauma-Ereignisse eine Indikation für eine psychodynamische Psychotherapie dar. Das ist besonders dann der Fall, wenn die Bewältigung des traumatischen Ereignisses von einer Persönlichkeit zu leisten ist, die eine bis dahin ausreichend kompensierte strukturelle Störung in sich trägt, die aber durch das Trauma dekompensiert ist.

Die Ehefrau von Herrn G. ist einige Zeit vor Behandlungsbeginn durch einen tragischen Unfall in seiner Abwesenheit ums Leben gekommen. Herrn G. quälen Schuldgefühle. Ob er das Ereignis nicht hätte verhindern können? Ob er hätte Vorkehrungen treffen müssen? Jedenfalls sich besser kümmern! Von Trauer keine Spur. Herr G. wirkt insgesamt wie emotional erstarrt. Er ›funktioniert‹ jedoch vollkommen unauffällig, berichtet im Detail und nachvollziehbar verständlich. Ich frage mich, was mit diesem Mann außer dem traumatisierenden Unfall-Verlust noch los ist. Er zeigt zwar Zeichen einer posttraumatischen Belastungsstörung wie ein irrationales Schuldgefühl, Vermeidung von Trauer und eine emotionale Erstarrung, aber das eher so, als gehöre zumindest das Schuldgefühl und eine Störung der emotionalen Selbstwahrnehmung schon immer zu ihm. Die biografische Anamnese gibt schließlich Hinweise: Die Paarbeziehung von Herrn G. war in ihrem zentralen Beziehungsmodus dem der Beziehung mit seiner Mutter ähnlich. Beide lebten in einer einseitigen Fürsorge-Beziehung, so wie er offenbar mit seiner Mutter in einer Beziehung mit Rollenumkehr lebte: Er stabilisierte seine Mutter. Das war nur um den Preis der Aufgabe von Selbstwahrnehmung und -fürsorge möglich (entsprechend unaufmerksam gekleidet erschien er zu den Behandlungssitzungen). In seiner Fürsorge für andere hingegen ›funktioniert‹ er prächtig. Doch dieser Wesenszug steht ihm nun im Weg, nämlich mit Fürsorge und Aufmerksamkeit für sich selbst die notwendige psychische Arbeit der Bewältigung seines gewaltsamen Verlustes anzugehen.

Ereignisse werden zum Trauma, indem sie das Individuum mit Geschehen und Reizen konfrontieren, welche ihre natürlichen Mittel des Stressbewältigungssystems überfordern. Dazu gehören das Furcht- bzw. Kampf-Flucht-System, die Möglichkeit des Rückzugs in Sicherheit gebende Bindungen sowie das Erstarrungssystem (vgl. Boll-Klatt & Kohrs 2015, S. 278 f.). Ereignisse werden also nicht aufgrund der Charakteristika des Geschehens zum Trauma, »sondern allein die fehlende Bewältigbarkeit im Individuum« (Annelie Sachs, persönliche Mitteilung per E-Mail) lässt ein Geschehen zur traumatischen Erfahrung werden.

Traumata haben psychodynamisch verstanden einige typische psychische Erscheinungen zur Folge. Sie im Detail zu beschreiben, würde den Rahmen dieses Buches sprengen; sie sollen hier nur stichwortartig benannt werden.

Traumata, die in Beziehungen auftreten, versetzen das Opfer, insbesondere wenn dies in der Kindheit und in Abhängigkeitsbeziehungen mit Elternteilen geschieht, vor das unauflösbare Dilemma, dass die das Opfer vital bedrohenden Täter:innen zugleich dessen existenziell notwendigen Bindungspersonen sind. Vor diesem Dilemma vermag der Abwehrmechanismus der *Identifikation mit dem Aggressor* (begrenzt) zu schützen. »Der Sinn [dieser] Introjektion besteht darin, die äußeren Eltern, die das Kind zum Überleben braucht, als gute Objekte zu erhalten« (ebd., S. 273).

Boll-Klatt hebt unter Verweis auf Hirsch (2004) hervor, welche gravierenden Folgen es für die psychische Entwicklung des Kindes hat, wenn Elternteile die Traumatisierung des Kindes durch den anderen Elternteil verleugnen. Dieses Ausbleiben der Triangulationserfahrung in der Elternbeziehung verstärkt die Unerträglichkeit der Einsamkeit, Ausgeliefertsein und Hilflosigkeit bis hin zum Erleben von Aussichtslosigkeit in den sich wiederholenden traumatischen Episoden. Und es »zerstört die Gewebe zwischen Selbst und dem empathischen anderen«, wodurch ein »Lebendig-Totsein« (ebd., S. 274) in Beziehung entsteht und die Fähigkeit zum Urvertrauen verlorengeht. D. h. der Verlust jeglicher Form einer Sicherheit gebenden Bindung geht einher mit einer unbeschreiblichen, bodenlosen Angst.

Die *Täterintrojektion* stellt eine weitere unbewusste Abwehrmaßnahme gegenüber dem unerträglichen und unentrinnbaren Erleben wiederholter Traumatisierung in Beziehungen dar, wenn deren Täter:innen zugleich lebensnotwendig gebraucht werden. Die »introjektive Hereinnahme des Täters« ermöglicht es dem Opfer, sein inneres Bild vom Täter dadurch als ›gut‹ zu erhalten, dass er »das Böse, das in der traumatisierenden Gewalt enthalten ist, und die Schuld des Täters« (ebd.) in sich aufnimmt. Allerdings geschieht das um den Preis, dass die Schuld der Täter:innen zum irrationalen Schuldgefühl der Opfer wird.

Die Unerträglichkeit der emotionalen Erfahrungen dieser Art von Traumatisierung sind nicht allein durch Abwehrmaßnahmen wie der Identifikation mit dem Aggressor und der Täterintrojektion zu bewältigen. *Dissoziation* stellt eine weitere Schutz-/Abwehrmaßnahme dar, welche dem Selbstsystem ermöglicht, den im Selbst gespeicherten Traumakomplex abzukapseln, d.h. ihn der alltäglichen mentalen Arbeit in der Weise zu entziehen, dass er aus der kontinuierlichen Vernetzungsarbeit des Selbstsystems ausgeschlossen ist und damit nicht erinnert werden muss. Allerdings gelingt diese Maßnahme nicht kontinuierlich. Es gibt sensorische Reize, die in der Lage sind, die Abkapselung zu durchdringen und deren Inhalte der Erinnerung wieder zugänglich zu machen. Das geht mit einer erneuten Auslösung der trauma-assoziierten Emotionen einher und bewirkt das Phänomen des Flashbacks, einem schlagartig einsetzenden Wiedererleben des traumatischen Erlebens oder Ausschnitten davon.

Mit Blick auf die psychotherapeutische Arbeit mit traumatisierten Menschen sind nicht allein die psychodynamischen Folgen für deren unbewusstes Beziehungserleben und deren Gestaltung (z.B. durch Vermeidung und Auslassung) sowie deren Abwehr von großer Bedeutung. Vielmehr gilt es auch zu bedenken, welche Auswirkungen die Erfahrung mit diesen Elternpersonen auf die psychische Struktur und dort besonders auf die Reifung der psychischen Funktionen hat. In den meisten Fällen weisen traumatisierte Menschen Mängel auf in ihren Fähigkeiten zur Selbst- und Fremdwahrnehmung, zur Identifikation und Benennung von Emotionen, zur Kommunikation darüber sowie zur Reflexion emotionaler Zusammenhänge. D.h. ihre Fähigkeit zur Mentalisierung ist in den meisten Fällen gravierend gestört.

KAPITEL 9

Die emotionsbasierte Arbeit

Psychodynamische Psychotherapie ist eine *intersubjektive dialogische Arbeit* von Patient:innen mit ihren Therapeut:innen, bei der die beiden Beteiligten anfangs noch keine gemeinsame Vorstellung davon haben, wie diese Aufgabe zu bewerkstelligen sein wird. Die Patient:innen erwarten, dass sie durch die Psychotherapie eine Symptomlinderung erfahren, ohne allerdings zu wissen, wie das gelingen soll. Die Psychotherapeut:innen wissen zwar, wie Psychotherapie grundsätzlich gelingt, aber sie ahnen nicht, welche Herausforderungen sie in jedem einzelnen Fall zu erwarten haben. Für beide beginnt mit dem Anfang der Psychotherapie ein Weg ins Ungewisse.

9.1 Der Beginn

Mit dieser Ungewissheit gemeinsam umzugehen, ist ab der ersten Sitzung eine intersubjektive Herausforderung, bei der beide in ähnlicher Weise mit ihrer Ungleichheit konfrontiert sind. Psychotherapeut:innen sollten sich der Ungewissheit, welche jeder therapeutischen Beziehung innewohnt – am Anfang klar spürbar, im Verlauf häufig vergessen oder übersehen – emotional fühlend und kognitiv reflektierend bewusst sein. So wenig wie eine Mutter weiß, was für ein Kind sie in die Welt hinein geboren hat, so wenig wissen Therapeut:innen, was für ein Mensch gerade dabei ist, sich mit ihnen auf den Weg in die Zukunft einer zunächst unvertrauten Beziehung zu begeben. Von Anfang an existiert im therapeutischen Paar eine Spannung, in der die Unterschiedlichkeit beider für jeden spürbar ist.

> Wie Mutter und Kind wird das therapeutische Paar aufgrund der ihm innewohnenden Ungleichheit vom ersten Tag an zu einem *regulatorischen System* (Kap. 2.2). Therapeut:innen fällt dabei die Aufgabe zu, die Spannung zwischen Verleugnung und Unerträglichkeit der Unterschiedlichkeit beider zu regulieren.

Und wie die Mutter vom ersten Tag an zumindest in den Grundzügen weiß, wie sie die körperliche Pflege ihres Kindes handzuhaben hat, so wissen Psychotherapeut:innen, wie sie ihre Aufgaben *grundsätzlich und prinzipiell* zu erledigen haben.

> Die *emotionsbasierte Aufgabe* der Therapeut:innen besteht darin, mit ihren Patient:innen an deren emotionaler Kompetenz zu arbeiten.
> Die *psychodynamische Aufgabe* besteht darin, das allzeitige emotionale Erleben ihrer Patient:innen in Zusammenhang zu bringen mit ihrem ihnen unbewussten Beziehungswissen.
> Und die *therapeutische Beziehung* soll, so ist jedenfalls zu hoffen, neue emotionale Beziehungserfahrungen ermöglichen, die per implizitem Lernen das prozedurale Beziehungswissen der Patient:innen bereichert.

Allerdings lässt weder die Pflegetätigkeit der Mutter noch die Handhabe der therapeutischen Aufgaben die Spannung in der Beziehung so einfach verschwinden. Besonders in der therapeutischen Situation ist diese Spannung geprägt durch die den Patient:innen unbewussten, negativen Erwartungen, die von ihrem prozeduralen Beziehungswissen ausgehen. Psychotherapeut:innen fällt daher die Aufgabe zu, diese Spannung durch ihre Haltung und durch ihre Interventionen, d.h. prozedural, zu regulieren. Dazu bietet sich ein Beziehungsverhalten an, das besonders in der Anfangsphase darauf abzielt, den Patient:innen zu ermöglichen, dass im Kontext der therapeutischen Beziehung hedonisch unlustvolle Emotionen noch nicht auftreten müssen.

> Die Anfangsphase der therapeutischen Arbeit dient der Entwicklung einer *sicheren Bindungsbeziehung*. Sie liefert die Basis dafür, dass Patient:innen während der gemeinsamen Arbeit Schritt für Schritt die Fähigkeit entwickeln können, in der therapeutischen Beziehung auftretende unlustvolle Spannungen zu ertragen, ohne dass die Angst vor dem Verlust der entstehenden Bindungssicherheit überhand nimmt.

Das Verhalten von Psychotherapeut:innen, welches ihren Patient:innen ermöglichen soll, *epistemisches Vertrauen*[46] zu entwickeln, ähnelt dem Verhalten von Müt-

46 Der Begriff »epistemic trust« stammt ursprünglich aus der Kommunikationsforschung und wird in der mentalisierungsbasierten Psychotherapie hervorgehoben als *Basis des Vertrauens* in eine andere

tern in den Monaten nach der Geburt. Der Begriff bezeichnet das *Grundvertrauen* in die Tragfähigkeit und Haltbarkeit einer Bindung, welche die Sicherheit gewährt, dass intersubjektiv als negativ empfundene Emotionen die Verbundenheit der beiden Beteiligten nicht existenziell gefährden.

> Die Entwicklung von epistemischem Vertrauen ist darauf angewiesen, dass Psychotherapeut:innen ihr emotionales Geschick und ihre Feinfühligkeit dazu nutzen, sich auf die – zunächst in aller Regel lediglich körpersprachlich ausgedrückte – Nähe- und Verlustangst ihrer Patient:innen einzustellen.

Therapeutisch-technisch ist für diese Aufgabe *Empathie und ein spiegelnder Modus der Intervention* hilfreich. Dabei ist es sinnvoll, die Spiegelung ähnlich dem Modus des sozialen Bio-Feedback (siehe Kap. 2.3) in der Mutter-Kind-Beziehung zu markieren, sie also mit einer *zweiten* emotionalen Botschaft zu versehen. Wird beispielsweise eine Ängstlichkeit beim Patienten wahrgenommen, so kann man mit einem freundlich-behutsamen Tonfall und entsprechender Mimik fragen: »Kann es sein, dass Sie gerade Angst verspüren?« Wird unterdrückter Ärger spürbar, so lässt sich mit ermunterndem Lächeln sagen: »Na, da ärgern Sie sich aber gerade, oder?« Ein mitfühlend geäußerter Satz wie »Oh je, das ist aber traurig!« ermutigt, die Traurigkeit oder ein schmerzliches Gefühl nicht gleich zu übergehen, sondern der Emotion Raum und Zeit geben. Alle Sätze dieser Art haben den Sinn, dem Patienten die Möglichkeit zu geben, seine Vermeidung von Affekten (Affektabwehr) zu minimieren und dem emotionalen Empfinden des Moments nachzugehen. Und die Markierung der Intervention gibt auf prozedurale Weise zu erkennen, dass Therapeut:innen dem emotionalen Erleben ihrer Patient:innen auf empathische, nicht-wertende Weise folgen und sich davon emotional berühren lassen.

Person als sichere Informationsquelle und Voraussetzung dafür, sich dieser Person anzuvertrauen als einem verlässlichen Partner auf dem Weg der therapeutischen Auseinandersetzung mit sich selbst.

Die Kombination der empathisch erfassten Emotion und ihrer Spiegelung auf der einen Seite in Verbindung mit einer emotionalen Resonanz der Therapeutin auf der anderen Seite lässt Patient:innen erkennen: *»Ach, das scheint meine Therapeutin zu kennen.«* Minimale intersubjektive Erfahrungsmomente wie diese festigen auf implizite Weise das Sicherheitsempfinden der Patient:innen in der entstehenden therapeutischen Beziehung.

Auf diese Weise wird bereits in der Anfangsphase der Behandlung die therapeutische Beziehungserfahrung wirksam, indem sie bis dahin Unbekanntes vermittelt, nämlich sich emotional erkannt und akzeptiert zu fühlen. Subjektiv entsteht dabei die Entdeckung, dass Emotionen in Momenten wahrnehmbar werden, in denen bislang eine Art *Loch der Empfindungslosigkeit* bestand.

9.2 Empathie – Ein Moment- und ein Prozessgeschehen

Der Begriff *Empathie* wird im alltagssprachlichen Wortverständnis mit Einfühlung in Verbindung gebracht, Einfühlung in die Gefühle oder die Gefühlsverfassung eines anderen Menschen. Und in der psychotherapeutischen Gemeinschaft gilt die Übereinkunft, dass psychotherapeutische Arbeit ohne Empathie nicht wirksam ist. Empathie ist die Voraussetzung dafür, dass ein Patient im psychotherapeutischen Geschehen bereit ist, sich mit seinen emotional-intimen Themen zu öffnen – so die weitverbreitete Auffassung von der verändernden Wirkung der Empathie der Psychotherapeut:innen. Es lohnt sich aber, etwas genauer hinzuschauen, ob dieses Verständnis ausreicht, wenn man differenzierter erfassen möchte, welche Wirkkräfte transformatorischer Veränderung durch Empathie aktiviert werden. Dazu muss das Konzept der Empathie um den zweiten Aspekt der *Resonanz* erweitert werden.

Empathie und Resonanz sind psychische Phänomene, die Bestandteile der intersubjektiven Beziehung zwischen einander vertrauten oder vertraut werdenden Menschen sind. Empathie ist die aktive Seite dieses Modus der emotionalen Beziehungsaufnahme, Resonanz hingegen deren passive Seite. Beide haben ihre unbewussten Wurzeln in der Mutter-Kind-Beziehung der ersten Lebensmonate.

In Kapitel 3.3 ist bereits das Modell der emotional-empathischen Haltung vorgestellt und aufgezeigt worden, dass Empathie im Verständnis der Einfühlung in den Anderen drei grundsätzlich zu unterscheidende Möglichkeiten bereithält: Die Einstellung auf den Patienten in der Haltung des Doppelgängers, in der Haltung der stellvertretenden Identifikation mit dem Patienten sowie im Zulassen von Resonanz in der Haltung der Reverie. In Kapitel 3.6 kann am Beispiel von Herrn R. nachvollzogen werden, wie diese verschiedenen therapeutischen Haltungen dabei hilfreich sind, das Erleben der Patient:innen emotional, psychodynamisch und strukturell differenziert zu erfassen. Das Beispiel zeigt, wie Empathie in ihren drei Modi hilfreich ist, um zu erfassen, welches emotionale Erleben in Beziehungskontexte der Gegenwart und welches in Kontexte der Vergangenheit eingewoben ist. Gegenwarts-Unbewusstes und Vergangenheits-Unbewusstes können mittels Empathie (sicher nicht auf Anhieb, aber im Verlauf eines Prozesses) schrittweise erfasst werden.

Es sollte bei der Reflexion dieser Zusammenhänge verständlich werden, welche verändernde Wirkung die Empathie als *Momentgeschehen* der Einfühlung in die emotionalen Zustände des Patienten entfaltet: Patient:innen fühlen sich von ihren Therapeut:innen emotional wahr- und ernstgenommen, sie erfassen sich selbst emotional umso besser, je treffender sie gespiegelt werden und sie finden Worte für ihr differenziertes emotionales Erleben. Das geht im wiederholten Fall mit einer Änderung der psychischen Funktionen der Patient:innen einher. In diesem Geschehen ist eine Ähnlichkeit im Modus der Beziehungsgestaltung seitens der Therapeut:innen mit der Mutter im Mutter-Kind-Handlungsdialog zu erkennen.

Therapeut:innen legen mit der Einnahme der emotional-empathischen Haltung die Grundlage dafür, dass ihre Patient:innen in die emotional-reflexive Haltung wechseln können, um so bislang noch nicht bekannte, eventuell unbewusste strukturelle und psychodynamische Zusammenhänge in Mikroschritten zu erfassen.

Gegenüber diesem konzeptionellen Verständnis der Empathie ist Michael B. Buchholz (2026)[47] der Auffassung, »die Beschränkung auf ›Gefühle‹ bildet den Reichtum keineswegs ab. Empathie erstreckt sich auf implizite Denkweisen oder Habitusformationen oder Alter« (Abs. 3). Die Beschränkung des Begriffes auf die Einfühlung der Therapeut:innen in ihre Patient:innen treffe nicht den *tieferen Kern* des zumeist unbeachteten Phänomens, dass nämlich auch Patient:innen eine Einfühlung in ihre Therapeut:innen haben. Erst der Blick auf die Dynamik der Empathie im therapeu-

47 Hauptartikel des Bandes »Empathie« (2026, in Vorbereitung) in *Interdisziplinäres Forum* (Psychosozial-Verlag).

tischen Paar gibt den Blick dafür frei, dass im »Feld« der Dyade eine *gegenseitige* Empathie aktiv ist, die ein »Trio« (Baranger & Baranger 2018) entstehen lässt. »Die zurückgehaltenen Kommentierungen sind ein ›Drittes‹, das in der Alltagskommunikation verschwiegen wird; in der Psychotherapie gibt es die Aufforderung, auch das mitzuteilen […] Der Zugang zu diesen durch die Gesprächskonventionen des Alltags ausgeschlossenen Kommentierungen ist ein Akt der [gegenseitigen] Empathie – durch Schweigen und Konversation, mit Worten oder Blicken, Haltung oder Rhythmik, Ab- oder Zuwendung« (Buchholz 2026, Abs. 10; Anm. in Klammern M. K.).

Der Wandel des Verständnisses der Empathie vom *Momentgeschehen* auf der relativen Einbahnstraße der Einfühlung des Einen in den Anderen hin zum Verständnis der Empathie als einem *gegenseitigen Geschehen in der Dyade*, worauf Buchholz aufmerksam macht, ist bedeutsam und folgeträchtig. Es wird damit ein grundlegendes Verständnis des transformatorischen Geschehens in der therapeutischen Beziehung möglich.

Schon die Säuglingsforscher Beebe und Lachmann haben 1988 darauf aufmerksam gemacht, dass das Mutter-Kind-Paar im »rhythm-time-matching« während der ersten Lebensmonate ein Muster der gegenseitigen Regulation einübt und dass das zur Basis wird für die Muster der im späteren Leben entstehenden regulativen Prozesse innerhalb von Beziehungen. Dabei entsteht eine unbewusste regulatorische Grundgestalt der Beziehung, die auf einem Rhythmus im gegenseitigen emotionalen Austausch und der Empathie füreinander beruht. Beziehung entwickelt auf diese Weise bereits im frühesten Handlungsdialog den Charakter eines dyadischen Systems. Die entstehenden Muster regulativer Prozesse darin entscheiden über Ge- und Misslingen der Beziehung. Dabei werden vor allem Emotionen, Bedürfnisse und die Intensität der Erregung reguliert. Die dabei entwickelten Modi der Regulation werden zum Bestandteil des Repertoires der psychischen Funktionen beider.

Die Metapher vom ›Trio‹, die Buchholz gemeinsam mit Baranger & Baranger (2018) hervorhebt, beschreibt genau diese Gegenseitigkeit für das Geschehen im therapeutischen Prozess als ein wechselseitig erfolgendes Austauschgeschehen (Klöpper 2026). Das ähnelt dem Geschehen im musikalischen Trio! Die Musiker üben ein Stück zunächst jeweils allein rein technisch ein, bevor sie es gemeinsam üben. Die Übungsphase ist ein Geschehen, worin zweierlei geschieht. Die Aufführenden stellen sich aufmerksam (=empathisch) aufeinander ein und sie entwickeln gemeinsam ihre Interpretation, den Rhythmus und den Ausdruck der vorliegenden Noten (= des vorliegenden Textes). Die Ähnlichkeit mit dem therapeutischen Geschehen ist offensichtlich. Patient:innen bringen ihren Text als Narrativ (= Noten) mit und im Dialog erfolgt ein Prozess der schrittweisen Einstellung beider aufeinander: Während der

Eine spiegelt und interpretiert, prüft der Andere, ob er sich in der Spiegelung und Interpretation wiederfindet, nicht wiederfindet oder anders wiederfindet oder treffend neu wiederfindet. Das ›Stück‹, das beide entlang der ›Noten‹ (= dem Narrativ) gemeinsam interpretieren, entwickeln und zum Ausdruck bringen, ist ein Prozess der gegenseitigen Einstellung (= Empathie und Resonanz) aufeinander, worin körpersprachliche und prosodische Signale auf implizite Weise Beachtung finden, ehe die beiden Akteure eine Interpretation (= ein Verständnis) finden, die (das) beide teilen (siehe Kap. 8.3, Frau L.).

Empathie und Resonanz stellen im therapeutischen Prozess ein gemeinsames prozedurales Austauschgeschehen dar, auf das sich beide – im gelingenden Fall – implizit lernend einstellen.

Das Verständnis dieses prozeduralen Geschehens im therapeutischen Prozess sollte es ermöglichen, zu verstehen, dass im Phänomen der prozeduralen Empathie-Entwicklung eine der Ursachen zu sehen ist, wie emotionsbasierte psychodynamische Psychotherapie wirksam wird. Indem dieses Phänomen nämlich von Sitzung zu Sitzung immer wieder auftaucht und indem Patient:innen auf implizit lernende Weise darin involviert sind, wandelt sich deren Fähigkeit zur Teilnahme am prozeduralen Geschehen schrittweise zur psychischen Funktion und damit kann Empathie aktiv in anderen Beziehungen eingesetzt werden.

9.3 Die grundlegenden Interventionen

Die emotionsbasierte Arbeit hat zum Ziel, defizitäre emotionale Fähigkeiten der Patient:innen so in den therapeutischen Dialog einzubeziehen, dass auf dem Wege impliziten Lernens eine Nachreifung der betroffenen psychischen Funktionen (der emotionalen Kompetenz) erfolgen kann. Diese Lernschritte erfolgen im therapeutischen Prozess weitgehend unbewusst. Das ist dadurch möglich, dass die Patient:innen den Interventionen ihrer Therapeut:innen folgend Schritt für Schritt entdecken, dass ihre Emotionen differenziert fühlbar werden und ihnen diese Erfahrung – zunächst häufig widerstrebend – nach und nach als hilfreich und wohltuend erscheint. Die Entdeckung zunehmend differenzierter Emotionen geht also mit dem anfangs kaum wahrnehmbaren *Selbstgefühl* (siehe Kap. 4.2) einher, sich zu verändern. Solche Art von Veränderung wahrzunehmen, beunruhigt manche Patient:innen, einige ängstigt das sogar und andere stimmt es neugierig, die eigene Gefühlswelt zu entdecken.

> Die *dialogische Arbeit am emotionalen Erleben des Moments* stellt eine zentrale Aufgabe der emotionsbasierten Psychotherapie dar. Sie zielt ähnlich wie die Interaktion zwischen Mutter und Kind darauf ab, jegliches fühlbare Erleben vorbehaltlos und nicht wertend auf die Ebene des Bewusstseins zu heben. Das betrifft *emotionale Gefühle, Selbstgefühle* und *körperliches Empfinden*. Die emotionsbasierte Arbeit hat zum Ziel, dass Patient:innen die Kompetenz entwickeln, eigenverantwortlich und sozial angemessen mit ihren Gefühlen umzugehen. Dazu gehört, sowohl sich selbst als auch andere emotional wahrzunehmen und die eigenen emotionalen Selbstzustände ernst zu nehmen.

Damit diese dialogische Arbeit am emotionalen Erleben der Patient:innen gelingt, ist es sinnvoll, die dabei hilfreichen Arbeitsschritte zu kennen.

9.3.1 Achtsamkeit

Der Begriff ›Achtsamkeit‹ wird in psychoanalytischen Texten eher selten benutzt. Hier wird er im Sinne von Bishop et al. (2004) verstanden, dessen operationale Definition der Achtsamkeit zwei Komponenten beinhaltet: »Die *Selbstregulation der Achtsamkeit*, [...] die eine zunehmende Wahrnehmung mentaler Vorgänge im gegenwärtigen Moment« ermöglicht; sowie die *Orientierung der Achtsamkeit* »auf das gegenwärtige Erleben, welche durch Neugier, Offenheit und Akzeptanz gekennzeichnet ist« (Achtsamkeit, Aufruf bei Wikipedia am 29.7.2025).

> Achtsamkeit i. S. e. Fähigkeit des Individuums zur Aufmerksamkeit für die mentalen Vorgänge (emotionales Erleben, Selbstgefühle, Körpererleben und sensorische Wahrnehmung) im eigenen Inneren sowie bei anderen ist in den meisten Fällen von psychischen Störungen infolge von Beziehungspathologien erheblich bis schwer beeinträchtigt. Sie bedarf daher der besonderen Aufmerksamkeit seitens der Therapeut:innen während der emotionsbasierten dialogischen Arbeit.

In der konkreten dialogischen Situation fällt ein Mangel der Fähigkeit zur Achtsamkeit in der Regel im Zuge der empathischen Begleitung der Patient:innen auf. Die dabei auftauchenden Gegenübertragungsgefühle der komplementären und konkordanten Einfühlung in den Patienten während der berichteten Szene erlauben es, Emotionen zu erfassen, welche die Patient:innen selbst nicht wahrnehmen. Die Fallvignette von Herrn R. in Kap. 3.7 beschreibt diese Vorgänge und die Arbeit damit:

> Aufgrund der eigenen Achtsamkeit des Therapeuten tauchen im empathischen Modus in ihm *Sinneseindrücke* (Kaffeeduft, Assoziationen zu Gemütlichkeit), *Emotionen* (komplementär: Empörung über die Störung der Gemütlichkeit; konkordant: zunehmend aufgeregte Unruhe) sowie *Selbstgefühle* (= Gefühle gegenüber sich selbst: Scham- und Schuldgefühle für die Störung der Kaffeerunde) auf. Bezüglich der zweiten Szene taucht in ihm ein (konkordantes) Gefühl der Demütigung auf. – Das sind die emotionalen Daten, welche dem Narrativ des Patienten unterlagert sind.

Es sind solche Daten, die Therapeut:innen im Stundenverlauf die Möglichkeit geben, zu beobachten und schließlich auch zu beurteilen, ob und wie ihre Patient:innen das auftauchende, per Gegenübertragung in Erscheinung tretende emotionale Material in die dialogische Arbeit einbeziehen. Und es ist die stille emotional-reflexive Arbeit (siehe Kap. 10), wie Therapeut:innen sie parallel zum Dialog leisten, die sie entscheiden lässt, welche per Gegenübertragung wahrgenommenen Emotionen aktuell in die dialogische Arbeit einbezogen werden sollen.

9.3.2 Spiegeln, Differenzieren, Symbolisieren, Reflektieren

Wie in der Beziehung zwischen Mutter und Kind ist es auch in der therapeutischen Beziehung notwendig, das Narrativ der Patient:innen lautmalerisch (siehe Kap. 2.3 ›affect-attunement‹), verbal spiegelnd (ebd.: soziales Bio-Feedback) und verbal differenzierend zu begleiten. Die achtsame Beobachtung der Fähigkeiten zum Wahrnehmen und sprachlichen Benennen des emotionalen Erlebens ihrer Patient:innen hilft Psychotherapeut:innen dabei, zu beurteilen, welche Defizite im Wahrnehmen und im Zur-Sprache-Bringen von Emotionalem vorliegen. Viele Patient:innen machen den Eindruck, als sei ihre Fähigkeit zur Wahrnehmung und entsprechend auch die zur Nutzung ihrer Emotionen, Selbstgefühle und körperlichen Zustände generell und in ganzer Breite beeinträchtigt. Andere scheinen nur ›auf einem Auge blind zu sein‹; ihre emotionale Wahrnehmungsfähigkeit erscheint angemessen, jedoch in erkennbarem Umfang eingeschränkt. Sie können z. B. nicht ärgerlich oder wütend sein; sie können keine Selbstfürsorge und Selbstschutz herstellen; sie sind stets draufgängerisch und nie ängstlich; sie vermeiden Traurigkeit, Schmerz und Schwäche; u. v. a. m. – In all diesen Fällen ist es über die gesamte Dauer der psychotherapeutischen Arbeit angezeigt, mit den Patient:innen achtsam daran zu arbeiten, dass sie sich wachsam emotional erfassen und differenziert erspüren können, welche Qualität von Emotion sie bewegt und wie sie diese bezeichnen und begreifen können, damit es zunehmend besser gelingt, damit umzugehen. Diese Arbeitsweise soll am Beispiel von Frau A. (siehe Kap. 7.1) im Detail nachvollziehbar werden. Sie bat nach schweren kumulativen Vernachlässigungs- und Verlusttraumata (Mutter) und sexuellem Missbrauch (Vater) um eine zweite Psychotherapie. Eine erste tiefenpsychologische Behandlung hatte ihr gut geholfen, aber es waren gravierende emotionale und Beziehungsprobleme geblieben. Ausschnitte aus dem Transkript von drei Sitzungen zeigen die Arbeit mit ihr.

Die nachfolgende Sequenz hatte – anders als vielleicht beim Lesen der Eindruck entsteht – einen sehr langsamen, nachdenklichen, oft zögerlichen Verlauf und dauerte 17 Minuten. Inhaltlich geht es um die Annäherung der Patientin an Wut und Traurigkeit. Die Sätze der Patientin waren in Halbsätzen gesprochen, waren von kurzem Schweigen unterbrochen und es wurde in der Gegenübertragung zunehmend spürbar, dass sie während des Sprechens immer wieder eintauchte in erinnerte Szenen, die sie gefesselt zu halten schienen. Ihr Wort »nachgedacht«, mit dem sie die Sitzung eröffnete, lässt zunächst kaum erahnen, wie kontemplativ erinnernd ihr ›Nachdenken‹ gewesen sein muss. – Die gesprochenen, ständig unterbrochenen Halbsätze wurden zum Zwecke der leichteren Lesbarkeit zusammengefügt.

Frau A.: Also, ich habe über das Thema Wut nachgedacht.

Therapeut: Über das Thema Wut?

Frau A.: Mmmh!

Therapeut: Ah ja.

Frau A.: Und ähm ich bin eigentlich nicht sicher, ob das wirklich Wut ist, was ich empfinde. (Kurzes Schweigen) Also, ich finde, wenn ich so manchmal über meine Kindheit nachdenke oder auch mit N. (ihrem Ehemann) oder anderen darüber spreche, dann ist es eigentlich eher so, also ich würd's eher so als Trauer definieren, als Traurigsein.

Therapeut: Ja?

Frau A.: Wobei es muss ja schon Wut irgendwie mit drin sein, sonst müsste ich mich ja nicht verletzen oder so. Aber trotzdem.

Therapeut: Wozu müssten Sie sich eigentlich verletzen?

Frau A.: Nicht verletzen!

Therapeut: Achso.

Frau A.: Nicht-nicht (Kurzes Schweigen). Wobei bei der Traurigkeit natürlich – keine Ahnung – vielleicht auch Wut irgendwie mit drin ist, ich weiß es nicht, aber ich würd's irgendwie immer eher als Trauer definieren.

Therapeut: Na ja, es kann ja auch durchaus beides in Ihnen sein!

> 1: Hier erfolgt eine differenzierende Intervention, passend zur Selbsteinschätzung der Patientin, dass in ihr Wut und Traurigkeit/Schmerz wie zu einem Gefühl zusammenfließen.

Frau A.: Mmh.

Therapeut: Das eine macht das andere nicht unwahr.

Frau A.: Mmh.

Therapeut: Natürlich wird Traurigkeit in Ihnen sein. Ich finde, da gibt's eine Menge Zusammenhänge und Gründe, die Sie, wenn Sie in Ihre Kindheit und Jugend zurückblicken, die Ihnen Anlass geben, traurig zu sein.

> 2: Hier wird der Affekt in eine kontextuelle Verknüpfung gebracht und damit zugleich dessen Angemessenheit gespiegelt.

(1,5 Minuten Schweigen)

Frau A: Ich finde halt auch, wenn man sagt, ich bin traurig, ist das nicht so schlimm, wie wenn man sagt, ich bin wütend.

Therapeut: Was meinen Sie mit schlimm?

> 3: Die Mischung aus Selbstemotion und Bewertung im Wort »schlimm« wird gespiegelt und zugleich im Sinne der Selbstreflexion angeregt, über diese Bewertung nachzudenken.

Frau A.: Ähm, ja, mmh, mmh, schlimm für, ich weiß nicht, ich kann nicht auf das richtige Wort kommen. Ich versuche grad mal so irgendwie so zu formulieren (sie lächelt), das ist nicht so einfach. Ich finde Trauer ist so etwas, was man, wofür man Verständnis haben kann. Und ich finde Wut ist, ist irgend...

Therapeut: Für Trauer kann man Verständnis haben?

Frau A.: Genau.

Therapeut: Achso.

Frau A.: Und Wut ist ja eher was ... Negatives.

Therapeut: Etwas Negatives?

Frau A.: Naja, also ich würd's, wenn ich Gefühle in positiv und negativ aufteilen müsste, würde ich Wut zur negativen Seite zählen.

Therapeut: Mich würde das schon interessieren, wie Sie das meinen, was negativ ist, also diese Bewertung. Das scheint für Sie erstmal ganz selbstverständlich und spontan so zu sein.

4: Intervention wie 3. Sie führt überraschend zu einem kurzen moment of meeting (Stern 2004).

Frau A.: Jo.

Therapeut: Jo.

(Beide lachen, wie wenn eine Spannung von ihnen abfällt)

Therapeut: Wut ist negativ.

Frau A.: Ja.

(0,5 Min. Schweigen) Wut hängt irgendwie mit Aggressivität zusammen und wenn ein Mensch wütend oder aggressiv ist, dann würd ich das als negativ bewerten.

Therapeut: Wenn das die Konsequenz für Sie ist, welche Folge hat das dannn für Sie, wenn Sie Wut als negativ bewerten?

5: Anregung zur kontextuellen Selbstreflexion.

Frau A.: Ja, ich denke schon. Also ich würd schon weitestgehend meine Wut unterdrücken, also.

Therapeut: Das kam jetzt so auf eine fast selbstverständliche Weise und klar, Wut ist negativ, muss unterdrückt werden, wütend soll man/darf man nicht sein.

6: Spiegelung eines präreflexiven Zusammenhangs.

Frau A.: Mmh.

(2,5 Minuten Schweigen)

Therapeut: Können Sie mal aussprechen, was Ihnen durch den Sinn geht?

Frau A.: (Seufzt) Ich hab grad so ganz viele Bilder ähm (Schweigen), ja ich versuch's mal (lacht), ähm, zu dem Thema Wut fällt mir auch meine Mutter ein, die schon sehr, sehr aufbrausend war, und ähm, (flüstert) was ich wollte ich denn sagen? (Hüstelt)

7: Sie ist offenbar von ihren auftauchenden Bildern überwältigt und damit in ihrer erinnernden Imagination beschäftigt, ohne mich einzuschließen. Heißt das, dass sie mich ausschließt (s. u.)? Ich frage mich, ob dies ein Übertragungsphänomen ist, und beschließe, das zu beobachten (= stille emotional-reflexive Arbeit).

(0,75Minuten Pause)

Frau A.: Es war halt so, sie hat geschrien, also sie hat mich angeschrien, zurückschreien durfte ich nicht, ähm, also, ich hab jetzt grad so eine Situation, sie hat mich wegen irgendwas angeschrien, und dann hab ich zurückgeschrien, und dann hat sie mich angeschrien, ich soll nicht so schreien, damit die Nachbarn das nicht hören, was sollen die denn denken und ähm, dann ging das irgendwie hin und her und irgendwann hat sie mir eine geknallt, und da hab ich nichts mehr gesagt. Ja, das war so, das ist halt so das, was ich mit Wut verbinde, also, ähm, diese negative Seite.

Therapeut: Das ist ja irgendwie, wenn ich versuche mich in Sie hineinzuversetzen, als wenn Sie für sich gelernt oder innerlich verarbeitet haben »meine Wut ist schlecht, meine Wut ist böse«.

8: Intervention wie 3.

Frau A.: Ja, nein, nicht nur meine Wut, ihre Wut, also die Wut meiner Mutter ja auch. Ich mein, wenn sie dann, also sie war jetzt auch nicht besonders groß, aber halt sehr dick, manchmal wenn die da wütend ange..., also wirklich auch fast wie, im Comic gibt's doch manchmal Stiere, die so richtig schnauben, wie die so sind, und genau so kam sie mir dann manchmal vor, da fand ich das einfach nur Angst machend. Und dann, ja, Wut ist halt beängstigend, ähm, Wut kann zu Schlägen führen, also, das ist halt so, was ich zumindest, wenn ich jetzt an meine Mutter denke, und das kann ich dann einfach nur irgendwie negativ bezeichnen.

Therapeut: Ja, das verstehe ich. Aber das sind doch irgendwie zwei Seiten der Wut, die eine Wut, die beängstigend ist, weil sie so verurteilend ist und weil sie mindestens die Gefahr birgt, dass Sie geschlagen werden, und auf der anderen Seite Ihre eigene Wut, die ist irgendwie auch nicht richtig.

9: Intervention wie 1 und Versprachlichung (Symbolisierung), darin Differenzierung der Selbst- und Objekt-Wahrnehmung und der in Beziehung erlebten gemeinsamen Wut.

Frau A.: Mmh (kurze Pause). Na ja, ich mein, wer ist schon gerne wütend, also (kurze Pause), also für mich war's bislang wirklich, selbstverständlich negativ.

Therapeut: War und ist es offenbar, ist es heute noch.

Frau A.: Ja, ist es.

So offen und ko-konstruktiv dieser Sitzungsausschnitt auch anmuten mag, so enthielt er dennoch subtile Anteile von Vermeidung. Ich gewann im Sitzungsverlauf den Eindruck, dass Frau A. etwas vor mir verbarg. In der Übertragung zeigte sich ein subtiler, kaum wahrnehmbarer Modus der Anpassung an ein einst gefährliches Objekt.

Therapeut: Wenn Sie so still werden, wirkt das manchmal auf mich, als wären Sie eine bockige Jugendliche.

10: Ich spreche jetzt das Ergebnis meiner stillen emotionalen Arbeit seit Intervention 7 aus: Spiegelung gemeinsam mit einer Interpretation.

Frau A.: Echt?

Therapeut: Ja.

Frau A.: (lächelt) Gut, die Jugendliche nehme ich als Kompliment (lächelt).

Therapeut: (lacht)

Frau A.: Ja. Die Bockige. Ohh. (kurzes Schweigen) Das ist jetzt aber auch nicht nett (lächelt).

Therapeut: Vielleicht sind Sie ja so bockig, weil Sie mich nicht nett finden.

11: Fortsetzung der Intervention 10 mit der Deutung einer negativen Übertragung.

Frau A.: Wahrscheinlich (lacht laut). Vielleicht seh' ich einfach nur bockig aus, wenn ich nachdenklich bin.

Therapeut: Ich nehme das fast an, ja.

Frau A.: Mmh. Ich auch (lächelt). Das sind halt so die Momente, wo mir ganz viele Gedankenblitze durch den Kopf gehen und ganz viele Bilder auftauchen und ich versuche, das zu sortieren und zu ordnen. Das gehört hier jetzt gar nicht hin. Und das fällt mir schwer.

Therapeut: Was meinen Sie mit diesem schwer?

Frau A.: Das mit Ihnen zu teilen.

Therapeut: Den Teil meine ich mit dem Bockigen. Als ob es etwas Inneres gibt, was neben allem, dass Sie ja herkommen wollen, da ist. Irgendwie hab ich bei alldem das Gefühl, dass es trotzdem in Ihnen eine innere Tendenz gibt, ähm, die Ihnen mindestens das Gefühl gibt, ›es fällt mir schwer, das zu zeigen‹.

12: Ich bringe die Intervention 11 in denjenigen intersubjektiven Zusammenhang, den ich meinte, erlebt zu haben.

Frau A.: Ja, das stimmt.

Therapeut: Und das gehört zu Ihnen und irgendwie auch zwischen uns. Ich kann es irgendwie noch gar nicht so richtig begreifen, noch nicht so richtig zuordnen. Ich sagte das eben, weil ich die Idee mit dem Bockigen hatte, weil ich dachte, es wirkt ein bisschen, wie eine Spur so, wie wenn 14-,15-,16-Jährige ihrer Mutter oder ihrem Vater gegenübersitzen und so in sich reindenken: »Denk bloß nicht, dass ich dir was von dem erzähl', was mich bewegt, (grimmig) mmmh!«

13: Weitere Fortsetzung von 11 und 12. Aufzeigen eines möglichen biografischen Beziehungszusammenhanges.

Frau A.: (lächelt) Na gut, das habe ich ja auch nie gemacht.

Therapeut: Mmh. Das nehme ich an, dass Sie ihrer Mutter gegenüber so verschlossen, trotzig, ärgerlich wütend waren.

Frau A.: Mmh.

Therapeut: Und ich dachte eben, vielleicht geht es Ihnen mit N. (ihrem Ehemann) auch manchmal so, also als ob er dann so eine gewischt kriegt wie gestern Abend. Weil dann von diesem Bockigen, ich weiß noch nicht genau, wie, aber irgendwie was wirksam ist.

Frau A.: Mmh.

Therapeut: So ein Inneres, lass mich in Ruhe, und guck mich nicht an, fass mich bloß nicht an!

Frau A.: Mmh.

Therapeut: Worin ja auch was Wütendes ist.

14: Weitere kontextualisierende Deutungen, welche die Gemeinsamkeiten des Modus der Anpassung in den drei Beziehungen (Mutter – Ehemann – Therapeut) aufzeigen.

Frau A.: Mmh.

Therapeut: Denn in dem Bockigen, in dem Trotzigen ist ja auch was Wütendes.

Frau A.: Ja, aber das ist mehr, ach, jetzt fällt mir das Wort dafür nicht ein. Ja, es ist weniger nach außen, aber ... also ich finde, Wut ist ja ganz offen.

Therapeut: Ja.

Frau A.: Mmh, und dieses Bockige, wie Sie das nennen, ist ja mehr, ich zieh mich zurück.

Therapeut: Ja.

Frau A.: Mmh, das liegt aber wahrscheinlich mehr, also

Therapeut: ... aber auch das Zurückziehen ist eigentlich Wut, das ist nur eine Wut in einem anderen Gewand, es ist nicht so offensiv und angriffig.

Frau A.: Mmh.

Therapeut: ... aber mit dem Rückzug und dem Anderen was vorenthalten, kann man den Anderen ganz schön ärgern.

Frau A.: Mmh.

Therapeut: Und wer einen anderen ärgert, der ist irgendwie auf seine Weise auch ärgerlich.

15: Weitere kontextualisierende Deutungen, welche jetzt emotionale Zusammenhänge aufzeigen.

Frau A.: Hmh. (2 Minuten Schweigen). Ich denk da grad noch mal an die Situation von gestern Abend. Also es war schon so, dass ich (seufzt) schon irgendwie n bisschen bockig war (lacht spürbar erleichtert), muss ich ja zugeben (lacht amüsiert).

Therapeut: Ahja (lacht amüsiert mit).

16: Ein erneuter subtiler moment of meeting (Stern 2005).

Frau A.: (Weiter lachend) Das hätte ich jetzt so nicht umschrieben. Aber irgendwie stimmt das schon, das war auch so ein, ähm, von vornherein »lass mich in Ruhe.« Also ich hab' grad wieder das Bild, wir saßen nebeneinander auf dem Sofa, mit ein bisschen Platz dazwischen, und ich hatte die Füße so auf dem Sofa gestreckt und die Arme um die Beine gelegt. Also, hmm, das war schon sehr »sprich mich nicht an, guck mich nicht an«.

Therapeut: »Lass mich bloß in Ruhe.«

17: Spiegeln, ein now moment (Stern 2005), der anzeigt, dass beide im emotionalen Ko-Erleben des Moments sind. Dabei erinnere ich mich an die Begrüßungsszene mit Frau A. (Kap. 7.1).

Frau A.: Genau (lächelt).

Therapeut: Gab's einen Grund zwischen Ihnen beiden dafür?

Frau A.: Nee.

Therapeut: Keinen Grund?

Frau A.: Also es war auch ein recht harmonischer Abend so mit den Kindern und alles ging seinen Gang, ohne Probleme, ohne Streit.

Therapeut: Es war irgendwie eine Stimmung über sie gekommen?

Frau A.: Mmh.

Therapeut: So eine in sich verschlossene, bockige, »Nun lass mich in Ruhe«-Stimmung.

Frau A.: Mmh.

Therapeut: Für die Sie keinen äußeren Anlass finden können.

18: Seit 17 erfolgt ein ko-kreierter Übergang des Dialogs vom gemeinsam geteilten emotionalen Moment (now moment) zur kontextuellen Reflexion.

Frau A.: Nee. Also ich hatte vorher auch im Büro, da war nichts Besonderes. Sonst manchmal habe ich mich schon mal tierisch über was geärgert, aber jetzt gar nicht so (5 Min. Schweigen). Das war dann irgendwie so, als ich ihn so angefahren hatte, (lacht), macht er denn so: »Ah.« Irgendwie so'n Seufzer und hat dann irgendwie so die Augen verdreht, (lacht, irritiert) und das hat mich dann erst richtig auf die Palme gebracht.

Therapeut: Aha.

18A: Ich frage mich, ob »Augen verdrehen« ein mimischer Trigger war.

Frau A.: Und ähm. Ich so, was ist denn los, ich möchte, ich hab jetzt endlich mal Feierabend, ich möchte das hier jetzt gucken, in Ruhe mit dir, und ich will nicht, also ich hab jetzt, ich weiß gar nicht, was ich gesagt hab, wo ist jetzt sein Problem, also, wenn du mir irgendwas sagen willst, dann mach es, aber ähm, verdreh jetzt nicht die Augen. Das hat mich irgendwie, so diese Äußerung, also dieses, dieses, diese Reaktion von ihm hat mich irrsinnig aggressiv gemacht. Und als er dann noch fragte, ob's mir gut geht (lacht), das war dann wirklich (lacht noch mehr, über sich selbst), wirklich zu viel.

Therapeut: Aha?

Frau A.: Äh, nee, nee, nicht, ob es mir gut geht, hat er gefragt, ob bei mir alles okay ist.

Therapeut: Wie finden Sie diese Szene, wenn Sie sie … (lächelt) … selbst jetzt so zurückblickend betrachten? Sie lachen ja dabei, wie finden Sie das?

19: Anregung vom narrativen Modus des kontemplativen Rückblicks zum Modus der kontextuellen Reflexion zu wechseln.

Frau A.: Ja, also im Nachhinein kann ich natürlich darüber schmunzeln, also, weil es war von mir natürlich völlig überzogen.

Therapeut: Okay, das ist erkennbar … (lachend)

Frau A.: Ja (lächelt).

Therapeut: Aber, äh, ja, nur gut, dass Sie das erkennen. Aber haben Sie jetzt ne Idee, was Sie da innerlich geritten hat?

20: Wiederholung von 19.

Frau A.: Nee, ich hab keine Ahnung. Ich weiß es nicht. Ich kam da auch nicht gegen an, ich hab ja dann gleich, als ich so gemerkt hab, wie guckt er mich an, da merkte ich schon, wie das so innerlich losgeht und das musste raus. Und, also ich hab mich ja auch nicht wohl gefühlt, ich fand das ja auch Scheiße, wie ich mich verhalten hab. Aber ich konnte da nichts gegen machen. Also …

Therapeut: Passiert so was öfter?

21: Sicherung des reflexiven Modus im Narrativ.

Frau A.: Ja, schon hin und wieder mal. Manchmal fragt er mich einfach irgendwas, und in meiner Fantasie geht das dann gleich ab, also ich nehm gar nicht die Frage wahr, also zum Beispiel, ähm, ja, »hast du gut geschlafen«.

Therapeut: Mmh.

22: Affektive Begleitung des emotionalen Flusses im Narrativ (ähnlich dem affect-attunement der Mutter im Mutter-Kind-Austausch).

Frau A.: Wobei wir ja auch nächtlichen Kinderbesuch haben und so. Wenn dann so ein »hast du gut geschlafen« kommt, dann geht in meinem Kopf gleich los, das interessiert ihn gar nicht, ob ich gut geschlafen hab, er will mir wahrscheinlich jetzt sagen, dass er nicht gut (lächelt) geschlafen hat, was natürlich total unfair ihm gegenüber ist, was ich ihm auch nie so sagen würde, weil ich allein diesen Gedankengang schon total gemein finde, weil es ja eigentlich sein könnte, dass er sich wirklich dafür interessiert, ob ich ne gute Nacht hatte. Und ähm, ja, das ist jetzt so das Beispiel, was mir dazu einfällt. Also seh ich mich eigentlich nicht in der Lage, diese Frage einfach nur als diese Frage wahrzunehmen und, und, und die vernünftig normal zu beantworten.

Therapeut: Ja.

> 23: Es findet ein Wechsel statt vom kontemplativ-reflektierenden Narrativ zum bi-direktionalen, reflektierenden Austausch auf der Ebene der therapeutischen Dyade.

Frau A.: Dass ich da dann also wirklich irgendwie Bockigkeit oder Zickigkeit oder wie auch man das nennen will abdrück.

Therapeut: Ich glaube, Sie merken jetzt selber, wie wichtig es sein kann, wie hilfreich das sein könnte, wenn es gelänge, herauszufinden, was da wirklich in solchen Momenten in Ihnen abläuft. Mir ist, als wenn Sie so was wie die Endstrecke von etwas, was in Ihnen passiert, mitbekommen, aber nicht, woher das kommt und wo das seinen Anfang nimmt. Denn auch gestern Abend, als Sie so eingemummelt auf'm Sofa saßen neben Ihrem Mann, da muss ja irgendwas schon vorher los gegangen sein ...

Frau A.: Mmh.

Therapeut: ... in Ihnen, was Sie aber wie gar nicht bemerkt haben, und dann wirft Ihr Mann irgendeinen verkehrten Blick auf Sie und dann rollt was Inneres los ...

Frau A.: Mmh.

Therapeut: ... ähm, was vorher schon in Ihnen angerollt war, aber irgendwie auch noch gar nicht zu identifizieren ist außer, dass Sie merken, dass Sie gereizt, ärgerlich, wütend sind und, ich fantasier jetzt mal, am liebsten kratzen, beißen, stechen würden.

Frau A.: Ja (lächelt). Das stimmt.

Therapeut: Da merken Sie schon selber irgendwie, hier stimmt was nicht, aber irgendwie stimmt es eben doch, denn Ihre innere Wirklichkeit fühlt sich so an, aber es passt nicht zu der äußeren Wirklichkeit, wie Ihre innere Wirklichkeit ist.

> 24: In den Deutungen seit 23 findet eine Zusammenfassung und Übersetzung statt, wie die Mikro-Zusammenhänge im Erleben des Hier und Jetzt in der Szene mit dem Ehemann und in der Übertragung als Folge eines Makro-Zusammenhanges zu verstehen sind, der vermutlich, so meine psychodynamische Hypothese, in der Beziehung mit der Mutter zu suchen sein wird.

Frau A.: Mmh. (Kurze Pause).

Therapeut: Ich glaube, da gibt es nur die Möglichkeit, innerlich auf die Suche zu gehen.

Frau A.: Mmh.

Therapeut: Innerlich auf die Suche zu gehen, wenn Sie in solche Situationen, in solche inneren Zustände geraten. Möglichst genau hinzuspüren, wie fühle ich mich jetzt eigentlich, was krieg ich für innere Bilder, was kommen mir für Erinnerungen, für Fantasien, einfach innerlich auf die Suche zu gehen, was ist jetzt eigentlich in mir los. Denn da muss ja in solchen Momenten in Ihnen was los sein.

Frau A.: Ja.

Therapeut: Es gilt, etwas zu finden, was noch nicht fassbar ist. Aber es hat nach meinem Gefühl was mit Wahrheit oder Wirklichkeit, mit etwas innerlich Wirklichem, Wahrem zu tun, was zu Ihnen gehört. Ich find's ganz spannend, etwas, was noch nicht zu begreifen ist, miteinander zu suchen.

In dieser Behandlungssequenz geht es darum, der Patientin zu ermöglichen, dass sie darin ebenso wie in der Situation am Abend davor mit N. wahrnehmen/erfassen kann, dass sie keine Aufmerksamkeit hat für einen Modus der (Fehl-)Anpassung, der darin besteht, dass sie sich traurig, bockig, jedenfalls sich selbst und ihrem Gegenüber (Therapeut und Ehemann) etwas vorenthält. Dazu gehört ihre nur diffus erlebte Wut. Und es deutet sich ein Zusammenhang mit Erfahrungen in der Mutterbeziehung an.

In dieser typischen Arbeitssitzung taucht in verschiedenen Varianten die Interventionsabfolge von Achtsamkeit, Spiegelung, Verbalisierung und dem Versuch der Kontextreflexion auf. Dabei geht es um das Ziel, dass die Patientin beginnt, diese Abfolge selbst in den Modus ihrer stillen inneren Arbeit zu übernehmen.

9.3.3 Transformation: Der Affekt wird ich-synthon

Die Behandlungssequenz mit Frau A. schildert sie im Kern in einem Zustand des Wandels. Bislang konnte sie Selbstzustände von Trauer und Wut weder angemessen sicher differenzieren und kontextuell zuordnen noch in Beziehung regulieren, mental und handelnd gestalten oder dialogisch reflektierend mit anderen teilen. Ihr unbewusster Bewältigungsmodus der Affektabwehr bestand in der Vermeidung und Verdrängung der für sie unerträglich schmerzlichen und überwältigenden Emotionen. Unsere dialogische Arbeit hatte ihr ermöglicht, sich den Emotionen Trauer und

Wut zu nähern. Sie hatte in der Zeit vor den oben beschriebenen Sitzungssequenzen ihre traumatischen Erfahrungen mit ihrer emotional vernachlässigenden und die Familie real mehrfach verlassenden Mutter beschrieben. Doch bislang erlebte sie ihre Emotionen noch weitgehend als ich-dyston, als gehörten sie nicht wirklich zu ihr. Mit beeindruckender Kraft rang sie seitdem darum, ihre Emotionen angemessener bewältigen zu können. Auf die oben wiedergegebene Sitzung war die Weihnachtspause gefolgt.

Frau A: Ja, also Weihnachten, ganz stressfrei verlief das dann ja doch nicht. Ich erzähl einfach mal.

Therapeut: Ja klar.

25: Zu dieser Bemerkung bewegte mich ein Gefühl vollkommen selbstverständlicher Bereitschaft, mich mit ihr an die Arbeit zu machen, ein Empfinden von eindeutiger Verbundenheit mit ihr.

Frau A.: Ich hab ja noch bis Dienstag gearbeitet, und Mittwoch war ja nun Heiligabend, und dann hab ich morgens mit den Kindern den Baum geschmückt und so, und Heiligabend war auch wirklich schön. Wir waren auch unter uns. Und am ersten Weihnachtstag hatten sich meine Schwiegereltern angekündigt und wollten um halb vier zum Kaffee kommen. Ich war morgens irgendwie total kaputt. Und dann meinte N., ach weißt du was, dann lass das doch mit dem Kuchenbacken, ich geh mit den Kindern los und kauf Kuchen. Und ich: »Ah ja, wär schon schön.« So und denn, gut, wir hatten nun lange geschlafen, also es war denn auch schon elf ungefähr, so nach dem Frühstück, und denn is' er mit unserer Tochter losgezogen und ich hab während der Zeit mit unserem Sohn gespielt. Und denn sind sie um, weiß nicht, viertel nach zwölf oder halb eins irgendwie wiedergekommen. Und er meint so, »Ja, hast du meinen Anruf nicht gehört?« »Nee, wir waren im Kinderzimmer, und hatten ein Hörspiel laufen.« Und er meint so, »Ja alle Bäckereien haben zu.« (sie lächelt) »Das ist ja großartig. Das 's ja toll, dann muss ich Kuchen backen.« Und dann war's wirklich, als wenn irgendwie in mir n Schalter umgelegt wurde, ich bin sofort in Stress geraten. Und dann wollten wir mittags Raclette essen, damit es halt nicht so stressig ist, und da hab' ich also Kuchen gebacken, das Raclette, also diesen Kram da zusammengesucht und geschnippelt und so weiter. Und da hol ich diesen Raclette-Grill aus der Verpackung raus und da ist oben alles total verkrustet. Und dann hab' ich versucht zu schrubben und sauber zu kriegen und dann hab' ich so richtig gemerkt, dass ich derart wütend wurde, aber auch nicht in der Lage war, N. um Hilfe zu bitten.

Therapeut: Mmh (kopfnickend), oha!

26: Vgl. 22.

Er hat in der Zeit mit den Kindern gespielt, damit ich meine Ruhe hätte, aber das ging irgendwie nicht. Also stattdessen hab ich da rumgescheppert in der Küche und Sachen durch die Gegend gefeuert und ähm, ich war so angespannt und ich kam da nicht raus. Und denn kam mein Sohn in die Küche und meint so, kannst du mal 'ne Traubensaftschorle machen? Und da hab ich ihn leider angebrüllt, und hab dann gebrüllt, »Was soll ich noch alles machen?« Und ich hab sie ihm natürlich gemacht, hab mich dann auch bei ihm entschuldigt. Aber da hab ich gemerkt, so irgendwie, also bricht da so ne wirklich unangemessene Aggression aus. Dann guck ich in Backofen und sag, »Ach, der Kuchen sieht scheiße aus, das wird doch nichts, der gelingt nicht!«. Ja, und N. guckt nach: »Das sieht doch ganz normal aus!« Ich: »Nein, das sieht nicht normal aus!« Ich war überhaupt nicht mehr zu beruhigen. Also, das war irgendwie wirklich schrecklich, also, und, was ich dann für mich ganz schrecklich fand, war so die Parallele zu meiner Mutter. Dass meine Mutter auch immer, immer nicht, aber halt oft diese Situation, gerade Weihnachten war bei uns immer sehr angespannt, und diese keifende Mutter in der Küche. Und das ist genau (sie lächelt) das, was ich wirklich nie machen wollte. Und ja, das fand ich alles irgendwie ziemlich schrecklich.

Therapeut: Ist da nicht was Doppeltes, was Sie schrecklich fanden? Einerseits in diesem Zustand zu sein, aus dem sie nicht wieder rausfanden, aber auch das Andere zu entdecken, ja, diese Ähnlichkeit, wenn nicht diese Gemeinsamkeit …

Frau A.: Mmh.

Therapeut: … in dem, wie Sie sind, in dem, wie Sie ihre Mutter erinnern, zu spüren, jetzt bin ich auch so wie sie.

27: Spiegelung in Achtsamkeit des Therapeuten für ihren Selbstzustand im biografischen Beziehungskontext. Hier wird das Phänomen der Identifikation mit dem Aggressor (siehe Kap. 8.4.4) gedeutet, welches bereits in der ersten Begegnung mit der Patientin (siehe Kap. 7.1) so beeindruckend aufgetreten war.

Frau A.: Mmh. Also irgendwann hab ich mich dann halt auch wieder gefangen und dann war auch alles gut und der Kuchen ist natürlich gelungen, und der Nachmittag war dann auch okay,

Therapeut: Also Sie haben da doch rausgefunden?

27a: Ihr ist offenbar eine Selbstregulation gelungen!

Frau A.: Irgendwie dann schon, ja.

Therapeut: Erinnern Sie noch, wie?

28: Versuch, sie auf die Möglichkeiten ihrer zunehmenden emotionalen Kompetenz hinzuweisen.

Frau A.: Na ja, N. kam dann ja irgendwann in die Küche und meinte, »Warum sagst du denn nichts? Ich kann dir doch helfen, sag doch was«. Und, naja, dann hab ich ihn auch erst mal so angeschnauzt und angezickt. Und dann hat er mir trotzdem geholfen und dann, dann hab ich gemerkt, dass ich da langsam wieder ruhiger wurde und hab mich auch entschuldigt, aber trotzdem fand ich das einfach nur schrecklich. Also danach, wir haben dann noch ganz in Ruhe Mittag gegessen. Und die Stimmung war auch wieder gut. Ich hab auch alles geschafft, bis meine Schwiegereltern kamen [...] das war dann auch okay und entspannt, aber das mit der Wut, das war wirklich, ja, mir fällt kein anderes Wort ein als schrecklich. (kurzes Schweigen)

Therapeut: Na ja, ich frag mich, ob das Schreckliche, was für mich gut nachvollziehbar ist, nicht auch eine innere Kehrseite hat, oder ich weiß gar nicht, ob das richtig ist, Kehrseite zu sagen. Sie haben gemerkt, ich komm in einen Zustand, der hat eigentlich gar nichts mit Heute und mit unserem Leben jetzt zu tun, sondern ich komm eigentlich ja, wie auf die Kehrseite, deswegen hab ich das eben gesagt ...

Frau A.: Mmh.

Therapeut: ... auf die Kehrseite dessen, wovor ich immer Angst hatte. Sie hatten als Kind Angst vor ihrer Mutter.

Frau A.: Mmh. Stimmt.

Therapeut: Plötzlich waren Sie selbst die Beängstigende, waren Sie so wie die Beängstigende. Wie wenn diese ganze Kindheitserfahrung noch mit solcher Macht in Ihnen steckt, dass die sich so – Weihnachten ist kein Alltag, aber irgendwie doch – dass die sich so in das Leben von Ihnen als Erwachsener reindrängt.

29: Hier wird der Modus des ›parallelen Prozessierens‹ während der gemeinsamen emotional-reflexiven Arbeit deutlich: Mehrere *mentale* Arbeitsschritte der Patientin sind parallel aktiv und werden angesprochen: ihre regulativ wirksame emotionale Kompetenz (in Int. 28), ihr Selbstgefühl in ihrer Selbstbeschreibung als ›schrecklich‹ und die Entdeckung der psychischen Gemeinsamkeit mit einem Wesenszug der Mutter. – Die Komplexität des emotionalen Erlebensmomentes ist nun auf der Ebene der bewussten Achtsamkeit und damit des Bewusstwerdens angekommen.

Frau A.: Mmh. (0,5 Min. Schweigen – sie hüstelt) Also irgendwie, ich glaube, das war, oder das ist halt schon ganz lange so, dass ich an Weihnachten wirklich zur Aggression neige, irgendwie, selbst wenn ich mich halt ganz doll bemühe, den Stress irgendwie fernzuhalten, schon im Vorwege. Es ist ja trotzdem rausgebrochen. Und ja, ich meine, Weihnachten ist alles andere als Alltag, also, so (0,5 Min. Schweigen – sie hüstelt) Weihnachten war halt auch in meiner Kindheit wirklich eigentlich immer schrecklich, also, nur deshalb find ich's noch schlimmer, solche Parallelen zu entdecken.

Therapeut: Hmm! – Wie meinen Sie denn eigentlich »schrecklich« genauer? Wenn Sie so bei sich selbst genauer hinspüren, meine ich. Meinen Sie mit schrecklich eigentlich erschreckend?

30: Bei dieser Intervention geht es um die wichtige Unterscheidung, ob sie sich selbst als ›schrecklich‹ beurteilt, oder ob sie mit Erschrecken darauf reagiert, zu erkennen, wie ähnlich sie ihrer Mutter ist.

Frau A.: Ääh ... Meinen Sie, ich finde mich schrecklich? Jetzt aktuell? Oder damals? Oder worauf ist die Frage bezogen?

Therapeut: Ja, ich hab' es jetzt erst mal auf jetzt aktuell bezogen.

Frau A.: Na ja klar find ich's erschreckend, wenn ich an mir beobachte, wie ich in einen Zustand komme, in den ich nicht rein will und es nicht schaffe, da ...

Therapeut: Mmh.

Frau A.: Na gut, ich bin ja wieder rausgekommen, aber es hat halt gedauert.

Therapeut: Ich find es ganz erstaunlich, dass Sie das geschafft haben, da innerhalb von zwar einigen Stunden, aber doch ja so wieder rauszukommen, dass Sie dann Ihre Schwiegereltern empfangen konnten und sich offenbar zu dem Zeitpunkt schon wieder innerlich so gefangen hatten, dass das ging.

9.4 Die Metapsychologie der emotionsbasierten Arbeit

Die *dialogische Arbeit* mit den Patient:innen zielt darauf ab, ihnen zu ermöglichen, dass sie die Fähigkeit entwickeln, sich emotional kompetenter als bislang erfassen, regulieren und steuern zu können. Dazu benötigen sie die Fähigkeit, sicher genug unterscheiden zu können, welche ihrer emotionalen Gefühle des Moments in einen Hier-und-Jetzt-Kontext gehören und welche aus einem Dort-und-Damals-Zusammenhang stammen.

Die *emotionsbasierte Arbeit*, welche die Therapeut:innen in die dialogische Arbeit einführen, zielt darauf ab, die psychischen Fähigkeiten, welche die Patient:innen bei ihrer eigenen stillen emotional-reflexiven Arbeit zur Bewältigung ihres emotionalen Erlebens benötigen, zu stärken, d.h. Reifungsschritte der emotionalen Kompetenz zu bewirken.

Beide Arten der psychotherapeutischen Arbeit gehen ineinander über und gehören zusammen. Gleichwohl ist es wichtig, sie zu unterscheiden. Denn erst auf diese Weise wird verständlich, was bei dieser Arbeit eigentlich metapsychologisch verstanden entsteht und geschieht.

Im vorangegangenen Kapitel werden die Interventionen des Therapeuten behandlungstechnisch und metapsychologisch kommentiert. Wenn Sie sich als Leser:in die Kommentare noch einmal im Gesamt durchsehen, so können Sie entdecken, dass sie der strukturellen Ordnung folgen, wie sie in Kap. 9.1 in drei Gruppen beschrieben wird:

1. Einige Interventionen zielen auf die Fähigkeiten der emotionalen Kompetenz der Patientin ab, z. B: 1, 3, 6, 8, 9, 22.
2. Einige regen zur Selbstreflexion an und haben zum Ziel, aktuell-gegenwärtige Gefühle von solchen der Vergangenheit zu unterscheiden, um auf diese Weise ein relational-kontextuelles Verständnis für emotionales Erleben anzustreben, z. B: 2, 3, 5, 11–15, 19–21, 23, 24.
3. Und eine dritte Gruppe von Interventionen hat das unmittelbare emotionale Beziehungserleben in der therapeutischen Beziehung zum Inhalt, z. B. 4, 7, 10, 16, 17–18.

Diese drei unterschiedlichen Arten methodischen Vorgehens dienen der Bewältigung von verschiedenen therapeutischen Aufgaben, die gemeinsam darauf abzielen, die emotionale Kompetenz der Patient:innen zu verbessern:

Ad 1: Die Arbeit mit der Achtsamkeit und Wahrnehmung, der Differenzierung und Symbolisierung sowie mit der Reflexion ist eine strukturbezogene psychotherapeutische Arbeit, welche dazu dient, die psychischen Funktionen und damit den mentalen Akteur im Selbstsystem zu Reifungsschritten anzuregen.

Ad 2: Die Arbeit mit der Selbstreflexion und der Fähigkeit, emotionales Erleben im Kontext biografisch erworbener Beziehungserfahrung erkennen zu können, befähigt Patient:innen dazu, bislang unbewusste, prozedural entstandene Emotionen und Verhaltensweisen der Vergangenheit von denen der Gegenwart unterscheiden und bewusst wahrnehmen zu können.

Ad 3: Und die Arbeit mit dem unmittelbaren emotionalen Beziehungserleben ermöglicht es, im Hier und Jetzt der therapeutischen Beziehung gemeinsam geteilte emotionale Erfahrung zu machen, welche als neues prozedurales Beziehungswissen neben das im Dort und Damals gemachte treten kann.

Entscheidend aber – und das ist in der emotionsbasierten Psychotherapie gegenüber der Arbeit auf der Basis der Triebtheorie neu – ist die Möglichkeit, dass mithilfe dieses Ansatzes *emotionales Erleben auf der Grundlage der sieben Systeme der Basisemotionen* gezielt bearbeitet werden kann. Wie die Spektralfarben des Lichts gezeigt, erkannt und benannt werden können, so kann auch das breite emotionale ›Spektrum‹ der Basisemotionen mittels Achtsamkeit, Wahrnehmung, Symbolisierung, Differenzierung und relationaler Kontext-Reflexion für die Patient:innen bewusst und psychisch verfügbar werden. Diese psychotherapeutische Arbeitsweise hat für Patient:innen nicht nur eine zunehmende Veränderung in ihrem Erleben von Lebendigkeit zur Folge, indem sie im therapeutischen Geschehen kontinuierlich neue emotionale ›Spektralfarben‹ ihrer Basisemotionen entdecken, sondern indem sie darüber hinaus eine Reifung ihrer emotionalen Kompetenz erfahren.

Es sollte klar sein, dass solch eine Verlebendigung im Selbsterleben von Patient:innen nicht mit einmaligen Interventionen erreichbar ist. Vielmehr braucht es dazu einen steten *Prozess der Entwicklung*. Dieser entsteht über die Dauer einer langfristigen therapeutischen Beziehung, in welcher die o.a. drei Methoden von miteinander ko-kreierter Erfahrung – wie im Beispiel von Frau A gezeigt – aktiv sind. Während der emotionsbasierten Arbeit entstehen genauso wie in der frühen Mutter-Kind-Beziehung kontinuierlich implizite Lernschritte (siehe Kap. 2.1), welche es ermöglichen, dass auf der Grundlage von sich wiederholenden Mikroschritten (diese werden im Verbatimprotokoll mit den Ziffern 1–30 markiert) neue Fähigkeiten und Erfahrungen assimiliert werden. Dabei reifen die psychischen Funktionen des mentalen Akteurs im Selbstsystem.

Der im Verlauf der emotionsbasierten Psychotherapie erfolgende Zugewinn an Fähigkeit zur Achtsamkeit und Wahrnehmung der den Patient:innen eigenen Bandbreite ihrer Emotionen hat im Behandlungsprozess zur Folge, dass bis dahin unbewusste Konflikte (siehe Kap. 8.2) zutage treten und bearbeitet werden können. Und die zunehmende emotionale Differenziertheit der Patient:innen schafft die Möglichkeit, dass sie ihre Entwicklung von Autonomie und Individuation, die in ihrer

Kindheit beeinträchtigt wurde und darum defizitär geblieben ist (siehe Kap. 8.4.1 und 8.4.2), wieder aufnehmen können.

Doch was hier als emotionsbasierte Arbeit beschrieben wird, betrifft einen weitgehend *bewussten, jedoch präreflexiven Teil* des emotionalen Erlebens. Emotionen können wie im Beispiel von Frau A. (siehe Anfang von ›Wut und Traurigkeit‹) von Patient:innen zwar bewusst erfasst, aber nicht reflexiv begriffen werden. Diese Arbeit leistet das emotionsbasierte Vorgehen. Dabei treten emotionale Phänomen zutage, die relationalen Zusammenhängen entspringen, die bis dahin *unbewusst* sind (vgl. Intervention 27 und 29). Diesen Zusammenhängen widmet sich die *psychodynamische* Arbeit. Sie ist neben der emotionsbasierten Arbeit der zweite Bestandteil der dialogischen Arbeit des therapeutischen Paares.

KAPITEL 10

Die psychodynamische Arbeit

Es sprechen überwiegend didaktische Gründe dafür, zwischen der emotionsbasierten und der psychodynamischen Arbeit zu unterscheiden. In der Praxis gehen die beiden Arbeitsweisen stets ineinander über oder treten auseinander hervor wie die Sitzungsprotokolle von Frau A. verdeutlichen. Das ist sicher allen psychodynamischen Therapeut:innen vertraut. Dennoch ist es sinnvoll, die beiden Modi der psychotherapeutischen Arbeit getrennt voneinander zu reflektieren. Da nur so die unterschiedlichen Zielsetzungen der beiden Arbeitsweisen klar differenziert werden können.

Die emotionsbasierte Arbeit zielt darauf ab, die Reifung der psychischen Funktionen des mentalen Akteurs und damit die emotionale Kompetenz der Patient:innen zu fördern. Dadurch wird die Integration der gesamten ›Bandbreite‹ der Basisemotionen ins Selbstsystem unterstützt, die Fähigkeiten zum Umgang mit den Emotionen, die in der *Gegenwart* auftreten, werden verbessert und damit wird die Resilienz der Patient:innen gestärkt.

Die psychodynamische Arbeit zielt dagegen darauf ab, dass Patient:innen aktuelle emotionale Zustände, welche Folge ihrer prozedural und damit unbewusst gespeicherten Beziehungserfahrung sind, auf die Ebene der bewussten Wahrnehmung heben, sie differenzieren und verbalisieren können und sie ggf. als Folge von Erfahrungen der *Lebensvergangenheit* erkennen können.

Beiden Arbeiten ist gemeinsam, dass emotionale Zustände der Patient:innen in der Weise dialogisch bearbeitet werden, dass sie bewusst wahrgenommen, differenziert und symbolisiert werden mit dem Ziel, dass die Fähigkeit zur sicheren emotionalen Detektion entsteht. Diese Fähigkeit ist unverzichtbar, wenn es darum geht, identifizieren zu können, welche Emotionen ihre Ursache *in situativen Erfahrungen der Gegenwart* haben und welche Emotionen Phänomene *wiederkehrender Aktivierungen des primär prozeduralen Beziehungswissens* sind.

10.1 Die Phänomenologie des Unbewussten

Ohne Unbewusstes gäbe es keine psychodynamische Psychotherapie. Umgekehrt ist es die originäre Aufgabe des Verfahrens, Unbewusstes analytisch zu erschließen und den Patient:innen zugänglich zu machen. Mit dem Unbewussten zu arbeiten, erfordert eine ausreichend klare Konzeption im Denken der Psychotherapeut:innen; das ist in Kapitel 4.4 beschrieben worden. Hier wird kurz zusammengefasst, was für den Umgang damit in der praktischen Arbeit wichtig ist.

Der gesamte Bereich der Psyche, der dem Individuum nur zu einem Teil bewusst ist, entsteht vor allem in den ersten Jahren der Kindheit. Dabei entwickeln sich zwei stets aufeinander bezogene Strukturbereiche innerhalb des Selbstsystems, die vom Individuum wahrnehmend als in sich existent erfasst werden können, das *erlebende Selbst* und der *mentale Akteur* des Selbst.

Der Umstand, dass dem erlebenden Individuum ein großer Bereich seines Seelenlebens nicht oder nur zeitweise bewusst wahrnehmend zur Selbstreflexion zur Verfügung steht, also *bewusst ist*, macht es erforderlich, dass Psychotherapeut:innen über ein Denk- und Reflexionsmodell verfügen, mit dessen Hilfe sie über die unbewusste Dimension der Psyche ihrer Patient:innen nachsinnen können. Dabei geraten die beiden Strukturelemente des Selbst mit ihren Repräsentanzen auf der einen und den psychischen Funktionen auf der anderen Seite in ihren Blick; Sandler und Sandler haben diese beiden strukturellen Bereiche dem *Vergangenheits-* und dem *Gegenwarts-Unbewussten* (siehe Kap. 4.4) zugeordnet.

Die reflexive Arbeit der Psychotherapeut:innen mit den beiden Dimensionen des Unbewussten ermöglicht ihnen, schrittweise immer besser und vor allem differenzierter zu verstehen, WAS im psychischen Geschehen ihrer Patient:innen als Erfahrung szenisch und deklarativ (= im Narrativ erzählbar) repräsentiert ist und WIE dieses Erfahrungswissen von ihrem mentalen Akteur einst verarbeitet wurde und aktuell bearbeitet wird (Klöpper 2006, 2024). Während dieser reflexiven Arbeit blicken die Behandler:innen aus zwei unterschiedlichen Perspektiven auf das unbewusste psychische Geschehen ihrer Patient:innen: In der zeitlichen Perspektive des Vergangenheits- und des Gegenwarts-Unbewussten reflektieren sie die Entstehungsgeschichte des aktuellen Erlebens und so können sie differenzieren, was im Dort und Damals entstanden ist und wie es im Hier und Jetzt bearbeitet wird. In der strukturellen Perspektive reflektieren sie das unbewusste, intrapsychische Wechselspiel zwischen den Inhalten der Repräsentanzen des erlebenden Selbst und den psychischen Funktionen des mentalen Akteurs und entdecken dessen Modi der Verarbeitung, *Abwehr* und *Anpassung*.

Sobald die dialogische Arbeit mit den Patient:innen und die Aufmerksamkeit für die Inhalte des Narrativs soweit fortgeschritten ist, dass Therapeut:innen im strukturellen und im zeitlich-biografischen Kontext reflektieren können, gerät in der Regel eine weitere Dimension der Kommunikation in den Fokus der Aufmerksamkeit, der *Handlungsdialog* in der therapeutischen Beziehung, der die Begegnung vom ersten Moment an begleitet. Damit können Therapeut:innen ihren mentalen Blick während der stillen reflexiven Arbeit in die ›Tiefen‹ der prozeduralen Erfahrungswelt ihrer Patient:innen richten und das Spektrum unbewusster Erfahrungsräume kann sich weiter öffnen. Beinahe unbemerkt kommt mit der Aufmerksamkeit für den Handlungsdialog ein strukturelles Momentum in den reflexiven Raum der Therapeut:innen, das präreflexive Selbst des Strukturmodells vom Selbstsystem (siehe Kap. 3.5).

Die Aufmerksamkeit für den Handlungsdialog und damit für die prozedurale Dimension der Beziehungserfahrung der Patient:innen ist so wichtig, weil das Narrativ der szenisch und deklarativ erinnerten Beziehungserfahrung immer nur davon berichten kann, was das ›Kind in den Patient:innen‹ einst per vielfacher mentaler Nachbearbeitung aus seiner prozeduralen Beziehungserfahrung als deklarative Repräsentanz gestaltet hat. Es zeigt also ein unvollständiges Bild des Unbewussten.

Die Herausforderung, all die Inhalte der verschiedenen unbewussten Kontexte im eigenen Aufmerksamkeitraum für die stille emotional-reflexive Arbeit wahrzunehmen und zu bedenken, ist für Psychotherapeut:innen sehr komplex. Aber um die Phänomenologie des Unbewussten möglichst gut erfassen zu können, bleibt nichts anderes übrig, als sich dieser Herausforderung zu stellen. Gelingt das einmal nicht, so sollten Therapeut:innen sich selbst beruhigen. Auch älteren und erfahrenen Therapeut:innen gelingt diese Herausforderung oft erst nach mehreren ergebnislosen Ansätzen.

Das Unbewusste zeigt sich nur indirekt durch verschiedene Phänomene, durch die es zum Ausdruck kommt, als Übertragung, Erwartung, Inszenierung, Verwicklung, Flashback, Abwehr oder Anpassung.

10.1.1 Übertragung

Im Phänomen der Übertragung zeigt sich das Unbewusste wohl neben dem der Abwehr am häufigsten. Sandler und Sandler sprechen von Übertragung »dann und wenn die Person des Analytikers in die heutige Version eines Kindheitsimpulses einbezogen wird. [...] Übertragungsimpulse repräsentieren – wie alle anderen Impulse im Gegenwarts-Unbewußten – erwachsene Formen infantiler Wünsche« (1985, S. 805). Die Formulierung ›heutige Version eines Kindheitsimpulses‹ kann man m. E. ebenso wie die ›erwachsenen Formen infantiler Wünsche‹ auch als Beschreibung für Impulse verstehen, die sich als motivationale Impulse aus den sieben Systemen der Basisemotionen ableiten lassen. So lässt sich Übertragung heute so beschreiben:

> Übertragung ist die Projektion des Inhalts der *unbewussten Erwartung eines Reaktionsmusters* auf eine aktuelle Bezugsperson. Dabei wird ein Reaktionsmuster externalisiert, das in der Kindheit prototypisch als Antwort prägender Pflegepersonen auf motivationale Bedürfnisse des Kindes aus dem Bereich der sieben Basisemotionen erlebt und verarbeitet werden musste.

Diese Formulierung macht wohl klar, dass es sich bei der Übertragung nicht um ein Phänomen handelt, das auf die analytische/psychotherapeutische Situation beschränkt ist. Vielmehr kommt es im Alltagsleben genauso vor; aus der Perspektive von Therapeut:innen wird das Phänomen dann als Außenübertragung bezeichnet.

Als psychodynamische Grundlage für das Auftreten der Übertragung muss eine komplexe unbewusste Fantasie angenommen werden, welche die Vorstellung antizipiert, dass in der Gegenwart die gleiche emotionale Situation und damit auch Gefahr auftreten wird, wie sie einst als kindliche Erfahrung als spezifische Beziehungsrepräsentanz abgespeichert worden ist.

Das Beispiel von Herrn K. in Kapitel 8.2 zeigt das Auftreten einer solchen Außenübertragung. Er war wegen eines seit seiner Kindheit *prozedural-konflikthaft* abgespeicherten motivationalen Bedürfnisses der Selbstbehauptung in die Analyse gekommen. In die Gemeindeversammlung ist er mit der Zuversicht gegangen, durch die analytische Arbeit an Sicherheit im Umgang mit seinem Konflikt gewonnen zu haben. Seine Basisemotionen des Suchsystems hatten ihm ermöglicht, mit Neugier und Interesse auf die Suche nach der Lösung für ein Problem in seiner Gemeinde zu gehen. Das hatte ihn, wie er meinte, zum Erfolg geführt. Angeregt vom Wut-System fühlte er sich kraftvoll-selbstbehauptend gerüstet, in der Versammlung argumentativ zu bestehen. Doch im Moment seines Auftritts brach all das in sich zusammen und er fühlte sich, so seine nachträgliche Selbstanalyse, vor der Versammlung – ausgelöst durch Mimik und Blicke, die er als Trigger erlebt hatte – genauso wie einst vor seinem Vater: bedroht von gnadenloser Ablehnung, beschämt und im Kopf wie leergefegt.

Ähnlich war die Situation für Herrn H. (siehe Kap. 5.4). Ich hatte ihn mit einer kurzen Bemerkung gekränkt. Und er war unfähig, darauf zu reagieren, weil er mich unbewusst wie seinen Vater erlebte. Erst später hatte er spüren können, dass und wie ihn meine Bemerkung verletzt hatte, und er hatte begonnen wahrzunehmen, dass ihn meine Bemerkung geärgert hat. Seine Basisemotionen des Wut- und des Verlassenheitspanik-Systems waren wahrnehmbar geworden. Eine spontane aversive, mich zurückweisende Reaktion wäre sicher eine angemessene Antwort gewesen. Aber zu der war er mir gegenüber ebenso wenig in der Lage wie gegenüber dem Vater.

Es ist in beiden Fällen unschwer zu erkennen, dass die unbewusste Erwartung einer unerträglich gefährlichen Reaktion des/der Anderen zu deren Projektion und simultan zu einer Verleugnung/Verdrängung der motivationalen Basisemotionen geführt hat. Das hatte in beiden Fällen auf der konkreten Handlungsebene ein Ausbleiben des angemessenen Verhaltens zur Folge.

In beiden Fällen hat den Patienten die situativ angemessene Aggression gefehlt, weil sie offenbar per Abwehr (Ungeschehen-Machen bzw. Verleugnung) vermieden wurde. Aber die alleinige Interpretation des zugrunde liegenden unbewussten Konfliktes als Ausdruck einer Aggressionshemmung würde übersehen, dass im Fall von Herrn K. (Kap. 8.2) damit auch eine konfliktbedingte Hemmung des Such-Systems als zentrale Motivationsquelle für Neugier, Interesse und letztlich Individuation verknüpft ist; außerdem ist auch das Play-System gehemmt, welches das Lustgefühl beim Herausfinden eigener Ziele und Ideen beisteuert. Und im Fall von Herrn H. kann bei einer Fokussierung auf die abgewehrte Aggression übersehen werden, dass der Ärger oder die Wut im Dienst des Care-Systems als Selbstfürsorge unverzichtbar ist.

10.1.2 Erwartung

Bei der unbewussten Erwartung handelt es sich um ein der Übertragung ähnliches Phänomen mit dem Unterschied der Fixierung. Während bei der Übertragung die Möglichkeit der dialogisch-reflexiven Arbeit besteht, zeigt sich bei der unbewussten Erwartung eine Erstarrung der psychischen Struktur und ein Unvermögen, sich mit dem Phänomen reflexiv auseinanderzusetzen. Das Beispiel von Herrn M. in Kapitel 6.2 ist ein Beispiel dafür: Die unbewusste Erwartung, dass Neuanfang Verlust bedeutet, ist eine so fixierte Gewissheit, dass für deren Reflexion kein mentaler Raum zur Verfügung steht. Psychosomatische Störungen, Zwangsstörungen, paranoide Entwicklungen und Messie-Persönlichkeiten können mit diesem Phänomen einhergehen.

10.1.3 Inszenierung

»Unter Inszenierung versteht man das unbewusste In-Szene-Setzen einer Beziehungserfahrung, die ein Mensch so oder so ähnlich in seiner Vergangenheit als prägend erlebt hat. Es ist möglich, dass ein Patient sich dem Therapeuten gegenüber so verhält, wie er sich einst seinen Pflegepersonen gegenüber verhalten hat; ebenso kann er sich aber auch in die Rolle der Eltern begeben, sodass der Therapeut für den Patienten unbemerkt diejenigen Gefühle empfindet, die jener einst selbst seinen Pflegepersonen gegenüber empfand. In der Inszenierung wird überdurchschnittlich häufig implizit-prozedurales Beziehungswissen in die therapeutische Beziehung hineingetragen« (Klöpper 2014, S. 202). Das Beispiel von Frau A. in Kapitel 7.1 illustriert dieses Phänomen sehr klar und zeigt, wie sowohl die Täter-Seite als auch die Opfer-Seite einer Beziehungserfahrung handlungsdialogisch kommuniziert werden kann.

10.1.4 Verwicklung

Das Phänomen der Verwicklung ist dem der Inszenierung recht ähnlich und doch deutlich unterschieden. Beiden gemeinsam ist, dass Patient:innen ihre Beziehungserfahrung nur handlungsdialogisch zum Ausdruck bringen können. Während jedoch Inszenierungen von den Therapeut:innen wie ein Theaterstück empfunden werden, bei dem sie gleichsam im Zuschauerraum sitzen und es gelingt, inneren Abstand einzuhalten, gelingt dies bei der Verwicklung nicht. Und während die Inszenierung meist ins Auge fällt und häufig nur aus kleinen Szenen besteht, stellt sich die Verwicklung oft schleichend ein. Sie macht sich in der Gegenübertragung über ein langsam entstehendes, zunehmend als ich-dyston erlebtes Empfinden bemerkbar, das als unangenehm empfunden wird, auch deshalb, weil es sich ›nicht abschütteln‹ lässt und weil keine Distanzierung davon möglich wird. Der Fall von Frau B. in Kapitel 7.3 ist ein Beispiel dafür. Therapeut:innen werden dabei unvermeidlich in komplementärer oder konkordanter Weise (Racker 1959) empfindend verwickelt. Sobald es jedoch gelingt, dieses intersubjektive Phänomen (das auch als ›Enactment‹ bezeichnet wird) psychodynamisch zu reflektieren, wird meist deutlich, dass frühe präverbal entstandene, prozedural erworbene Beziehungserfahrungen mit der Mutter (oder anderen prägenden Pflegepersonen) den unbewussten Hintergrund für dieses Phänomen darstellen.

Derartige Verwicklungen können auch auftreten, wenn in Psychotherapeut:innen während einer therapeutischen Sitzung assoziativ eigene, schwer zu bewältigende Erfahrungen, Erinnerungen und Gefühle aufsteigen, die denen der Patient:innen ähneln.

> In einer Gruppensupervision berichtet Frau N., dass der Abschied einer Patientin aus der Behandlung nicht gelänge und sie recht ratlos damit sei. Ihre Patientin sei im Alter von wenigen Wochen adoptiert worden, genau wie deren ältere Schwester. Noch in ihrer Vorschulzeit sei diese Schwester verstorben. Trennung und Verlust seien das Thema der Therapie gewesen. Und jetzt am Behandlungsende gerate genau das zur Krise. – Während Frau N. davon berichtet, wird sie zunehmend traurig und bricht schließlich in ein sie schüttelndes Weinen aus. Alle Gruppenmitglieder reagieren bestürzt und voller Mitgefühl. Als Frau N. nun ihre eigene Kindheitsgeschichte offenbart, die vom ersten Lebensjahr an durch die ganze Kindheit hindurch von wiederholten Trennungen von den Eltern, Unterbringungen in verschiedenen Pflegefamilien und einem Zurück zu den Eltern geprägt war, lichtete sich die Ratlosigkeit. Es wurde verständlich, wie schwer es Frau N. vor diesem Hintergrund fällt, ihr eigenes emotionales Erleben von dem ihrer Patientin zu trennen und ihr als Therapeutin empathisch zur Verfügung zu stehen. – Die Gruppensitzung ermöglichte ihr, in sich selbst emotional fühlend Anschluss zu finden an ihre Erfahrung als Erwachsene und zu spüren, welche Sicherheit, Kontinuität, Vertrauen und emotionale Aufgehobenheit in Beziehungen sie inzwischen als unverbrüchlich kennt. (Klöpper 2023, S. 204 f.)

Es sollte in diesem Beispiel erkennbar werden, dass die Therapeutin vor dem Hintergrund eigener traumatogener Trennungserfahrungen in der Schlussphase der Behandlung ihre Fähigkeit zur Selbst-Objekt-Differenzierung verlor und es daraufhin zu einer Fusion des emotionalen Erlebens beider gekommen ist, die verhindert hat, dass die Therapeutin die beiden emotionalen Beziehungserfahrungen weiterhin getrennt halten konnte. Ähnlich wie im Fall von Frau B. (siehe Kap. 7.3) ist es hier zu einem vorübergehenden Einbruch der strukturellen Kohärenz der Therapeutin gekommen.

10.1.5 Flashback

Die Phänomenologie des Flashback ist aus der Traumatherapie bekannt: Ein Trigger-Ereignis lässt schlagartig die Erinnerung an das Trauma auftauchen und damit auch die trauma-assoziierten Emotionen. Das gleiche Phänomen kann aber auch bei anderen psychischen Störungen auftreten, die nicht *offensichtlich* durch Traumata (z.B. Cathy in Kap. 8.2) entstanden sind, dennoch aber bereits im ersten Lebensjahr zur Abwehr und Hemmung der Entfaltung der Basisemotionen geführt haben.

> Regelmäßig auftretende, traumatisch wirksame Mikroereignisse in den Beziehungen von Säuglingen und Kleinkindern mit ihren primären Pflegepersonen, die ganz überwiegend prozedural repräsentiert werden, können im späteren Leben Flashbacks zur Folge haben, die nicht das Ereignis, sondern die Emotion des Mikroereignisses schlagartig ins Erleben bringen.

Der Fall von Herrn K. (siehe Kap. 8.2) ist wahrscheinlich ein Beispiel für dieses Phänomen. Er ist nachweislich bereits im ersten Lebensjahr mit Schlägen gestraft worden, wenn er Aktionen getätigt hat, die ›verboten‹ waren. Menschen mit derartigen Erfahrungen in der präverbalen Zeit haben eine hohe Wachsamkeit für *Mikrosignale* in ihrer Umwelt wie beispielsweise Mimik, Gestik, Blickkontakt, Tonfall u.Ä. entwickelt. Wenn solche Mikrosignale im späteren Leben im Zusammenhang mit einem vulnerablen Impuls oder Bedürfnis auftreten – wie es im Fall von Herrn K. das Bedürfnis zur Selbstbehauptung in einer schwierigen Beziehungskonstellation war – so können ähnliche Mikrosignale zum Trigger für eine wiederholte mikrotraumatische Erfahrung der Frühkindheit werden und als Flashback auftreten.

Aber auch kurze Assoziationsketten können zu solchen schlagartigen Veränderungen des Selbstzustandes führen. Ich habe 2023 (S. 370) den Fall von Herrn D. beschrieben. Er berichtet davon, dass er schlagartig in eine angstvoll-depressive Verfassung geraten ist, nachdem er im Keller einer Bekannten assoziativ in lebhafte Erinnerungen an seine Kindheit geraten war und in ihm das Geruchsempfinden der derzeitigen Waschküche auftauchte. Die Verknüpfung ›Keller-Waschküche-Geruch‹ wurde zum augenblicklichen Trigger für einen flashbackartigen Wechsel seiner Stimmung hin zu einem ängstlich-depressiven Empfinden, das einst in seiner Kindheit entstanden war: Er musste die Mutter wegen ihrer unerträglichen Angst stets in die Waschküche im Keller begleiten, was für ihn immer von einem gruselig-ängstlichen Gefühl begleitet war. Im Verlauf seiner Analyse hatte sich herausgestellt, dass er von seiner

Säuglingszeit an unausgesprochen der Schutzgeber seiner Mutter in ihren zeitweise psychosenahen Angstzuständen zu sein hatte.

Die Geschichte von Herrn D. illustriert, wie szenisch deklarierbare Erinnerungen (Waschküchen-Szene) die Erfahrungswelt von *primär prozedural* gemachten Erfahrungen (als Säugling an der Seite einer wiederholt toxisch geängstigten Mutter aufgewachsen zu sein) als tiefsten Kern des Unbewussten in sich tragen. Man darf annehmen, dass der Säugling D. an der Seite der Mutter bereits auf dem Weg der transgenerationalen Weitergabe (siehe Kap. 8.4.3) mit deren Angst kolonisiert worden ist.

10.1.6 Abwehr

»War sie [die Abwehr] zunächst integrativer Bestandteil der triebtheoretisch fundierten Konflikttheorie, welche die Dynamik und den intrapsychischen Widerstreit psychischer Interessen als Grundlage intrapsychischer Konflikte und der Entwicklung ganz allgemein ansieht, spielt das Abwehrkonzept heute in allen Psychologien der Psychoanalyse eine bedeutende Rolle« (Boll-Klatt & Kohrs 2014, S. 31). Die Autor:innen zeigen überzeugend, dass das Verständnis der Abwehr und der Arbeit damit seit der Entwicklung der psychoanalytischen Ich-Psychologie ständig zugenommen und immer differenzierter verständlich geworden ist. So hat beispielsweise Stavros Mentzos (1996) »fünf Ebenen, auf denen er die unterschiedlichen Abwehrmechanismen einordnet« (Boll-Klatt & Kohrs 2014, S. 34), der Reifungsentwicklung zugeordnet. Diese Entwicklung korrespondiert mit dem hier vorgestellten Konzept des Selbstsystems, wonach der mentale Akteur des Selbst diejenige psychische Struktur ist, welche über den Einsatz der Abwehr entscheidet. Dabei kommen prinzipiell all diejenigen Mechanismen ähnlich dem zum Einsatz, wie Anna Freud sie bereits 1936 beschrieben hat[48].

Während die Abwehr also im ursprünglichen Verständnis konzeptionell ihren Sinn darin hatte, Affekte der unsublimierten Triebe ›in Schach‹ zu halten, d. h. Triebdurchbrüche zu verhindern, hat sich im Verlauf der Theoriebildung immer mehr die Auffassung durchgesetzt, dass mit diesem Begriff all diejenigen »Prozesse bzw. Mechanismen [gemeint sind], welche der Entlastung des Ich von unlustvollen Gefüh-

48 »Zu den primitiven Abwehrmechanismen gehören die Idealisierung, Introjektion, Projektion, projektive Identifizierung, Spaltung, Fragmentierung und Verleugnung. Zu den reifen Abwehrmechanismen gehören die Verschiebung, Intellektualisierung, Affektualisierung, Rationalisierung, Affektisolierung, Reaktionsbildung, Ungeschehenmachen, Verdrängung, Sublimierung und die Regression (nach Speidel & Fenner 2002)« (Klöpper 2014, S. 189).

len und Affekten (bzw. den dazugehörigen kognitiven Inhalten) dienen« (Mentzos 1996, zit. n. Boll-Klatt & Kohrs 2014, S. 31). An Mentzos anschließend werden Abwehrmechanismen hier als psychische Funktionen verstanden, auf die der mentale Akteur des Selbst zugreift.

> Abwehr dient dem Vermeiden der erinnernden Wiederkehr traumatischer, konflikthafter oder sonst wie verletzender, demütigender Beziehungserfahrungen mit den prägenden Pflegepersonen und dem Vermeiden des Auftauchens der damit assoziierten motivationalen Basisemotionen, um das Selbstsystem auf diese Weise vor erneuten Erfahrungen dieser Art zu schützen.

Mit dieser Formulierung sollte klar sein, dass die Abwehr sich auf die *Folgen von Beziehungserfahrungen* bezieht, welche die Entwicklung und Entfaltung des Selbstsystems nachhaltig beeinträchtigt haben. Für die praktische Arbeit sind diese Zusammenhänge von Bedeutung, als dass das Auftauchen von Abwehr immer gewertet werden kann als Hinweis darauf, dass sich dahinter eine gravierende, ins Unbewusste verschobene Beziehungserfahrung verbirgt, die es zu entschlüsseln gilt (vgl. Tessmann 2023).

10.1.7 Anpassung

Abwehr und Anpassung stehen in engem Zusammenhang miteinander. Während die Abwehr den Sinn hat, das Selbstsystem vor Gefahren zu schützen, die in der Beziehung drohen, hat die Anpassung den Sinn, die Beziehung zu schützen und aufrechtzuerhalten. Ein Blick auf die Situation von Cathy in Kapitel 8.2 macht deutlich, wie früh Kinder in Beziehungen die Erfahrung machen können, dass ihren Müttern/Vätern grundsätzliche Fähigkeiten fehlen, mit denen sie sich passend auf das Kind einstellen und dieses in seinem Wesen emotional begreifen können. In solchen Lebenssituationen bleibt Kindern keine andere Wahl, als sich auf die Defizite der Mutter oder auch des Vaters einzustellen. Sie wird – wie im Beispiel von Cathy gezeigt – genau das vermeiden, worauf die Mutter verständnislos oder schmerzlich reagiert. Zugleich kann das mit Formen der Anpassung einhergehen, welche die Bindung und Beziehung sichern, indem Kinder erfassen, was Eltern benötigen und ihre Bedeutung in Beziehung stärkt.

Anpassung ist ein unbewusster Modus der Beziehungsgestaltung, der in der frühen Elternbeziehung beginnt und einhergeht mit der dauerhaften Abwehr von Bedürfnissen, Neigungen und Bestrebungen, welche im Anderen Aversion und/oder Strafe auslösen; in der Folge wird die Individuation verfehlt. Anpassung geht mit einer Einstellung auf die Bedürfnisse der Elternpersonen einher, um auf diese Weise die Bindung mit ihnen zu sichern.

Das Beispiel von Herrn G. (siehe Kap. 8.4.4) zeigt, wie Anpassung durch das Leben hindurch als die Beziehung sichernder Modus bestehen bleiben kann. Nach dem Unfalltod seiner Ehefrau rückt im Behandlungsverlauf der Beziehungsmodus der beiden in den Fokus der Aufmerksamkeit. Dabei wird deutlich, welche Ähnlichkeiten es zwischen seiner Mutterbeziehung und seiner Paarbeziehung gibt. Der Modus einer Fürsorge-Beziehung wird erkennbar als Ausdruck einer Dominanz des Care-Systems im Bereich seiner Basisemotionen. Psychodynamisch lässt das die Vermutung aufkommen, dass diese Form der Anpassung von Herrn G. einhergeht mit einer Abwehr, die nicht nur die Selbstfürsorge betrifft, sondern ebenso andere Bereich der Selbstentfaltung seiner Individuation. Wilfried Schmidbauer hat dieses Phänomen 1978 zuerst beschrieben und als ›Helfersyndrom‹ bezeichnet.

10.2 Die Arbeit mit der Gegenübertragung

Die Phänomenologie der Gegenübertragung hilfreich zum Gegenstand der Reflexion zu machen, fällt vielen Psychotherapeut:innen schwer. Ich spreche hier von ›Phänomenologie‹, weil ich in Supervisionen häufig die Erfahrung mache, dass das Erleben von emotionalen Zuständen der Gegenübertragung allzu oft nicht als solches erkannt wird, weil diese Zustände mit dem Selbsterleben der eigenen Person des Therapeuten verwechselt werden.

Herr R. stellt in einer Supervisionsgruppe den Fall eines 44-jährigen Mannes vor, der wegen einer depressiven Symptomatik in der 75. Sitzung einer tiefenpsychologischen Behandlung ist. Immer wieder komme der Patient niedergeschlagen und verzweifelt in die Sitzungen und habe mehrfach hintereinander ähnliche Erfahrungen berichtet: Er habe sich in einen anderen Mann verliebt, habe aufregenden Sex mit ihm gehabt und wunderschöne Kuschelepisoden erlebt. Aber einige Zeit nach dem Kennenlernen verändere sich die Beziehung, der Geliebte ziehe sich zurück oder gehe mit einem anderen Mann fremd. Herr R. kommentiert wie beiläufig, dass sein Patient sich »immer die falschen Männer« aussuche; da sei nichts zu machen. Ich assoziiere augenblicklich, dass Herr R. eine Idee davon haben müsse, was oder wie »richtige Männer« für einen schwulen Mann sind; wie wäre er sonst auf die Idee des »falschen« gekommen? Während mich diese Assoziation noch beschäftigt, läuft der Bericht über den Patienten weiter. Ich hänge der Frage nach, ob Herr R. intuitiv empfindet, dass sein Patient im Sex etwas »Falsches« sucht? Wäre das »Richtige« liebende Wertschätzung und Sicherheit vor Schmerz und Demütigung? Während ich so eher träumend denke, erfahren wir, dass der Patient von sich selber sagt, dass er sehr auf die Bestätigung anderer angewiesen sei und dass er ohne diese oft in ein anhaltendes Empfinden von Wertlosigkeit gerate. Der Mann sei Zwillingskind, sein Bruder ebenfalls schwul. Als Kinder seien die beiden zwischen den Eltern aufgeteilt gewesen: Er das Vaterkind, sein Bruder das Mutterkind. Er habe keine Chance gehabt, daran etwas zu ändern. Während die Mutter recht liebevoll gewesen sei, sei der Vater ein harter Brocken gewesen. Er habe den Söhnen beibringen wollen, Härte im Nehmen zu entwickeln, und habe ihnen ständig mit irgendetwas Schmerz zugefügt. Ich bin bei der Vorstellung solcher Szenen entsetzt und stelle mir die schmerzliche Traurigkeit des Kindes, das der Patient gewesen ist, aber auch sein Ausgeliefertsein und seine ohnmächtige Verzweiflung darin vor. Heute sei der Patient in der Kosmetik-Branche tätig und in seiner Freizeit ein begeisterter Segler. Er werde oft eingeladen, mitzusegeln, aber es falle ihm schwer, solche Einladungen anzunehmen; dass sich darin Wertschätzung ausdrücke, könne er weder wahr- noch annehmen. Herr R. habe ihm schon oft gespiegelt oder gezeigt, welche Wertschätzung und Anerkennung sein Patient erfahre, aber damit könne er bei ihm nicht ankommen. Mit der Zeit fühle er, Herr R., sich zunehmend ohnmächtig und sei ratlos, was er noch tun könne, um seinem Patienten zu helfen. Und während er das sagt, wirkt er auf mich, als wenn er, der erfahrene Therapeut, traurig berührt davon sei, mit seiner Kompetenz nichts ausrichten zu können.

Die *Phänomenologie der Gegenübertragung* besteht hier in der Selbsteinschätzung des Therapeuten, mit ›seinem Latein am Ende zu sein‹. Er erlebt sich in der Beziehung mit dem Patienten ohnmächtig, ratlos und er weiß nicht mehr weiter. Er bezieht dieses Empfinden auf sich als Therapeut und sieht sich an der Grenze seiner professionellen Kompetenz. Er erlebt sich als wirkungslos. So, als stünde er mit der Brust und dem Gesicht unmittelbar vor einer Wand: Es geht nicht mehr weiter.

Situationen wie diese erleben Psychotherapeut:innen immer mal wieder, nämlich in einen Gefühlszustand zu geraten, der gänzlich als der eigene empfunden wird und als beunruhigend *ich-synthon*.

Eine solche Phänomenologie der Gegenübertragung erfordert von Therapeut:innen die Fähigkeit zum *parallelen Prozessieren* (Klöpper 2023, S. 132 f.). Die stille emotional-mentale Arbeit des parallelen Prozessierens ermöglicht es, mehrere unterschiedliche Themen gleichzeitig in den Dimensionen von Fühlen, Fantasieren, Erinnern und reflexivem Denken offenzuhalten und mit ihnen nach Kontexten suchend, d. h. in Beziehungszusammenhängen mentalisierend, zu arbeiten. In der Vignette habe ich an zwei Stellen beschrieben, wie ich parallel prozessiert habe.

> Ich hänge zunächst der Frage nach, was oder wie das »Richtige« wäre. Und später assoziiere ich spontan Fantasien davon, wie die der Junge, welcher der Patient einst war, sich wohl zuhause mit Vater und Mutter gefühlt haben mag. Liebende Wertschätzung und Sicherheit vor Demütigung sowie Ausgeliefertsein und ohnmächtige Verzweiflung fallen mir nacheinander ein.

Paralleles Prozessieren ermöglicht es, das scheinbar ich-synthone Empfinden des Therapeuten im Moment seines Auftauchens infrage zu stellen: *Bin* ich so, wie ich mich fühle? Oder *werde* ich so, wie ich mich fühle? Bin ich ›mit meinem Latein am Ende‹? Oder gerate ich im Rahmen einer Inszenierung meines Patienten aufgrund einer projektiven Identifizierung in diesen Zustand? Ist mein ohnmächtiges Empfinden von Wirkungslosigkeit der emotionale Ausdruck meiner real bestehenden Ohnmacht als Therapeut hier und jetzt? Gehört dieser Zustand nicht in mein Leben, sondern in das Leben meines Patienten?

Fragen wie diese ermöglichen es Psychotherapeut:innen, der weiterführenden Frage nachzugehen, welche Beziehungserfahrung des Patienten sich in dem Zustand der Gegenübertragung des Therapeuten zeigen kann. Eine Beziehungserfahrung wie diese zeigt sich als ein intersubjektives Geschehen infolge unbewusster Resonanzprozesse im Therapeuten und/oder projektiver Mechanismen in der Beziehungsdynamik.

Assoziationen wie meine während der stillen emotional-mentalen Arbeit des Therapeuten (= paralleles Prozessieren) eröffnen die Möglichkeit, das ›Material‹ der Sitzung daraufhin zu untersuchen, welche Beziehungserfahrung aus der Vergangenheit des Patienten sich in der Gegenübertragung konkordant oder komplementär (Racker 1959) abbildet. Damit wird im Fall der o. a. Vignette verständlich, dass Herr R. mit seinem Erleben in den Zustand einer konkordanten Gegenübertragung geraten ist. Durch das unbewusste *Enactment* seines Patienten (nämlich immer wieder in eine Beziehung mit einem »falschen Mann« zu gehen = eine Außenübertragung) ist der Therapeut schrittweise (nach 75 Sitzungen) unbemerkt in die gleiche emotionale Verfassung geraten, wie sein Patient einst mit Vater und Mutter war. Herr R. ist in der therapeutischen Arbeit mit seinem Patienten genauso wirkungslos und letztlich ohnmächtig mit seinen Interventionen (seinem ›Wollen‹), wie es der Junge einst mit seinen Wünschen und seinem Sehnen in Beziehung mit Vater und Mutter war. Beide empfinden sich als ohnmächtig, eine Veränderung bewirken zu können. Das Vergangenheits-Unbewusste aus der Vater-/Mutter-Beziehung taucht im Gegenwarts-Unbewussten seiner (emotional »falschen«) sexuellen Affären (die der Therapeut intuitiv zutreffend = kompetent erfasst hat) ebenso wieder auf wie in der therapeutischen Beziehung, wenngleich dort mit vertauschten Rollen (das Opfer wird zum Täter): Der Therapeut fühlt sich ohnmächtig. Der *Modus der Beziehung* aber wird stets wiederholt und zeigt sich in der therapeutischen Beziehung als unbewusste Erwartung (siehe Kap. 10.1 b): Was ich möchte/brauche/wünsche, nämlich liebevolle Wertschätzung und Sicherheit vor Demütigungen, ist in Beziehungen nicht zu erreichen. Diese unbewusste Erwartung des Patienten taucht in seinen Beziehungen selbst dann auf, wenn er Wertschätzung erfährt (Einladung zum Segeln). Und auch was der Therapeut gern möchte, nämlich eine Veränderung des Patienten zu bewirken, taucht in der therapeutischen Beziehung nicht auf: Die unbewusste Erwartung des Patienten hat sich als Phänomen der Gegenübertragung in Szene gebracht.

Was hier beschrieben wird als Arbeit am Phänomen der Gegenübertragung, die unentdeckt bleibt, weil sie ich-synthon als Erleben der eigenen Person des Therapeuten fehlinterpretiert wird, gilt genauso für jene Momente, in denen das Gegenübertragungserleben als passend wahrgenommen wird. Die stille emotional-mentale Arbeit damit verläuft im parallelen Prozessieren und folgt Fragen wie den beschriebenen, um die Emotionen der Gegenübertragung szenisch und kontextuell zu verstehen als Anteil eines emotionalen Abbildes einer unbewussten Beziehungserfahrung in der Vergangenheit des Patienten (siehe Kap. 10.1 d: Verwicklung). – Die Entschlüsselung der Gegenübertragung zeigt, dass der Patient unbewusst alle Beziehungen in dasselbe Ohnmachtserleben münden lässt, das er einst gegenüber seinem Vater verspürte.

10.3 Kontextualisieren: Die Arbeit mit der Übertragung, der Abwehr und dem Affekt

In Kapitel 5.4 habe ich bereits über Herrn H. berichtet. Die Sitzung mit ihm wird hier erneut aufgegriffen, da sie einige Phänomene aus dem Vorkapitel illustriert und Elemente der Arbeit demonstriert. Wie in Kapitel 9.2 gilt es auch hier zu bedenken, dass ein Verbatim-Protokoll nie die Atmosphäre und die emotionale Stimmung von Mikrosequenzen des Handlungsdialogs in Sekundenbruchteilen vermitteln kann, wie sie in der unmittelbaren Begegnung auftreten. Dem Transkript einer Sitzung fehlt zwangsläufig etwas ganz Wesentliches, nämlich die in Präsenz wahrnehmbaren emotionalen Schwingungen, die nur in der räumlich-körperlichen Begegnung handlungsdialogisch spürbar werden können.

Herr H.: Mmhh – (stöhnt und räkelt sich) – Ich war wütend auf Sie, weil – (Schweigen) – ich das Gefühl hatte, dass Sie mich, nur für eine kurze Zeit (!), so behandelt haben, wie mein Vater mich behandelt hat.

Therapeut: (hörbar erstaunt) Aha!

Herr H.: Als Sie fragten, was ich mit meinem Gerede so bezwecke.

Therapeut: Ah, ja. – Haben Sie sich dabei wie dumm behandelt gefühlt?

Herr H.: Ja!

Therapeut: (mit einem Ausdruck von Selbstverständlichkeit im Tonfall) Na, dann war Ihre Wut doch berechtigt!

> In rasanter Geschwindigkeit ging mir nebeneinander per Empathie durch den Sinn, dass Ärger die angemessene Reaktion auf mich gewesen wäre, zumal ich mich meiner subtilen Verachtung aus der letzten Sitzung erinnerte. Außerdem dachte ich, dass der Wut eine Markierung hinzugefügt werden müsste, um sie neben der nun zur Sprache kommenden Übertragung und der infantilen Wut darin auf der erwachsenen Ebene hierarchisch einordnen zu können.

Herr H.: (lacht laut und vernehmlich) Naja, ich bin diese Wut losgeworden ...

Therapeut: (mit leiser Empörung im Tonfall) An der Wiese [Anm.: die er auf seinem Weg zur Bahn passiert], aber nicht bei mir.

Herr H.: Nein. Aber ich erzähle Ihnen jetzt davon.

Therapeut: (zögerlich schmunzelnd) Mmjao, jetzt ...

Herr H.: (unterbrechend) Was sollte ich denn sonst tun?

Therapeut: ... wo die Wut vorbei ist. Sie schreiben mir sozusagen eine Postkarte von der Wut.

Herr H.: (lacht hörbar amüsiert) Ok, die Kurzform. (noch lachend) Ja!

Therapeut: (ebenfalls lachend) Aber in dem Moment sind Sie sie nicht losgeworden, die Wut.

Herr H.: (noch lachend) Nein.

Diese kurze Sequenz war gewiss eine *moment of meeting* (Stern 2005) zwischen uns, der uns auf den Punkt fühlend zusammengebracht und durch Humor die Spannung des Moments genommen hat.

Therapeut: Als Sie ja offenbar das Gefühl hatten, ich behandle Sie wie einen dummen Jungen, mit dieser Frage.

Herr H.: Ja – äh – wie soll ich das erklären? – äh – Ich wollte diese Wut nicht!

Die Abwehr wird klar.

Therapeut: Aber sie war da?

Herr H.: Mmhh. Und dann habe ich Zwiegespräch mit mir gehalten, nur für diese kurze Distanz, und – äh – habe ich mir gesagt, ›du bist ja wütend auf ihn‹, aber der konnte ja gar nichts dafür, dass er das gesagt hatte, dass er sagte ›wieso das denn?‹. Weil du eigentlich nur geplappert hattest und nichts Greifbares da auf den Tisch gelegt hast. Nicht das, was du hättest machen müssen. Und – äh – ja richtig, ich hätte eigentlich mehr tun sollen, tun müssen, dass ich ihn nicht beeindruckt habe – ja – siehst du, dann musst du keine Angst mehr haben. Du kannst das ja das nächste Mal vielleicht klären oder dich entschuldigen dafür. Gute Idee mache ich. Und dann war ja alles nett.

In mir stiegen beim Zuhören Bilder eines braven Jungen auf, der ganz bemüht ist, es seinem Papa recht zu machen, es aber nicht schafft.

Therapeut: Und das haben Sie ja nicht nur *mir* gegenüber gefühlt, sondern so ein bisschen kommt es mir auch vor wie gegenüber Ihrem Vater …

Herr H.: (schnauft, holt mehrfach tief Luft) Mmhh ja

Therapeut: … wie so ein Junge, der seine Schulaufgaben nicht richtig gemacht hat, der seinem Vater gegenübersitzt und das Gefühl hat, für den plapper ich hier nur dummes Zeug.

Herr H.: (eine Spur erleichtert klingend) ja – ja – Jaa! Äh – jedes Mal, als mein Vater wütend wurde, habe ich mich schuldig gefühlt, vor allen Dingen, weil unsere Mutter uns immer …

Meine innere Bilderwelt läuft – einer Resonanz gleichend – in mir beim Zuhören weiter und ich höre in seinem Narrativ die Fortsetzung der von mir imaginierten Szene: Der Vater wird augenblicklich wütend, wenn der Junge nicht so, wie von ihm erwartet, brav ist.

Herr H.: (nimmt Satz wieder auf) ... gesagt hatte, dass das Herz meines Vaters sehr schwach war und diese Aufregung – äh – könnte schlimme Konsequenzen haben. Und wir sollten ihn nicht ärgern, wir sollten ihn nicht wütend machen, das könnte zu viel für ihn sein. Aber ich habe ihn wütend gemacht, ich habe dumme Sachen gesagt und getan und der war verärgert und da wusste ich, ich hab zwei Fehler begangen, erstens das Dumme, was ich gemacht oder gesagt habe, und zweitens, ich hab meinen Vater verletzt oder näher an seinen Tod gebracht, weil er aufgeregt ist. Und so war's. Jedes Mal fühlte ich mich schuldig.

Hier nun gibt das Narrativ den Blick frei in eine weitere Tiefe seiner Beziehungserfahrung: Die Mutter hatte jede ›Unartigkeit‹ des Knaben verknüpft mit der unfassbaren Vorstellung, dass der Vater sterben könnte, wenn er auf den Sohn ganz ›doll‹ wütend würde.

Therapeut: Mir scheint, unsere letzte Stunde, an der Stelle, wo ich Ihnen die Frage gestellt habe und Sie sich von mir behandelt gefühlt haben wie so'n dummer Junge, mir scheint, dass die Stunde an der Stelle schon gelaufen war – (kleine Pause) – wie wenn an der Stelle dieses Gefühl schon gewesen war: Jetzt plapper ich nur noch dummes Zeug.

Mit dieser Intervention wollte ich – rückblickend nicht klar genug – zum Ausdruck bringen, dass in ihm offenbar bereits das Gefühl entstanden war, vor den Augen des Vaters (vor mir) gescheitert, nicht brav genug gewesen zu sein.

Herr H.: Ja, ich weiß nicht, ob die Stunde an der Stelle schon gelaufen war. Ich weiß aber und ich fühlte es auch, dass die Stunde von der Stelle aus anders wurde.

Therapeut: Ja – ja.

Herr H.: Und das hat mir nicht gefallen

Therapeut: Sie haben es aber auch nicht gesagt. – (Kurze Pause) – Das meine ich jetzt nicht als Vorwurf ...

Herr H.: Mmhh

Therapeut: ... sondern erst mal als eine Feststellung. Denn: ich hab davon überhaupt (gedehnt betont gesprochen) nichts gemerkt. Ich hab gar nichts von dem, was Sie mir jetzt erzählen, gespürt, wahrgenommen und insofern konnte ich auch gar nicht darauf reagieren.

Herr H.: Mmhh

Therapeut: Und wir haben eben zusammengetragen, mit wie viel, auch intensivem Inhalt die Stunde weitergegangen ist. Aber mir scheint, dass dieser intensive Inhalt das Eine war, und untergründig war das intensive Gefühl, dass ich Sie wie einen dummen Jungen behandelt habe. Und Ihre Wut darüber, wie ein dummer Junge behandelt zu werden, dass das wie untergründig weitergewirkt hat und ja noch bis nach der Stunde gewirkt hat.

In Situationen wie dieser ist es wichtig, verbal klärend nebeneinander zu stellen und zu differenzieren, was einerseits auf der Ebene der gemeinsamen Reflexion kontextuell verstehend über das infantile Erleben in der Vergangenheit zu erfassen ist und was sich andererseits emotional auf der Ebene der Hier-und-Jetzt-Begegnung als Erwachsene im intersubjektiven Geschehen ereignet (= Differenzierung des Vergangenheits- und des Gegenwarts-Unbewussten).

In diesem Sitzungsausschnitt wird die Arbeit des *Kontextualisierens* gezeigt. Übertragungsmomente, solche in der therapeutischen Beziehung ebenso wie solche in Außenbeziehungen bieten die Möglichkeit, mit Patient:innen an der Entdeckung und dem Begreifen (das sind zwei Arbeitsschritte) zu erarbeiten: DASS in der Gegenwart Erleben aus der Beziehungserfahrungs-Vergangenheit auftaucht, WIE sie auftaucht und WAS darin auftaucht.

In der psychodynamischen Arbeit mit dem Patienten wird behandlungstechnisch die gleiche Methode angewandt, wie sie bereits in Kap. 9 über die emotionsbasierte Arbeit beschrieben wurde: *Achtsamkeit, Wahrnehmung, Symbolisierung, Reflexion* und *Repräsentation* sind die Wegmarken der Arbeit, die (1) zur Wahrnehmung, (2) dem Entdecken der Wiederholung von emotionalen und Handlungsmustern in der Gegenwart, und (3) dem kontextuellen Verstehen der darin auftauchenden Wiederkehr von Mustern bekannter Beziehungserfahrung aus der Vergangenheit führt. Diese Zusammenhänge können schließlich (4) im Kontext der Lebens- und Beziehungserfahrung als komplex-zusammengehörige (Fehl-)Anpassungsmodi begriffen und explizit gelernt (= repräsentiert) werden.

Die Arbeit mit der Übertragung in der Beziehung sowie in Außenbeziehungen ist ein zentraler Bestandteil der psychodynamischen Psychotherapie, bietet sie doch die beste Gelegenheit, die Beziehungserfahrung und -verarbeitung der Patient:innen nah an ihrem emotionalen Erleben auf die Ebene der bewussten, selbstkritischen Wahrnehmung und Reflexion zu heben und dabei gemeinsam nach unbewussten Inhalten zu suchen. Im Ergebnis führt die Arbeit so, wie im Beispiel von Herrn H. gezeigt, dazu, dass die Patient:innen *tatsächlich fühlend* entdecken können, dass es bestimmte Emotionen und emotionale Antriebe sind, die sie bislang vermeiden und damit vitale Möglichkeiten in ihrem Leben versäumen. Im Ergebnis ergibt die psychodynamische Arbeit eine Vielzahl von emotionalen Entdeckungen, die bildlich gesprochen einer Menge von Puzzle-Teilen gleicht, die schließlich zu einem kohärenten Bild zusammengefügt werden können.

10.4 Die Prozessarbeit

Das Zusammenfügen des Puzzles erfolgt in der Prozessarbeit der Psychotherapie. Das Beispiel von Herrn N. (siehe auch Kap. 5.5) ermöglicht einen Eindruck davon, wie diese Arbeit gelingen kann.

November

Herrn N. beschäftigt in der heutigen Sitzung zunächst unterschwellig und dann explizit ausgesprochen die Frage, was er denn eigentlich hier wolle. Irgendwie habe er das Ziel aus den Augen verloren.

In den vergangenen Sitzungen hatte ihn zunehmend seine Mutter beschäftigt, ihm war die Familienaufstellung eingefallen, die er vor einigen Jahren gemacht hatte, und ihm war aufgefallen, dass sich die Beziehung zu seiner Mutter deutlich gebessert habe. Die alte Dame, die sie heute sei, wohlhabende Witwe in zweiter Ehe, sei eine ganz andere Frau, als die Mutter seiner Kindheit. Sie sei weicher und auch verständnisvoller geworden, und es beschäftige sie selbst auch die Frage, was sie für eine Mutter für ihren Sohn gewesen sei.

In den zurückliegenden Sitzungen hat ihn aber auch immer wieder die Beziehung zu seiner Frau beschäftigt, die er als liebevolle, verständnisvolle, tolle Ehefrau beschreibt. Aber an ihrer Seite und im Zusammensein mit Freunden befalle ihn immer wieder eine merkwürdige Stimmung. Dann fühle er sich einerseits nicht dazugehörig und andererseits funktioniere er nur wie in einer Rolle.

Dem steht die in der jüngeren Vergangenheit gar nicht mehr gelebte Beziehung zu seiner Frau gegenüber, von der er sich so beglückend geliebt, verstanden und angenommen gefühlt habe.

In der heutigen Sitzung wird ihm deutlich, dass er in der Beziehung mit seiner Mutter bereits als zweijähriges Kind das Lebensgrundgefühl gehabt habe, nicht dazuzugehören. In ihrer tiefen Trauer darüber, dass ihr erstes Kind, seine Schwester, bereits nach drei Wochen verstorben war, war es der Mutter offenbar nicht gelungen, dem männlichen Säugling mit beglückender Freude über seine Existenz zu begegnen. Diese Trauer der Mutter, so denke ich, hat das Kind ganz offenbar verarbeitet als Erfahrung, ungewollt und nicht dazugehörig zu sein. Ich denke an Guntrip (1997), sein Aufwachsen nach dem Tod des erstgeborenen Kindes der Mutter und die Schilderung seiner Analyse bei Fairbairn und Winnicott: Erst Winnicott hatte emotional verstanden, was es für ein Kind bedeutet, wenn die Mutter im Zusammensein mit ihrem Kind ständig dem verstorbenen Geschwister nachtrauert, emotional erstarrt und für den zu pflegenden Säugling nicht erreichbar ist.

Dezember

Herr N. kommt traurig, ja verzweifelt in die Sitzung. Er habe das Empfinden, dass er das Gefühl für seine Frau verloren habe. Er sei vollkommen verzweifelt darüber, denn er wisse, dass er eigentlich eine ganz tolle Frau habe, um die ihn auch viele Kollegen und Bekannte beneiden würden. Unter schluchzendem Weinen berichtet er, dass er häufig in Gegenwart seiner Frau Langeweile empfinde. Er wisse nicht, wie er aus diesem Zustand herausfinden solle. Er könne sich nicht verstehen. Eigentlich wisse er, dass er die Beziehung zu ihr nicht aufgeben sollte. Aber das Verlangen, die Sehnsucht danach, intensive Gefühle zu einer Frau haben zu können, erscheine ihm unwiderstehlich.

Wir erarbeiten, dass es zur Alltagserfahrung einer langjährigen Partnerschaft gehört, dass Gefühle füreinander nicht kontinuierlich beständig sind, sondern vielmehr wellenförmigen Schwankungen unterworfen sind, auch dass Zeiten von scheinbarer Gefühllosigkeit auftreten. Allerdings erscheine er mir seiner Frau gegenüber nicht gefühllos, anders könne ich mir seine tiefe Traurigkeit nicht erklären. Die Traurigkeit bringe für mich zum Ausdruck, dass er emotional sehr wohl intensiv mit ihr verbunden sei.

Wir erarbeiten weiter, dass im Empfinden seiner Frau gegenüber vermutlich ein Übertragungserleben auftritt, dass aus der Beziehungserfahrung mit seiner Mutter herrührt. Ich sei mir sicher, dass es in seiner Kindheit und Jugend auch im Hinblick auf seine Mutter Zeiten gegeben habe, in denen er keine Gefühle für sie habe empfinden können. – Herr N. reagiert auf diese Deutung seines Selbstzustandes als Wiederholung eines infantilen Selbstzustandes erleichtert.

Dabei erinnere ich mich, dass er seine Mutter beschrieben hat als eine Frau, die zeitweise ohne jedes Gefühl für ihre Kinder, insbesondere für ihn gewesen ist. Und ich denke an die Theorie der Kolonisierung und deute Herrn N. seinen Selbstzustand als eine unbewusste Identifizierung mit einem Gefühlszustand der Mutter, wie er diese häufig erlebt hat; ich füge einige Episoden an (u.a. die rituellen Prügel mit einer Reitgerte durch den Vater, selbst am Heiligabend, die von der von der Mutter stets ignoriert wurden). Darauf reagiert Herr N. spürbar erleichtert, aber gleichzeitig auch irritiert. Einerseits könne er sich vorstellen, dass er zeitweise tatsächlich wie die Mutter seiner Kindheit reagiere; andererseits sei er vollkommen ratlos, wie er mit diesem Empfinden in sich fertig werden solle.

Januar

Herr N. beschäftigt sich in den Januar-Sitzungen zunehmend mit der Beziehung zu seiner Ehefrau. Es belastet ihn sehr, dass er sie heute, anders als früher, weniger kreativ und weniger aktiv erlebe. Als er sie kennenlernte, sei sie aktive Musikerin gewesen und habe ihn mit ihrer Vitalität und Kreativität fasziniert. Diese Eigenschaften habe sie heute beinah völlig verloren. Sie sei zwar weiterhin eine liebenswerte Frau und seine Freunde würden ihn um sie beneiden, aber die würden ja auch nicht sehen, wie sehr sie sich verändert habe. Sie habe heute keinerlei Interesse mehr daran, Musik zu machen, obgleich sie eine begnadete Virtuosin mit einem großen natürlichen Talent sei. Und das, woran er Interesse habe, sich mit ihr im Musikmachen wieder so entzündet zu fühlen wie einst, sei für sie vollkommen uninteressant geworden. Sie sei im Großen und Ganzen mit ihrem Leben und ihrem Beruf zufrieden; weitere Höhepunkte brauche sie nicht. Allerdings leide sie sehr unter ihrer Kinderlosigkeit. Sie sei die geborene Mutter und der Umstand, dass sich bei dem Paar keine Schwangerschaft einstellte, sei für sie nur schwer zu verkraften. – Ich bin betroffen und berührt von der Macht der Zufälle, die ihn heute mit einer ähnlich depressiv veränderten Frau zusammen sein lässt, wie einst die Mutter es war: Beide trauern in der Tiefe um ein nicht gehabtes Kind – die eine um ein verstorbenes, die andere um eines, das sich nicht eingestellt hat.

Er fährt fort, dass er für sich bei der Lektüre von Büchern über Hochsensible herausgefunden habe, dass er ein »sensation-seeker« sei. Er beschreibt mit diesem Wort eine Eigenschaft, die ihn immer wieder dazu treibe, emotional intensiv aufwühlende und hochbefriedigende Begegnungen mit anderen Menschen zu suchen. Ohne solche hocherregenden und äußerst befriedigenden Erfahrungen mit anderen Menschen, wie er sie hin und wieder beim Musizieren mache, könne er sich eigentlich gar nicht vorstellen, zu existieren. Er beschreibt seine Suche nach solchen Momenten der Begegnung, die – so denke ich – vielleicht *moments of meeting* im Sinne von Stern sind, gerade so, als wäre das eine Sucht. Er ist recht verzweifelt darüber, dass er so suchtartig nach solchen Momenten der Begegnung sucht, denn er fühlt sich geradezu abhängig davon bzw. angewiesen darauf.

In die Sitzung Ende Januar kommt er traurig-bedrückt und niedergeschlagen, fast verzweifelt. Momente, in denen er sich leer, verzweifelt und nichtig fühlt, würden wieder zunehmen und in der Beziehung mit seiner Frau gelinge es ihm nicht, aus diesen Zuständen zu kommen. Weinend sagt er, dass er sich dann »unerträglich einsam« fühle. Es ist in der Gegenübertragung leicht nachvollziehbar, dass diese Zustände tatsächlich schier unerträglich für ihn sind. Er fühle sich dann »ohne Halt, Heimat und einen Kern« und finde nur schwer heraus aus diesen Zuständen, selbst wenn er im Kontakt sei mit seiner Frau oder lieben Freunden.

Ich habe den Eindruck, dass er mit diesen Zuständen solche der Regression beschreibt, in denen er emotional zurückfällt, einem Flashback ähnlich, in Zustände der Kindheit, beispielsweise nach der Misshandlung durch den Vater, wenn seine Mutter dafür regelhaft nicht tröstend, verständnisvoll und haltgebend zur Verfügung stand. Und ich denke, dass es ihm in solchen Augenblicken nicht gelingt, den Gefühlskontakt zu halten zu dem inzwischen in ihm gewachsenen erwachsenen Selbstgefühl, sozusagen seinem erwachsenen Kern, wie er ihn sich inzwischen als Profi-Musiker in der Begegnung und zusammen mit anderen Musiker:innen aufgebaut hat. Jedenfalls hat er mir hier wiederholt davon berichtet, wie er beim Musizieren im Zusammenspiel in der Lage ist, mit anderen Momente der Begegnung zu erleben und danach vollkommen zufrieden in sich zu ruhen.

Wir arbeiten in dieser Sitzung daran, wie es ihm gelingen kann, mit dem Kern seines Selbsterlebens als Musiker in Verbindung zu bleiben, wenn er in den regressiven Selbstzustand gerät, der sich auszeichnet durch das Gefühl des Verlustes von Halt, Heimat und er nur noch Leere empfindet. Einer spontanen Eingebung folgend, gebe ich ihm einen fossilen Stein aus meiner Sammlung in die Hand und fordere ihn auf, den Stein zu fühlen, während er gleichzeitig das verzweifelnde Gefühl der Leere in sich spürt. Von der Intervention überrascht, folgt er der Anregung und fragt mich, was das solle. Ich teile ihm mit, dass ich ihn auf diese Weise auffordere, zu prüfen, ob es ihm gelinge, *gleichzeitig zwei Empfindungen* in sich Raum zu geben: dem Gefühl der Leere und dem Gefühl des Steins in seiner Hand. Er bestätigt, dass ihm das gelingt. Er fühle die Leere und auch den Stein in seiner Hand und sagt es so, als sei der Stein belanglos. Daraufhin frage ich ihn, ob es ihm möglich sein könnte, den Stein so zu fühlen, als ob es der Kern dessen sei, was er als Erwachsener und als Musiker in sich trage, nämlich das gute Gefühl, das es ihm mache, wenn er mit anderen musiziere. Er meint, ja, das könne er sich vorstellen, wirkt aber gleichzeitig irritiert und fassungslos. Daraufhin fordere ich ihn auf, den fossilen Stein in seiner Hand zu öffnen. Er blickt mich ratlos an, untersucht den Stein und entdeckt, dass er entlang einer bislang nicht bemerkten Bruchlinie in zwei Teile teilbar ist. In dem auf diese Weise geöffneten Stein entdeckt er den fossilen Abdruck einer prähistorischen Schnecke und bricht in ein gerührtes Erstaunen aus. Offenbar kann er augenblicklich erkennen, welche Ähnlichkeit zwischen seinem erwachsenen Kern und dem Fossil besteht, nämlich wie prächtig beides ist. Er ist tatsächlich zu Tränen gerührt, zu entdecken, welche Schönheit er in Händen hält.

Ich denke in Nachhinein, dass das ein moment of meeting war, ein Moment der Begegnung mit sich, mit seinem eigenen prächtigen Kern, und zugleich eine Begegnung mit mir, der ihm ermöglicht hat, mit diesem Kern zusammenzutreffen.[49]

Diese Fallskizze zeigt mehrere typische Charakteristika des Prozesses von psychodynamischen Psychotherapien. Gleich zu Beginn taucht ein Zustand des Patienten auf, der für lang dauernde Behandlungen – hier mit einer Wochenstunde – nicht unüblich ist. Die Themen der Sitzungen mäandern gleichsam durch die innerpsychische Landschaft des Patienten, sodass ein Patient sich schon einmal orientierungslos fühlen kann.

Weiter zeigt die Vignette, dass sich die Gespräche immer wieder um ein zentrales Phänomen seines *Selbsterlebens in Beziehung* drehen: sein Gefühl von Leere und Selbstverlorenheit im Zusammensein mit für ihn wichtigen Anderen. Seine Mutter und seine Ehefrau sind die Personen, bei und mit denen er immer wieder mit Erschrecken erlebt, dass ihm der fühlende Kontakt mit dem Empfinden der Verbundenheit vollkommen verlorengehen kann und sich dann ein Empfinden von Leere einstellt.

In immer wiederholten Schleifen kreisen wir um dieses emotionale Phänomen und suchen – teils er spontan, teils ich reflektiert und gezielt – nach emotionalen Zusammenhängen in den düsteren Tiefen seiner primären Beziehungserfahrungen, seiner Verlorenheit als Säugling in den Armen seiner um die verstorbene Schwester trauernden Mutter und seines ohnmächtigen Ausgeliefertseins an den rituell prügelnden Vater. In vielen kleinen Schritten werden Stunde um Stunde seine verschiedenen emotionalen Zustände in Mikroschritten seiner Wahrnehmung zugänglich und differenzierbar. Die emotionsbasierte Arbeit stärkt seine emotionale Kompe-

49 Die Behandlung fand vor über zehn Jahren statt. Herr N. hat diesen Text gelesen und zur Veröffentlichung freigegeben. Er kommentierte: »Sehr interessant und ein kleiner Flashback. Wunderbar, dass Sie mir die Erinnerung an den Stein mit dem Fossil zurückgebracht haben. Das war ein sehr intensiver Moment, ich hatte es ein wenig vergessen.« – Herr N. berichtete im mündlichen Gespräch, dass er immer noch »glücklich verheiratet« sei und den Kontakt mit seinen hochbetagten Eltern pflege. Und er arbeite zufriedener noch als vor zehn Jahren als Musiker.

tenz. Aber die Arbeit der aufmerksam hinfühlenden Erinnerung und Kontextualisierung bringt keine spürbare Erleichterung.

Zu allem Überfluss zeigt sich auch noch eine zunehmend schwere Krise in der Paarbeziehung von Herrn N. Ist es einfach nur das übliche Drama älter werdender Paarbeziehungen? Auch hier gilt es für uns beide zunächst noch auszuhalten, dass sein quälendes Erleben durch nichts aus der Welt geschaffen werden kann, bis … ja bis sich zeigt, dass seine Ehefrau offenbar in einem ähnlichen emotionalen Selbstzustand ist, wie seine Mutter es einst war, wenn er sich selbst emotional verloren geht bzw. ging: Die eine trauerte um ein verlorenes Kind, die andere trauert um eines, das sie nicht bekommen konnte. – Was hilft es, das zu verstehen?

Es ist die *stille emotional-reflexive Arbeit*, die Psychotherapeut:innen in Fällen wie diesem bei der Aufgabe helfen kann, ihre Patient:innen emotional tiefergehend zu verstehen. Es ist klar, dass er eine mehrfach traumatisierte Person ist. Er wurde als Säugling bemuttert von einer immer wieder phasenweise emotional-toten Mutter und er wurde als Junge ein Opfer der unfassbaren emotionalen Härte und Brutalität seines rituell prügelnden Vaters. Muss man nicht annehmen, dass in beiden Erfahrungen eine *Kolonisation* seines Selbstsystem mit dem Zustand der phasenweise gnadenlosen Unverbundenheit eingetreten ist, in die Vater und Mutter in der Beziehung mit ihm immer von Neuem gerieten? Wir wissen (siehe Kap. 8.4.3, 8.4.4), dass sowohl Traumata als auch die Kolonisation mit Emotionszuständen der primären Pflegepersonen eine *Fragmentation der Kohärenz des Selbstempfindens* zur Folge haben und quälende dissoziative Selbstzustände entstehen lassen können. Der emotionale Zustand seiner Frau ist offenbar zum Trigger der Wiederkehr eines machtvollen Zustandes der Unverbundenheit während seiner Kindheit geworden. – Metapsychologisch-psychodynamische Reflexionen wie diese während der stillen emotional-reflexiven Arbeit geben uns eine Idee, was intrapsychisch in Patient:innen wie Herrn N. vorgegangen sein mag und immer wieder vorgeht. So jedenfalls habe ich im Behandlungsverlauf gedacht.

Im Prozessverlauf hat die emotionsbasierte Arbeit mit dem Patienten seine emotionale Kompetenz verbessert und während der kontextbezogenen psychodynamischen Arbeit ist eine tragfähige Hypothese für einen Beziehungszusammenhang entstanden, die mit dem Konzept des Vergangenheits- und Gegenwarts-Unbewussten plausibel erscheint.

Aber im Ablauf der Sitzungen mit den wechselnden Themen ist für den Patienten noch kein roter Faden erkennbar. Und selbst wenn die psychodynamischen Überlegungen wie in diesem Fall eine kognitiv erfassbare Zusammenhangslinie aufzuzeigen vermögen (tote Mutter – Prügelrituale – depressive Ehefrau → Wiederaufleben des kolonisierten Zustands der Leere, Aussichtslosigkeit und Unverbundenheit), die dem Patienten einleuchten, bedeutet das nicht, dass dieser Kontext im Prozessverlauf eine Wirkung entfaltet, die Herrn N. Erleichterung bringt.

Warum ist das so? Wenn wir annehmen, dass seine depressiven Einbrüche von über lange Zeit erlebten Gefühlen der Leere, Aussichtslosigkeit und Unverbundenheit in den genannten zwei Ereignissen ihre Ursache haben (emotional tote Mutter und Prügelrituale), so sind diese emotionalen Zustände die Folge lang anhaltender, wiederholter prozeduraler Erfahrungen. Damit sind sie nicht nur der verbalen Bearbeitung schwer zugänglich, weil sie nicht-deklarativ repräsentiert sind, sondern sie sind auch nicht aus dem *Speicher der prozeduralen Repräsentanzen* zu löschen. Sie bleiben existent und damit emotional wirksam (!), sobald sie getriggert werden – wie in diesem Fall durch die Depressivität der Ehefrau – selbst wenn sie kognitiv begriffen werden (vgl. Flashback, Kap. 10.1 und Kasuistik Frau L. in Kap. 8.2). – Die psychotherapeutische Behandlung muss also mehr leisten, als die emotionale Kompetenz zu verbessern und die unbewussten Zusammenhänge für das Bewusstsein aufzuhellen. Was ist darüber hinaus zu tun?

In Kapitel 6.3 sind die drei konzeptionellen Vorgehensweisen der emotionsbasierten psychodynamischen Arbeit aufgelistet. (1) Die *emotionsbasierte Arbeit*, (2) die *psychodynamische Arbeit* und (3) das *Entstehen-Lassen emotionaler Momente* im Verlauf der dialogischen Arbeit. Das Entstehen-Lassen emotionaler Momente ist ein *Emergenzphänomen der intersubjektiven Beziehung*! Es ist nur begrenzt zu steuern und entsteht häufig spontan als ein von beiden Beteiligten ko-kreiertes Geschehen. In Kapitel 9.2.2 taucht es im Transkript der Sitzung mit Frau A. nach der Intervention 4 auf als ein gemeinsam empfundenes Gefühl der amüsierten Entdeckung einer gemeinsamen Einschätzung; das ist ein spontan entstandener moment of meeting[50]. Das gleiche Phänomen taucht im Transkript der Sitzung mit Herrn H. in Kapitel 10.2 auf. Nach meiner ersten Intervention kommt es zu einem now moment, der Sekunden später in einem moment of meeting gipfelt. Beebe und Lachmann (1994, 2004) haben mit ihren *Drei Prinzipien der Heilung* (siehe Kap. 2.4) die gleiche Erfahrung beschrieben, die Patient:innen mit ihren Therapeut:innen machen sollten, nämlich (1) die kontinuierliche gegenseitige Regulation des Emotions- und Erre-

50 Stern (2005) und die BCPSG (2005) sind der Auffassung, dass die Phänomene now moment und moment of meeting die entscheidenden transformativ wirksamen Kräfte im Therapieverlauf sind. Beim now moment kommt es zwischen den beiden Beteiligten der therapeutischen Dyade zu einer gemeinsam geteilten Aufmerksamkeit für einen aktuell spürbaren emotionalen Kontext, der sich nach einem sekundenkurzen Mikroprozess häufig in einem moment of meeting entlädt, der mit deutlich spürbarer Erleichterung und einer Klärung des emotionalen Zusammenhanges einhergeht. – Das ist in den beiden Transkript-Fällen beispielhaft nachzuvollziehen.

gungslevels der Beziehung, (2) die ständige Beachtung von Unterbrechung und Wiederherstellung der Bindung im therapeutischen Prozess und (3) die kontinuierliche Beachtung von Momenten erhöhter affektiver Aufmerksamkeit. All das ist in den beiden Transkriptausschnitten zu finden.

Was in Momenten wie diesen geschieht, sind *situativ spontane intersubjektive Mikrosequenzen emotionaler Berührung und Gemeinsamkeit.* Sie werden schlagartig von beiden emotional genauso empfunden, als erlebten sie während eines Wolkenbruchs Blitz und Donner *gemeinsam*. Solche Momente stellen rein prozedurale Erfahrungen dar! Sie festigen (1) das Grundgefühl der Verbundenheit und vermitteln (2) die Erfahrung, WAS emotional in Beziehung WIE empfunden werden kann. Momente wie diese gehen in das prozedurale Repräsentanzenwissen der Patient:innen ein: Einerseits werden Aspekte der Psychotherapeut:innen gespeichert, andererseits das situativ-momentane emotionale Erleben des Selbst in der therapeutischen Beziehung *als Faktum und als Möglichkeit*.

Eine solche Erfahrung als Faktum und Möglichkeit ist im Fall von Herrn N. gelungen durch unsere tiefe intersubjektive Verbundenheit und einen now moment, den ich für mich erlebte, sowie durch die daraus entstandene spontane Idee mit dem Stein.

Im Rückblick auf diese Behandlung erinnere ich, dass es meine Resonanz war, welche in dieser Phase etwas Neues ermöglicht hat. Ich konnte mich schon länger recht gut in beides, in seine Gefühlswelt mit seiner Mutter ebenso wie in die mit seinem Vater, einschwingen. Und ich konnte immer besser sein emotionales In-Sich-Verlorengehen und dessen Unerträglichkeit spüren. Ich kenne ähnliche Verfassungen von mir selbst und ich kenne zwei mögliche Folgen bzw. Reaktionen: Depression oder Revolte. In mir gewinnt meist die Tendenz zur Revolte. Und so war es auch mit Herrn N. Ich wollte einfach nicht glauben und mitansehen, wie dieser ansonsten so kraftvolle, kreative Musiker in sich selbst den Bach runtergeht, diese Seite also ihm selbst *im Selbstgefühl* (!) verloren geht. Damit hatte ich – offenbar anders als er selbst – keinen Riss der Kohärenz in meinem inneren Bild von ihm und konnte mit ihm in seiner Ganzheit und mit dem Prächtigem, das er nach meinem Gefühl tatsächlich in sich trägt, in Verbindung bleiben. Das war – so meine Einschätzung bis heute – die intersubjektive Brücke, über die der Transformationstrafik dieser Behandlung verlief. Ich wollte, dass er wie ich das Prächtige in dem erwachsenen Mann, der er ist, fühlen kann – neben der ganzen schrecklichen Leere und Aussichtslosigkeit, die wahrhaftig Teil seiner Kindheit war und bis in die Gegenwart immer wieder als Flashback ins Fühlen des Moments kam.

Herr N. konnte nach der beschriebenen Sitzung als Faktum spüren, dass er mit dem, was er als erwachsener Mann an Wertvollem in sich trägt, die Möglichkeit hat, dieses emotionale Gefühl neben dem anderen der Leere, Aussichtlosigkeit und Unverbundenheit zu empfinden.

In der Sprache der Metapsychologie lässt sich jetzt allgemeingültiger formulieren:

Emotionsbasierte psychodynamische Psychotherapie
ist erfolgreich, wenn es dem therapeutischen Paar gelingt, (1) in Patient:innen die Emotionen des Vergangenheits-Unbewussten ins Bewusstsein zu heben und parallel dazu (2) Emotionen des Gegenwarts-Unbewussten so zu aktivieren, dass sie mithilfe der Selbstregulation als erwachsene Gegenwartsgefühle und dominant sowie aktuell wahrhaftig gegenüber den Vergangenheitsgefühlen erlebt werden können.

Die Tragik des Lebens und die damit verbundenen Emotionen können mittels Psychotherapie nicht beseitigt werden. Aber sie können in einen Konflikt (Vergangenheit vs. Gegenwart) gewandelt werden, der sich bewältigen lässt, wenn die emotionale Kompetenz nachreift.

KAPITEL 11

Zusammenfassung und Schlussbemerkungen

Die emotionsbasierte psychodynamische Psychotherapie ist eine psychoanalytische Behandlungsmethode, die sich in ihren theoretischen Grundlagen vom bisherigen Mainstream der Psychoanalyse unterscheidet, indem sie in den neurobiologisch nachweisbaren Basisemotionen die motivational wirksamen Grundkräfte der Psyche sieht. Auf dieser Grundlage folgt sie konzeptionell der historisch gewachsenen Entwicklungslinie im Pluralismus der Psychoanalyse mit einer *Modifikation der Interventionspraxis*, mit einer *Pointierung der Theorie vom Unbewussten* und einem *intersubjektiven Beziehungsverständnis*.

11.1 Die Grundlagen der Theorie und Praxis

Folgende konzeptionelle Grundannahmen stehen im Zentrum der Theorie und Praxis der emotionsbasierten psychodynamischen Psychotherapie:

1. Lebendigkeit braucht Antrieb. Dieser Antrieb wird neurobiologisch vom ZNS in Gestalt motivational wirksamer Basisemotionen in steter Kombination mit der energetischen Komponente des Arousals gebildet. Antrieb ist keine motivationale Quelle ›sui generis‹, sondern die Reaktionsantwort des ZNS auf eingehende sensorische Reize. Mit dem Eintritt eines Reizes ins ZNS und dessen emotionaler Reaktion entsteht der Beginn eines interaktionellen Beziehungsgeschehen mit der Umwelt, d.h. *Lebendigkeit ist a priori interaktionell* und, soweit der Reiz von einem lebendigen Wesen der Umwelt eingeht, *interpersonell.*
2. Die anatomisch organisierte Ordnung des ZNS stellt diejenige *materielle Infrastruktur* zur Verfügung, auf deren Grundlage die physiologische Verarbeitung der sensorischen Reize und der emotionalen Reiz-Antworten erfolgt. Das ZNS bildet eine komplexe Netzwerkstruktur mit einer großen Zahl von Speicherorten und einer zentralen Entscheidungsregion, dem Entscheidungsdreieck im Mittel-

hirn, das geordnete Handlungsantworten ermöglicht. Die komplexe physiologische Aktivität des ZNS ist der bewussten Wahrnehmung und Steuerung des Individuums weitgehend unzugänglich. Allein die Basisemotionen sind unmittelbar subjektiv wahrnehmbar und bilden gleichsam eine Brücke zwischen der nichtbewussten physiologischen Hirnaktivität und dem phänomenologisch individuell wahrnehmbaren psychischen Erleben.

3. Psychoanalyse zielt im Unterschied zu den Neurowissenschaften darauf ab, die aus dem ZNS emergierende Phänomenologie, das Psychische, in kohärent verständliche Zusammenhänge zu bringen und therapeutisch nutzbar zu machen. Zu diesem Zweck lässt sich das Psychische in zwei Teilbereichen verstehen als das, WAS vom Individuum wahrgenommen wird, und DAS, was das Individuum wahrnimmt. Das Psychische existiert für das Individuum wahrnehmbar als *emotional spürbares Selbsterleben* und als *fühlbare mentale und körperliche Aktivität*. Diese subjektiv wahrnehmbare Zweiteilung bildet gleichermaßen eine Grundstruktur und Grundaktivität des Psychischen. Emotionales Selbsterleben und fühlbare Aktivität bilden die Grundlage des Empfindens der Lebendigkeit des Individuums.
4. Das vom Individuum als zweigeteilt empfundene Selbsterleben i. S. e. »Ich spüre mich« wird in der emotionsbasierten psychodynamischen Psychotherapie zum Ausgangspunkt der Konzeption der psychischen Struktur, dem Selbstsystem, genommen. Darin wird das *erlebende Selbst* vom *psychischen Akteur* wahrgenommen. Die psychische Struktur durchläuft von Geburt an eine lebenslang anhaltende Entwicklung, in der wesentliche Substrukturen entstehen, Repräsentanzen im erlebenden Selbst und psychische Funktionen im mentalen Akteur.
5. Bereits der Embryo nimmt mit Beginn der Ausreifung seiner sensorischen Wahrnehmungsfähigkeit Reize aus seiner Umwelt (= Mutterleib) auf, reagiert mit der Bildung von Basisemotionen (z. B. Such-System → Neugier, Wissbegier) und speichert die resultierenden Erfahrungsketten (z. B. Reiz → Wahrnehmung → Neugier → Aktion → Erfahrung → hedonische Valenz) in Repräsentanzsystemen[51] ab. Mit dieser Fähigkeit ausgestattet, kommt das Kind auf die Welt und speichert weiterhin kontinuierlich Prototypen seiner Beziehungserfahrung mit der Umwelt im System der *prozeduralen Repräsentanzen*. Damit wird der *Grundstock des Unbewussten* (= nicht-bewusstes emotional geprägtes Beziehungserfahrungswissen mit je eigener hedonischer Valenz) gelegt, der zeitlebens weiterwächst.

---

51 Die Säuglingsforschung hat beispielsweise nachgewiesen, dass der Säugling bereits unmittelbar nach der Geburt den Geruch und die Stimme der Mutter erkennt (Dornes 1993a, b).

6. Parallel zur Entwicklung und Differenzierung des Repräsentanzen-Wissens sammelt der mentale Akteur, das mentale Funktionszentrum des kindlichen Selbstsystems, im steten Wechselspiel mit den prägenden Pflegepersonen Erfahrungen. Auf der Basis der *angeborenen Fähigkeit zum impliziten Lernen* (ausgehend vom angeborenen Kontingenzentdeckungs-Modul) erwirbt das Kind eine breite Vielfalt von Fähigkeiten (= psychische Funktionen) und erwirbt auf diese Weise die ›Palette‹ der *emotionalen Kompetenz*. Diese Fähigkeiten bleiben weitgehend unbewusst, wenngleich sie grundsätzlich bewusstseinsfähig sind.
7. Früh im Leben auftretende ungelöste Konflikte mit den Pflegepersonen, defizitäre Beelterung, Missachtung, Misshandlung und Missbrauch durch Pflegepersonen sowie schwere psychische Erkrankungen der Pflegepersonen führen ab dem ersten Lebenstag zu prozedural repräsentierten pathologischen Beziehungserfahrungen und zu einer defizitären Entwicklung der psychischen Funktionen. Beide Entwicklungen haben schwerwiegende unbewusste Störungen des erlebenden Selbst und dysfunktionale Fähigkeiten des mentalen Akteurs zur Folge. Psychogene Erkrankungen des Individuums mit Störungen des Selbstsystems sind die Folge.
8. Emotionsbasierte psychodynamische Psychotherapie begegnet den psychischen Störungen des Selbstsystems mit einem Behandlungsangebot, das sich den Defiziten und Schäden auf beiden strukturellen Ebenen synchron zuwendet: Die emotionsbasierte Arbeit modifiziert vor allem die funktionalen Defizite des mentalen Akteurs im Selbstsystem; die psychodynamische Arbeit deckt die primär prägenden pathologischen Beziehungserfahrungen auf, die in den Repräsentanzen des erlebenden Selbst gespeichert sind.
9. Das Modell vom therapeutischen Dialog besteht in einer intersubjektiv verstandenen Beziehung. Darin wird eine gemeinsame dialogische Reflexion des Narrativs des Patienten und seiner unbewusst-prozeduralen Beziehungsgestaltung im Hier und Jetzt angestrebt. Dazu wird das Narrativ, die Übertragung und die Gegenübertragung von beiden Beteiligten mittels (1) *Achtsamkeit*, (2) *differenzierter emotionaler Selbstwahrnehmung*, (3) *Symbolisierung* des Wahrgenommenen in den Fokus der Aufmerksamkeit gehoben und das auf diese Weise neu Erfasste (4) per *kontextueller Reflexion* besprochen und in Beziehungszusammenhängen analysiert. Im Zuge dieses Prozessgeschehens entwickelt sich im therapeutischen Paar auf implizite Weise ein Modus *gegenseitiger Empathie* mit zunehmender Feinheit. Der gesamte Ablauf dieses komplexen *Modus der therapeutischen Arbeit* geht auf dem Wege des impliziten Lernens in prototypischer Weise ins funktionale Repräsentanzenwissen ein und modi-

fiziert die bisherigen (pathologischen oder defizitären) Modi der psychischen Funktionen.

10. Indem die therapeutische Beziehung im Verlauf schrittweise zu einer gemeinsamen Suche nach pathogen wirksam gewesenen Beziehungserfahrungen und deren analytischer Exploration führt, wird sie auf eine dem therapeutischen Paar eigene Weise zunehmend emotional intim und vertraut. Die dabei erfolgende Entdeckung des Vergangenheits-Unbewussten als eigene Qualität öffnet den gemeinsamen Raum beider für das Erkennen des Gegenwarts-Unbewussten im aktuellen Moment der Begegnung. Auf diese Weise entstehen in der therapeutischen Dyade Gegenwarts-Erfahrungen von offensichtlicher und vital spürbarer Emotionalität. Die Emotionen der beiden Erfahrungsebenen (Vergangenheit vs. Gegenwart) können in der Folge immer sicherer voneinander unterschieden werden. Gleichzeitig werden die vielfältigen Inhalte der aktuellen intersubjektiven Beziehungserfahrung als implizit erworbenes Beziehungswissen repräsentational gespeichert. Sie bilden fortan ein emotionales Gegengewicht zur Wirkmacht der emotionalen Erfahrungen der Vergangenheit.

Zusammenfassend lässt sich jetzt verstehen:
Die emotionsbasierte psychodynamische Psychotherapie ist eine Modifikation der von der Psychoanalyse abgeleiteten Methoden auf der Grundlage der von den Neurowissenschaften nachgewiesenen Basisemotionen des Menschen. Sie folgt einem d*ualen therapeutischen Ansatz*, der inhaltlich bereits in ihrem Namensbegriff zum Ausdruck kommt. Sie entfaltet ihre Wirkung zum großen Teil auf dem Weg des impliziten Erwerbs emotionaler Kompetenz. Diese Wirkung wird durch die kontinuierliche Arbeit am kognitiven Kontextverständnis psychodynamischer Zusammenhänge verstärkt. Während der dialogischen Arbeit des therapeutischen Paares entstehen kontinuierlich Mikromomente der unmittelbaren emotionalen Berührung beider und damit vitale intersubjektive Beziehungserfahrungen, welche die Integration der therapeutisch erworbenen Erfahrungen und Erkenntnisse ins Selbstsystem während der dualen Arbeit katalysieren.

11.2 Emotionale Kompetenz: Die Basisfähigkeiten zur Beziehung mit sich selbst und anderen

Emotionale Kompetenz ist die Bezeichnung für eine Gruppe der entscheidenden, weitgehend unbewussten mentalen Fähigkeiten des Selbstsystems, die es dem Menschen ermöglichen, die Herausforderungen und Aufgaben des Lebens (1) sensitiv wahrnehmend, (2) bewusst fühlend, (3) kognitiv verstehend und (4) motorisch sowie sozial handelnd zu bewältigen. Sie sind die Grundlage psychischer Gesundheit, indem sie die »willentliche Steuerung« (siehe Kap. 6.1) der täglichen Abläufe in den Beziehungen des Menschen mit seiner Umwelt und mit sich selbst gewährleisten.

Die Herausforderungen und Aufgaben im Leben eines jeden Menschen entstehen kontinuierlich aufgrund von sensitiv wahrgenommenen Reizen, die aus der Umwelt, dem Körper oder den Repräsentanzen[52] des Selbstsystems empfangen werden. Das Selbstsystem reagiert auf eingehende Reize mit der Aktivierung von Basisemotionen. Dabei werden die Systeme der Basisemotionen für das Individuum in wechselnden Kombinationen oder auch einzeln subjektiv spürbar.

Dem mentalen Akteur des Selbstsystems fällt die Aufgabe zu,

1. die aktivierten Emotionen sensitiv zu erfassen,
2. sie in ihrer Qualität differenziert zu identifizieren,
3. sie in ihrer Intensität zu regulieren,
4. sie in Worte zu fassen und zu kommunizieren,
5. sie relational-kontextuell zu reflektieren,
6. zu ihnen angemessen passende Handlungsantworten zu kreieren und
7. diese zeitlich und kontextuell passend zu agieren, d. h. zu steuern.

Im Zuge des Erwerbs dieser mentalen Fähigkeiten während der frühen Kindheit entwickelt der mentale Akteur zeitlich parallel Modi der Anpassung an die Gegebenheiten der primären Umwelt des Individuums sowie Modi der Abwehr, die den Zweck haben, ihn vor unerträglichen Folgen seiner Emotionen und den daraus resultierenden Impulsen und Wunsch-Zielen zu schützen; Abwehr und Anpassung können zeitlebens an die wechselnde Umwelt und die Entwicklung des Individuums angepasst werden.

Die Fähigkeit zur qualitativen Differenzierung der gefühlsmäßigen Zustände des Selbsterlebens ermöglicht nicht allein, Emotionen, Körpergefühle und Selbstgefühle

---

52 Beispielweise in kontemplativ-selbstreflexiven Momenten und im Traum.

sensitiv als solche zu erkennen, zu unterscheiden und ggf. gleichzeitig nebeneinander zu identifizieren, sondern befähigt darüber hinaus, die Basisemotionen und ihre Abkömmlinge in der ganzen Vielfalt ihrer Erscheinungen zu detektieren.

Die – über die gesamte Lebensphase – zunehmende Fähigkeit zur qualitativen Differenzierung der emotionalen, Körper- und Selbstzustände geht bereits in der Frühkindheit einher mit deren Verknüpfung mit den hedonischen Valenzen der Lust-Unlust-Reihe sowie der Positiv-Negativ-Reihe. Zwiespältige hedonische Ambitendenzen können unterschieden werden von Emotionen mit relativ milden hedonischen Gegensätzen; das Erleben des immer wieder triadisch empfundenen hedonischen Fühlraumes (positiv – mild gegensätzlich – negativ) lässt die Fähigkeit entstehen, auftauchende ambivalente Spannungszustände – in Beziehung mit anderen ebenso wie sich selbst gegenüber – zunehmend sicher zu bewältigen, ohne in den Zustand der hedonischen Spaltung des emotionalen Erlebensraumes zu geraten.

Die Fähigkeit zur sprachlichen Benennung (Symbolisierung) und Kommunikation eröffnet dem Individuum die Möglichkeit, emotionale und körperliche Fühlzustände von der präreflexiven, sensitiv-registrierenden Ebene auf die der bewussten Wahrnehmung zu heben: Aus dem »Ich spüre, dass ich fühle« wird ein »Ich weiß, was ich fühle«.

Die aus diesen Entwicklungsschritten hervorgehende Fähigkeit zur kontextuellen Reflexion emotionaler Zustände (»Ich kann reflektieren, was ich fühle«), ermöglicht dem Individuum nicht nur, emotionale, körperliche und Selbstgefühle in ihren Ursache-Wirkung/Folge-Zusammenhängen zu verstehen; vielmehr erweitert die Reflexionsfähigkeit die Möglichkeiten der intersubjektiv erworbenen Fähigkeit zur Regulation der Stärke der Erregung um die Fähigkeit zur bewussten Hierarchisierung konkurrierender Gefühlszustände, wie sie beispielsweise aus den verschiedenen Basisemotionen hervorgehen.

Die Fähigkeit zur kontextuellen Reflexion emotionaler Zustände ermöglicht dem Individuum, Fühlzustände des Beziehungserlebens mit anderen Menschen und der Umwelt sowie mit sich selbst von der subjektiven Realebene des momentanen Erlebens auf die Ebene der Imagination zu heben und dort im Als-ob-Modus der Mentalisierung zu erproben und zu modifizieren, bevor Handlungsentscheidungen getroffen werden.

Die Vielzahl dieser im Rahmen der emotionalen Kompetenz erworbenen unterschiedlichen Fähigkeiten ist es, die es dem Menschen ermöglicht, mit sich und seiner Umwelt angemessen, d. h. bindungs- und beziehungserhaltend, in Kontakt und intersubjektiven Austausch zu treten und zu bleiben. In diesem Verständnis bildet emotionale Kompetenz die Grundlage für die Beziehungsfähigkeit des Individuums.

11.3 Anwendungsformen

Die emotionsbasierte psychodynamische Psychotherapie ist ein psychoanalytisches Verfahren, das methodisch in vielfältiger Weise abgewandelt und als jeweils eigenständige Methode in unterschiedlichen klinischen Bereichen der Psychotherapie eingesetzt werden kann.

1. Im stationären psychotherapeutischen Setting kann entsprechend geschultes Pflegepersonal mit den Patient:innen an deren emotionaler Kompetenz arbeiten, indem sie – vollkommen auf der bewussten Ebene bleibend – mit ihnen in banalen oder auch problembehafteten Situationen konsequent an deren emotionaler Wahrnehmung arbeiten. In den Gesprächen ihrer Betreuungsarbeit können sie darauf achten, dass die Patient:innen beginnen, sich emotional wahrzunehmen und das Wahrgenommene treffend in Worte zu bringen. Und sie können sie anregen, das emotional Wahrgenommene in Zusammenhängen (= kontextuell) zu reflektieren: Wo kommt das Gefühl her? Wo führt es möglicherweise hin? – Das ist die erste Stufe emotionsbasierter Arbeit an der emotionalen Kompetenz der Patient:innen.
2. Die gleiche Arbeit kann im stationären Setting von den Komplementär-Therapeut:innen übernommen werden. Hier kann der Fokus der Aufmerksamkeit auf die Körperwahrnehmung und auf die damit kontextuell verbundenen emotionalen Gefühle geleitet und diese damit bearbeitet werden. Das Gleiche kann in der Gestaltungs-, Musik- oder Körpertherapie geschehen – Therapieformen, bei denen der unschätzbare Wert darin besteht, dass emotionale Befindlichkeiten aller Art per spontaner kreativer Aktion zum Ausdruck gelangen können. Stets geht es bei der dialogischen Auseinandersetzung mit dem entstandenen Werk darum, zu klären, ob und wie der spontane kreative Ausdruck ins Wort übersetzt werden kann. Bei dieser Arbeit geht es um die gleiche dialogische Arbeitsabfolge von Wahrnehmen, Verbalisieren und Reflektieren, wenn möglich im Beziehungskontext.
3. In den dialogischen Verfahren der Einzel- und Gruppentherapie wird darauf geachtet, dass die Arbeitsabfolge von Wahrnehmen, Verbalisieren und kontextuellem Reflektieren immer wieder vorgenommen wird. Sobald diese emotionsbasierte Arbeit um den psychodynamisch reflektierenden Aspekt erweitert wird, indem also der *biografisch erworbene Beziehungszusammenhang* für das emotionale Erleben der Patient:innen im Hier und Jetzt konsequent in die kontextuelle Reflexion einbezogen wird, entsteht methodisch eine Form der tiefenpsychologisch fundierten Psychotherapie. Diese methodische Variante kann im zeitlich

begrenzten Setting der stationären oder tagesklinischen Psychotherapie zum Einsatz kommen. Ihr Ziel kann darin bestehen, Patient:innen an die Methode heranzuführen und ihre Motivation für eine ambulante Fortsetzung zu wecken.

4. Wenn diese Art der dialogisch-entwicklungsfördernden Arbeit an die strukturbezogene (Rudolf 2004) bzw. auch an die mentalisierungsbasierte Methode (Bateman & Fonagy 2008; Bolm 2009) angelehnt wird und wenn dabei Übertragung und Gegenübertragung immer wieder in den Fokus der Aufmerksamkeit geraten, wird sie methodisch zur dual ansetzenden tiefenpsychologischen Psychotherapie als ambulante Langzeit-Behandlung.
5. Die tiefenpsychologische Therapiearbeit, wie unter Punkt 3 beschrieben, kann als Variante der Fokaltherapie mit einem Struktur- oder Konflikt-Fokus auch als Kurzzeit-Therapie durchgeführt werden (Kämmerer 2016; Klöpper 2008, 2024).
6. Die analytische Therapie folgt grundsätzlich ebenfalls der dualen Arbeit an der emotionalen Kompetenz einerseits und der Dynamik unbewussten Erlebens in Beziehung auf der Grundlage primär prägender Beziehungserfahrung andererseits. Jedoch kommt es hier zu einer Schwerpunktverlagerung der Aufmerksamkeit dergestalt, dass die intersubjektive Beziehungsdynamik des analytischen Paares unter besonderer Beachtung von Übertragung und Gegenübertragung mit dem Ziel bearbeitet wird, dass die Patient:innen *auch* entdecken können, wie sie in der Gegenwart *selbst* unbewusst aktiv jene Beziehungsgestalt herstellen, unter der sie in der Vergangenheit gelitten haben und die einst zur unbewussten Ursache ihrer psychischen Erkrankung führte.

11.4 Schlussbemerkungen

Die Zusammenstellung der verschiedenen Anwendungsmöglichkeiten der emotionsbasierten psychodynamischen Psychotherapie macht deutlich, dass dieses Verfahren besonders im stationären Setting eine umfangreiche Breite von Einsatzmöglichkeiten bietet: Bei guter Ausbildung des gesamten Teams von der Gruppe der Pflegekräfte über die Teams der Komplementärtherapeut:innen bis zu den approbierten Psychotherapeut:innen und Fachärzt:innen kann damit Patient:innen ein *psychotherapeutisch kohärentes Behandlungsangebot* gemacht werden. Das nimmt sie für die relativ kurze Zeit ihrer stationären oder tagesklinischen Behandlung mit in die emotionale Dichte und Intensität eines kohärenten therapeutischen Arbeitsstils des Gesamtteams, wie sie in Behandlungsteams ohne Methodenkohärenz nur schwer erreichbar ist.

Andererseits bietet diese Therapieform mit ihrem dualen Ansatz in den Langzeittherapien ein in sich kohärentes und suffizientes Angebot für Patient:innen mit unterschiedlichen Indikationen. Es holt sie von Sitzung zu Sitzung dort ab, wo der symptomatische Kern ihrer Erkrankung liegt, nämlich auf den beiden ihnen selbst unbewussten Ebenen der Störung oder psychischen Unreife ihrer emotionalen Kompetenz, die auf dem Boden pathogen wirksam gewesener Erfahrungen in den Primärbeziehungen entstanden ist.

Leser:innen aus nicht-therapeutischen Bereichen wie Pädagog:innen, Sozialpädagog:innen, Erzieher:innen, Tätige in der Erwachsenenbildung und andere an psychosozialen Zusammenhängen Interessierte können durch die Lektüre dieses Buches erkennen, dass die hier vorgestellte *Methode der Förderung der emotionalen Kompetenz* nicht allein im psychotherapeutischen Arbeitsfeld von großer Bedeutung ist. Vielmehr ist die Fähigkeit, Emotionales wahrzunehmen, darüber angemessen kommunizieren und in Beziehungszusammenhängen nachdenken zu können, eine conditio humana, eine Grundbedingung von gedeihlichem sozialen Zusammenleben.

> Die Hinwendung der Aufmerksamkeit (= Achtsamkeit) auf emotionale Prozesse, ihre bewusste Wahrnehmung und sorgsame Differenzierung, sie zu verbalisieren und darüber zu kommunizieren sowie sie in ihren Entstehungszusammenhängen reflektieren zu können sind psychische Fähigkeiten, die in *allen* Lebensbereichen der Gesellschaft und für deren Zusammenhalt unverzichtbar sind. Es geht stets darum, Beziehungen für alle Beteilgten fruchtbar und befriedigend zu gestalten. Ohne diese Fähigkeiten droht nicht allein der Zerfall von Beziehungen, sondern auch von Gesellschaften.

Möglicherweise waren wir als Menschheit schon lange nicht mehr so wie gegenwärtig in der Weltgeschichte darauf angewiesen, erkennen zu können, dass das Zusammenleben größerer Bevölkerungsgruppen ebenso wie das von Individuen nur gelingen kann, wenn alle weitgehend dazu in der Lage sind, Respekt und Toleranz für die emotionalen Bedürfnisse und Empfindungen der anderen aufzubringen. Das ist eine Fähigkeit, die individuell emotionale Kompetenz voraussetzt. Vielleicht wird mithilfe dieses Textes erkennbar, wie wichtig es ist, künftigen Generationen bei der Entwicklung der Fähigkeit zur emotionalen Kompetenz behilflich zu sein. Denn auf der Kehrseite dazu hat die erkennbare Zunahme von emotionaler Polarisierung und narzisstischen Egoismen eine Abnahme von emotionaler Kompetenz zur Folge, im persönlichen Umfeld ebenso wie in den nationalen Gesellschaften und unter den

Völkern. In diesem Zusammenhangsverständnis bildet die Fähigkeit zur emotionalen Kompetenz eine individuelle Voraussetzung dafür, dass das historische Projekt der Demokratie gelingen kann.

Danksagung

Ich bedanke mich hiermit ganz herzlich bei all den Menschen, die die Entstehung dieses Buches begleitet und seine Entstehung mit ihrer Hilfe und Unterstützung ermöglicht haben.

Allen voran danke ich meiner Frau, die mir bei meiner Arbeit seit fast zwei Jahren zur Seite gestanden hat. Sie hat mit Geduld und Anregung, mit Verzicht auf Gemeinsamkeit ertragen, wenn ich ihr in Nachdenken versunken nicht zugehört habe oder Verabredungen vergessen habe, weil »das Buch« mich so gepackt hatte. Denn das hat es gemacht: mich gepackt und Spaß gemacht, die schon lang gedachten Gedanken zu Konzepten zusammenzufügen und zu formulieren. Diese Freude hat sie gespürt, meine Frau, und mich losgelassen, im Sommer am See, im Frühjahr in den Bergen und zuhause sowieso.

Das Buch wäre nicht entstanden, wenn da nicht ständig zwei Menschen im Hintergrund gewesen wären, die alle Entwicklungsschritte aufmerksam, kritisch und anregend begleitet hätten: Elke Reinken und Theo Piegler.

Elke Reinken hat nicht nur meine Praxis übernommen, sondern auch die Freude am Verstehen und Konzipieren psychoanalytischer Praxis- und Theoriethemen. Seit weit über 20 Jahren ist zwischen uns eine freundschaftliche Arbeitsgemeinschaft entstanden, in der sich unser Verständnis des psychoanalytischen Prozesses immer differenzierter entwickelt hat. Und so ist sie auch im Fortschritt des Buchtextes meine enge ›Verbündete‹ gewesen, hat zuhause und auf Reisen das Manuskript gelesen und kommentiert. So hat sie Schritt für Schritt an der Entwicklung des Buches mitgewirkt. Das war eine einfach unglaublich wertvolle Unterstützung.

Theo Piegler begleitet meinen Lebensweg seit über 30 Jahren. Mit seiner unerschütterlichen Unterstützung ist er zu einem wichtigen Mutmacher in meinem Leben geworden. So auch im Entstehungsprozess dieses Buches, in dem es selbstverständlich auch immer wieder Selbstzweifel und Zeiten des Zauderns gegeben hat. Dann hat er mir nicht nur Mut gemacht, sondern mir aus dem Hintergrund seiner immensen Erfahrung als psychiatrischer Klinikchef, analytischer Therapeut und als Autor zahlreicher Aufsätze und Bücher seinen fachlichen Rat, seine Kritik und seine

Anregungen bereitgestellt. Er hat unermüdlich jede Seite des Manuskripts gelesen und mir die Sicherheit gegeben, im Prozess der Buchentwicklung nie allein sein zu müssen.

Frank Lachmann hat über viele Jahre in Gesprächen die persönliche Basis dafür gelegt, dass ich die vielen Facetten der Mutter-Kind-Beziehung und deren Bedeutung für die Reifung des kindlichen Selbst erfassen konnte. Dank seiner Hilfe ist mir das wissenschaftliche Werk, das er gemeinsam mit Beatrice Beebe geschaffen hat, so lebendig zugänglich geworden. Dafür bin ich tief dankbar.

Werner Bohleber ist mir lange vor unserer ersten Begegnung durch seine Herausgeber- und Publikationstätigkeit zu einem fachlichen Orientierungsgeber im Pluralismus der Psychoanalyse geworden. Nach unserem Kennenlernen ist er mir immer mal wieder im Mailaustausch mit Ideen und Rat zur Seite gestanden und dies insbesondere in der Phase, als ich für dieses Buch am Konzept des Selbstsystems gearbeitet habe. Das war mir eine äußerst wertvolle Hilfe dabei, die Komplexität des Themas bis zu dem Ergebnis zu durchdringen, wie es jetzt hier zu lesen ist.

Mark Solms hat mir auf dem Wege des Mailaustausches und im persönlichen Gespräch dabei geholfen zu verstehen, wie das emotionale Erleben bei der Reaktivierung prozeduraler Repräsentanzen zustande kommt. Das war bei der Erarbeitung meines Verständnisses von deren nicht-bewusster Wirksamkeit äußerst wertvoll.

Wolfgang Mertens psychoanalytischen Texte haben mein Denken während der letzten 30 Jahre begleitet. Während meiner Arbeit am Manuskript hat er die Entwicklung meines Verständnisses des Unbewussten sehr unterstützt, indem er mich immer von Neuem mit Anregungen und Texten versorgt hat. Besonders in der Schlussphase des Buches hat er mir die Sicherheit gegeben, mit dem Buch einen sinnvollen Beitrag zur Entwicklung der psychodynamischen Psychotherapie zu leisten. Das war eine große Hilfe, meine Klarheit in der Konzeption zu finden, wie sie hier zu lesen ist.

Annelie Sachs, Theresa Nadenau, Pauline Horn, Ralph Schindler und Daniel Will haben mir als Erstleser:innen des voranschreitenden Manuskripts geholfen, eine Ahnung davon zu bekommen, wie verständlich und nachvollziehbar mein Text für ›alte Hasen‹ ist, besonders aber auch wie hilfreich er für Kandidat:innen bei ihrer theoretischen und praktischen Aneignung der psychodynamischen Psychotherapie ist. Ihre Anregungen und kritischen Anmerkungen sind kontinuierlich in den Text eingegangen.

Schließlich sind noch die Ausbildungskandidat:innen der APH sowie meine Supervisand:innen zu nennen, mit denen gemeinsam ich in Seminaren, Einzel- und Gruppensupervisionen Schritt für Schritt immer besser begreifen konnte, welche

Beziehungsdynamiken in den therapeutischen Beziehungen als Mikroprozesse stattfinden und wie hilfreich es ist, sie sorgsam zu ›entziffern‹, emotional sowie kognitiv. Ich danke ihnen allen für die Aufmerksamkeit und Geduld, mit der sie meine Suchbewegungen in vielen Fallseminaren – zuletzt gemeinsam mit Elke Reinken – begleitet haben.

Abschließend möchte ich den Verantwortlichen im Verlag Klett-Cotta danken, dass sie mir ermöglichen, ein weiteres Buch zu veröffentlichen. Darüber habe ich mich sehr gefreut. Die Sorgfalt, Aufmerksamkeit und Mühen, die der Verlag walten lässt, bevor ein Buch in die Öffentlichkeit kommt, empfinde ich als äußerst wertvoll.

Hervorheben möchte ich Corinna Sigmund, die das Manuskript mit feinsinniger Präsenz fachkundig lektoriert hat. Ohne sie wären einige Passagen des Textes schwer verständlich geblieben; dank ihrer Arbeit hat mein Text entscheidende Impulse für seine Prägnanz und Verständlichkeit bekommen. Dafür und für die Zusammenarbeit währenddessen bin ich ihr sehr dankbar!

Besonders danken möchte ich Sandra Aichele, die das Buch vom ersten Moment an als Verlagslektorin begleitet hat. Sie war es, die nach anfänglichen Zweifeln an der Sinnhaftigkeit meines Entwurfs die treibende Kraft für die Herausgabe des Buches war. Sie hatte verstanden, dass damit nicht ein alter Hut in neuer Farbe auf den Markt kommen soll, sondern etwas lesenswert Neues. Ganz herzlichen Dank, Frau Aichele, für diese klare Unterstützung vom Anfang bis heute.

Literatur

Ahrens, S & Schneider, W (2002). Lehrbuch der Psychotherapie und psychosomatischen Medizin. 2. Aufl. Stuttgart: Schattauer.

Altmeyer, M & Thomä, H (2006). Die vernetzte Seele. Die intersubjektive Wende in der Psychoanalyse. Stuttgart: Klett-Cotta.

Arbeitskreis OPD (2006). Operationalisierte psychodynamische Diagnostik OPD-2. Das Manual für Diagnostik und Therapieplanung. Bern: Huber.

Bateman, A & Fonagy, P (2008). Psychotherapie der Borderline Persönlichkeitsstörung. Ein mentalisierungsgestütztes Behandlungskonzept. Gießen: Psychosozial.

Baranger, M & Baranger, W (2018). Die analytische Situation als dynamisches Feld. Psyche – Zeitschrift für Psychoanalyse 72: 739–784. https://doi.org/10.21706/ps-72-9-734

Bauer, J (2006). Warum ich fühle, was du fühlst. Intuitive Kommunikation und das Geheimnis der Spiegelneurone. Hamburg: Heyne.

Beebe, B & Lachmann, FM (1988). The contribution of mother-infant mutual influence to the origins of self- and object-representations. Psychoanalytic Psychology 5(4): 305–337. https://doi.org/10.1037/0736-9735.5.4.305

Beebe, B & Lachmann, FM (1994). Representation and internalization in infancy: Three principles of salience. Psychoanalytic Psychology 11: 127–165. https://doi.org/10.1037/h0079530

Beebe, B & Lachmann, FM (2004). Säuglingsforschung und die Psychotherapie Erwachsener. Wie interaktive Prozesse entstehen und zu Veränderungen führen. Stuttgart: Klett-Cotta.

Bishop, SR (2004). Mindfulness: A Proposal Operational Definition. Clinical Psychology: Science and Practice 11: 230–241.

Blanck, G & Blanck, R (1978). Angewandte Ich-Psychologie. Stuttgart: Klett-Cotta.

Böker, H, Hartwich, P & Northoff, G (2016). Neuro-psychodynamische Psychiatrie. Berlin, Heidelberg: Springer. https://doi.org/10.1007/978-3-662-47765-6

Bohleber, W (2022). Das Selbst als mentaler Akteur. Ein vernachlässigtes Konzept der Psychoanalyse. Forum der Psychanalyse 38: 17–32. https://doi.org/10.1007/s00451-022-00455-y

Bolm, T (2009). Mentalisierungsbasierte Theapie (MTB) für Borderline-Störungen und chronifizierte Traumafolgen. Köln: Deutscher Ärzte-Verlag

BPCSG – Boston Process of Change Study Group (1998). Interventions that effect change in psychotherapy: A modell based on infant research. Infant Mental Health Journal 19: 277–353.

Bowlby, J (1984). Bindung. Eine Analyse der Mutter-Kind-Beziehung. Frankfurt: Fischer.

Brisch, KH (1999). Bindungsstörungen – Von der Bindungstheorie zur Therapie. Stuttgart: Klett-Cotta.

Buchholz, MB (2026 geplant). Abriss der Empathie – und Wieder-Aufbau. In W. Mertens & T. Storck. Empathie (In Vorbereitung). Gießen: Psychosozial.
Daser, E (2002). Integration. In W. Mertens & B. Waldvogel (2002). Handbuch psychoanalytischer Grundbegriffe. 2. Aufl. Stuttgart (Kohlhammer)
Davis, JT (2001). Revising psychoanalytic interpretations of the past. The International Journal of Psychoanalysis 82: 449–462. https://doi.org/10.1516/0020757011600966
Demos, V & Kaplan, S (1986). Motivation and affect reconsidered: Affect biographies of two infants. Psychoanalytic Inquiry 12: 374–395.
Denecke, F-W (1999). Psychische Struktur und Gehirn. Die Gestaltung subjektiver Wirklichkeiten. Stuttgart, New York: Schattauer.
Doering, S (2022). Resonanz – Begegnung – Verstehen. Implizite Kommunikation in der therapeutischen Beziehung. Stuttgart: Klett-Cotta.
Dornes, M (1993a). Psychoanalyse und Kleinkindforschung. Einige Grundthemen der Debatte. Psyche – Zeitschrift für Psychoanalyse 47: 1116–1152.
Dornes, M (1993b). Der kompetente Säugling. Die präverbale Entwicklung des Menschen. Frankfurt a. M.: Fischer.
Dornes, M (2000). Affektspiegelung – Zur symbol- und identitätsbildenden Funktion früher Interaktion. In U. Streeck (Hrsg.), Erinnern, Agieren und Inszenieren. Enactments und szenische Darstellungen im therapeutischen Prozeß. Göttingen: Vandenhoeck & Ruprecht: 59–85.
Dornes, M (2006). Die Seele des Kindes – Entstehung und Entwicklung. Frankfurt a. M.: Fischer.
Ekman, P, Friesen WV & Ellsworth, P (1972). Emotion in the Human Face. New-York: Pergamon Press.
Emde, RN (1991). Die endliche und die unendliche Entwicklung. Psyche – Zeitschrift für Psychoanalyse 45: 745–779 u. 890–913.
Fonagy, P, Gergely, G, Jurist, E & Target, M (2004). Affektregulierung, Mentalisierung und die Entwicklung des Selbst. Stuttgart: Klett-Cotta.
Freud, A (1936). Das Ich und die Abwehrmechanismen. Frankfurt a. M.: Fischer.
Freud, S (1915). Das Unbewußte. GW X: 264–303.
Freud, S (1917). Vorlesungen zur Einführung in die Psychoanalyse. GW XI.
Freud, S (1923). Das Ich und das Es. GW XIII, 237–289.
Freud, S (1933). Neue Folge der Vorlesungen zur Einführung in die Psychoanalyse. GW XV.
Gergey, G & Watson, JS (2004). Die Theorie des sozialen Biofeedback durch mütterliche Affektspiegelung. Die Entwicklung von emotionaler Selbstbewusstheit und Selbstkontrolle im Säuglingsalter. Selbstpsychologie 5: 143–194.
Gillett, E (1996). Learning theory and intrapsychic conflict. International Journal of Psychoanalysis, 77: 689–707.
Green, A (2011). Die tote Mutter. Psychoanalytische Studien zu Lebensnarzissmus und Todesnarzissmus. Gießen: Psychosozial.
Greenson, R (1975). Technik und Praxis der Psychoanalyse. Stuttgart: Ernst Klett.
Guntrip, H (1997). Meine analytische Erfahrung mit Fairbairn und Winnicott. Wie vollständig ist das Ergebnis analytischer Psychtherapie. Psyche – Zeitschrift für Psychoanalyse 51: 676–699
Hartkamp, N (2002). Psychoanalytische Entwicklungspsychologie. In S. Ahrens & W. Schneider, Lehrbuch der Psychotherapie und psychosomatischen Medizin. 2. Aufl. Stuttgart: Schattauer.

Hirsch, M (2004). Psychoanalytische Traumatologie – Das Trauma in der Familie. Stuttgart, New York: Schattauer.
James, W (1890). Principles of Psychology. New York: Henry Holt. https://doi.org/10.1037/10538-000
Kämmerer, W (2016). Auf der Suche nach dem Wort, das berührt – Intersubjektivität und Focus im psychosomatischen Dialog. Berlin, Heidelberg: Springer. https://doi.org/10.1007/978-3-662-47888-2
Kahn, M (1963). The concept of cumulative trauma. Psychoanalytic Study of the Child 11: 286–306. https://doi.org/10.1080/00797308.1963.11822932
Kernberg, OF (2023). Objektbeziehungstheorie und Übertragungsanalyse. Forum der Psychoanalyse 39, 359–378. https://doi.org/10.1007/s00451-023-00518-8
Kerz-Rühling, I (2002). Nachträglichkeit. In W. Mertens & B. Waldvogel, Handbuch psychoanalytischer Grundbegriffe. 2. Aufl. Stuttgart: Kohlhammer.
Klöpper, M (2006). Reifung und Konflikt. Säuglingsforschung, Bindungstheorie und Mentalisierungskonzept in der tiefenpsychologischen Psychotherapie. Stuttgart: Klett-Cotta.
Klöpper, M (2008). Der Fokus in der tiefenpsychologischen Psychotherapie. Ein entwicklungspsychologisches Konzept. Psychodynamische Psychotherapie 7: 76–87.
Klöpper, M (2014). Die Dynamik des Psychischen. Praxishandbuch für das Verständnis der Beziehungsdynamik. Stuttgart: Klett-Cotta.
Klöpper, M (Hrsg.) (2023). Emotional – Reflexiv – Implizit. Wie wir in psychodynamischen Prozessen wirksam werden. Stuttgart: Klett-Cotta.
Klöpper, M (2024). Den Fokus bestimmen – Den Fokus geben. Der Fokus in der stationären und ambulanten psychodynamischen Kurzzeit-Psychotherapie. Psychodynamische Psychotherapie 23, 91–102. https://doi.org/10.21706/pdp-23-2-91
Klöpper, M (2026). Empathie – Unverzichtbar vielfältig im therapeutischen Prozess. In W. Mertens & T. Storck, Empathie (in Vorbereitung). Gießen: Psychosozial.
Köhler, L (1990). Neuere Ergebnisse der Kleinkindforschung. Ihre Bedeutung für die Psychoanalyse. Forum der Psychoanalyse 6: 32–51.
Köhler, L (1997). Neuere Erkenntnisse der Entwicklungspsychologie der ersten drei Lebensjahre. Unveröffentlichtes Manuskript.
Krause, R (2002). Affekt, Emotion, Gefühl. In W. Mertens & B. Waldvogel, Handbuch psychoanalytischer Grundbegriffe. 2. Aufl. Stuttgart: Kohlhammer.
Kurthen, M (2002). Repräsentanz. In W. Mertens & B. Waldvogel, Handbuch psychoanalytischer Grundbegriffe. 2. Aufl. Stuttgart: Kohlhammer.
Lambrecht, F (2000). Praxis der Traumatherapie. Was kann EMDR leisten. Stuttgart: Klett-Cotta.
Laplanche, J & Pontalis, J-B (1982). Das Vokabular der Psychoanalyse. Frankfurt a. M.: Suhrkamp.
Lichtenberg, JD (1991a). Psychoanalyse und Säuglingsforschung. Berlin, Heidelberg: Springer. https://doi.org/10.1007/978-3-642-93463-6
Lichtenberg, JD, Lachmann, FM & Fosshage JL (2000). Das Selbst und die motivationalen Systeme. Zu einer Theorie psychoanalytischer Technik. Frankfurt a. M.: Brandes & Apsel.
Loewald, H (1980). Aufsätze aus den Jahren 1951–1979. Stuttgart: Klett-Cotta.
Lorenzer, A (1970). Sprachzerstörung und Rekonstruktion. Vorarbeiten zu einer Metatheorie der Psychoanalyse. Stuttgart: Klett-Cotta.
Lorenzer, A (2002). Die Sprache, der Sinn, das Unbewußte. Stuttgart: Klett-Cotta.

Ludwig-Körner, C (1992). Der Selbstbegriff in Psychologie und Psychotherapie. Eine wissenschaftshistorische Untersuchung. Wiesbaden: DUV Springer Fachmedien. https://doi.org/10.1007/978-3-663-14648-3

Lyons-Ruth, K (1998). Implicit relational knowing. Its role in development and psychoanalytic treatment. Infant Mental Health Journal 19(3): 282–289. https://doi.org/10.1002/(SICI)1097-0355(199823)19:3<282::AID-IMHJ3>3.0.CO;2-O

Mahler, M, Bergmann, A & Pine, F ([1975] 1978). Die psychische Geburt des Menschen. Symbiose und Individuation. Frankfurt a. M.: Fischer.

Marans, S, Mayes, L, Cicchetti, D, Dahl, K, Marans, W & Cohen, DJ (1991). The child-psychoanalytic play interview: A technique for studying thematic content. Journal of the Psychoanalytic Association 39: 1015–1036. https://doi.org/10.1177/000306519103900407

Mead, GH (1934). Geist, Identität und Geslischaft. Frankfurt a. M.: Suhrkamp.

Mertens, W & Waldvogel, B (2002). Handbuch psychoanalytischer Grundbegriffe. 2. Aufl. Stuttgart: Kohlhammer.

Mertens, W (1998). Aspekte der psychoanalytischen Gedächtnistheorie. Von den Anfängen bis zur Gegenwart – mit einem Ausblick auf einige Konzepte der Kognitionspsychologen. In M. Koukkou, M. Leutzinger-Bohleber & W. Mertens, Erinnerung von Wirklichkeiten – Psychoanalyse und Neurowissenschaften im Dialog (S. 48–130). Stuttgart: VIP–Cotta.

Mertens, W (2020). Keine Angst vor der reichlich zerzausten Hexe – Plädoyer für Erneuerung metapsychologischen Denkens. Zeitschrift für psychoanalytische Theorie und Praxis 35(4): 454–483.

Mentzos, S (1996). Neurotische Konfliktverarbeitung. Einführung in die psychoanalytische Neurosenlehre unter Berücksichtigung neuer Perspektiven. Frankfurt a. M.: Fischer.

Milch, W (2001). Lehrbuch der Selbstpsychologie. Stuttgart: Kohlhammer.

Northoff, G & Dümpelmann, M (2016). Affekte. In H. Böker, P. Hartwich & G. Northoff, Neuropsychodynamische Psychiatrie (S. 147–155). Berlin, Heidelberg: Springer. https://doi.org/10.1007/978-3-662-47765-6_10

Panksepp, J (1998). Affective neuroscience: The foundation of human and animal emotions. New York: Oxford University Press.

Piegler, T & Dümpelmann, M (2016). Mentalisierung. In H. Böker, P. Hartwich & G. Northoff, Neuro-psychodynamische Psychiatrie (S. 179–189). Berlin, Heidelberg: Springer.

Plassmann, R (2021). Das gefühlte Selbst. Emotionen und seelisches Wachstum in der Psychotherapie. Gießen: Psychosozial-Verlag.

Racker, H (1959). Übertragung und Gegenübertragung. Studien zur psychoanalytischen Technik. München, Basel: Ernst Reinhardt.

Rudolf, G (2004). Strukturbezogene Psychotherapie. Leitfaden zur psychodynamischen Therapie struktureller Störungen. Stuttgart: Schattauer.

Rudolf, G (2010). Psychodynamische Psychotherapie. Die Arbeit an Konflikt, Struktur und Trauma. Stuttgart: Schattauer.

Rüger, U, Dahm, A & Kallinke, D (2012, 9. Aufl.). Faber/Haarstrick. Kommentar Psychotherapie-Richtlinien. München: Urban & Fischer.

Sameroff, A (1983). Developmental systems: Context and evolution. In W. Kessen, Mussen's Handbook of Child Psychology (S. 129–166). New York: Plenum.

Sander, L (1998). Introductionary Comment zu: BPCSG Interventions that Effect Change in Psychotherapy: A Modell Based on Infant Research. Infant Mental Health Journal 19(3): 280–281.

Sandler, J & A-M (1985). Vergangenheits-Unbewußtes, Gegenwarts-Unbewußtes und die Deutung der Übertragung. Psyche – Zeitschrift für Psychoanalyse 59: 800–829.
Schmidbauer, W (1978). Die hilflosen Helfer. Über die seelische Problematik der helfenden Berufe. Reinbek: Rowohlt.
Schüßler, G (2002). Aktuelle Konzeption des Unbewussten. Empirische Ergebnisse der Neurobiologie, Kognitionswissenschaften, Sozialpsychologie und Emotionsforschung. Zeitschrift für Psychosomatische Medizin und Psychotherapie 48: 193–214.
Schüßler, G (2002). Konflikt. In W. Mertens & B. Waldvogel (2002), Handbuch psychoanalytischer Grundbegriffe. 2. Aufl. Stuttgart: Kohlhammer.
Solms, M (2013). Das bewusste Es. Psyche – Zeitschrift für Psychoanalyse 67: 991–1022.
Solms, M (2023). The Hidden Spring. Warum wir fühlen, was wir sind. Stuttgart: Klett-Cotta.
Speidel, H & Fenner, E (2002). Psychoanalytische Krankheitskonzepte. In S. Ahrens & W. Schneider, (2002). Lehrbuch der Psychotherapie und psychosomatischen Medizin. 2. Aufl. Stuttgart: Schattauer.
Stern, DN (1979). Mutter und Kind. Die erste Beziehung. Stuttgart: Klett-Cotta.
Stern, DN (1992). Die Lebenserfahrung des Säuglings. Stuttgart: Klett-Cotta.
Stern, DN (2005). Der Gegenwartsmoment – Veränderungsprozesse in der Psychoanalyse, Psychotherapie und Alltag. Frankfurt a. M.: Brandes & Apsel.
Tessmann, G (2023). Die Arbeit am Widerstand aus intersubjektiver Perspektive. In M. Klöpper (Hrsg.), Emotional – Reflexiv – Implizit. Wie wir in psychodyamischen Prozessen wirksam werden. Stuttgart: Klett-Cotta.
Tress, W, Langenbach, M & Henry, W-P (1997). Das interpersonelle Modell der Persönlichkeitsstörung. In S. Ahrens & W. Schneider, W (1997). Lehrbuch der Psychosomatik und Psychosomatischen Medizin. Stuttgart: Schattauer.
Walla, P, Wolman, A, & Northoff, G (2025). A call for conceptual clarity: »Emotion« as an umbrella term did not work – Let's narrow it down. Brain Science 15: 929–944.
Walz-Pawlita, S, Bataller, I, von Boxberg, F, Corman-Bergau, G, Loetz, S, Münch, K, Rumpeltes, R, Munz, D & Springer, A (2008). Psychoanalytische Ausbildung und Forschungsgutachten. Eine Standortbestimmung. Forum der Psychoanalyse 24: 367–381.
Will, H (2023). Haltung und Kompetenzen. Das kompetente Subjekt in der Psychoanalyse. In W. Mertens & T. Storck (Hrsg.), Psychoanalytische Kompetenz. Interdisziplinäres Psychoanalytisches Forum 1 (S. 17–44). Gießen: Psychosozial. https://doi.org/10.30820/9783837961409-17
Winnicott, D (2002 [1965]). Reifungsprozesse und fördernde Umwelt. Gießen: Psychosozial.
Winnicott, D (1993 [1967]). Die Spiegelfunktion von Mutter und Familie in der kindlichen Entwicklung. In D. Winnicott, Vom Spiel zur Kreativität (S. 128–135). Stuttgart: Klett-Cotta.

Über den Autor

Dr. med. Michael Klöpper ist Facharzt für Psychotherapeutische Medizin, Psychoanalytiker (DGPT). Psychoanalytische Ausbildung am Michael-Balint-Institut Hamburg. Psychodramatherapeut (Moreno-Institut Überlingen). 1982–2016 als Kassenarzt niedergelassen, seitdem privatärztliche Tätigkeit. 1984–2008 Mitarbeit in der Selbstverwaltung der ÄK-HH. 1986–2000 Initiator und Gründungsvorsitzender der APH (heute: Akademie für Psychoanalyse und Psychotherapie Hamburg). Dozent, Supervisor und Lehranalytiker (DGPT). 2003–2013 Mitglied des wissenschaftlichen Leitungsteams der Psychotherapiewoche Langeoog. Veröffentlichung zahlreicher Fachaufsätze. Monografien: *Reifung und Konflikt. Säuglingsforschung, Bindungstheorie und Mentalisierungskonzept in der tiefenpsychologischen Psychotherapie* (2006; Neuauflage: 2018), *Die Dynamik des Psychischen. Praxishandbuch für das Verständnis der Beziehungsdynamik* (2014; 3. Druckauflage: 2026), *Emotional – Reflexiv – Implizit. Wie wir in psychodynamischen Prozessen wirksam werden* (2023) alle erschienen bei Klett-Cotta.